O. Braun-Falco · M. Gloor · H.C. Korting (Hrsg.)
Nutzen und Risiko von Kosmetika

Springer
*Berlin
Heidelberg
New York
Barcelona
Hongkong
Kondon
Mailand
Paris
Singapur
Tokio*

O. Braun-Falco · M. Gloor · H.C. Korting (Hrsg.)

Nutzen und Risiko von Kosmetika

Mit 84 Abbildungen, davon 20 farbig, und 22 Tabellen

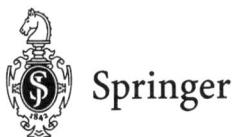

Springer

Prof. Dr. med. Dr. h.c. mult. O. Braun-Falco
Prof. Dr. med. H.C. Korting
Klinik und Poliklinik für Dermatologie und Allergologie
Ludwig-Maximilians-Universität München
Frauenlobstraße 9–11, 80337 München

Prof. Dr. med. Max Gloor
Hautklinik am Städtischen Klinikum Karlsruhe gGmbH
Moltkestraße 120, 76133 Karlsruhe

ISBN-13:978-3-642-64108-4 Springer-Verlag Berlin Heidelberg New York

Die Deutsche Bibliothek-CIP-Einheitsaufnahme
Nutzen und Risiko von Kosmetika/Hrsg.: O. Braun-Falko ....-Berlin; Heidelberg;
New York; Barcelona; Hongkong; London; Mailand; Paris; Singapur; Tokio:
Springer, 2000
ISBN-13:978-3-642-64108-4   e-ISBN-13:978-3-642-59747-3
DOI: 10.1007/978-3-642-59747-3

Dieses Werk ist urheberrechtlich geschützt. Die dadurch begründeten Rechte, insbesondere die der Übersetzung, des Nachdrucks, des Vortrags, der Entnahme von Abbildungen und Tabellen, der Funksendung, der Mikroverfilmung oder der Vervielfältigung auf anderen Wegen und der Speicherung in Datenverarbeitungsanlagen, bleiben, auch bei nur auszugsweiser Verwertung, vorbehalten. Eine Vervielfältigung des Werkes oder von Teilen dieses Werkes ist auch im Einzelfall nur in den Grenzen der gesetzlichen Bestimmungen des Urheberrechtsgesetzes der Bundesrepublik Deutschland vom 9. September 1965 in der jeweils geltenden Fassung zulässig. Sie ist grundsätzlich vergütungspflichtig. Zuwiderhandlungen unterliegen den Strafbestimmungen des Urheberrechtsgesetzes.

Springer-Verlag ist ein Unternehmen der Fachverlagsgruppe BertelsmannSpringer
© Springer-Verlag Berlin Heidelberg 2000
Softcover reprint of the hardcover 1st edition 2000

Die Wiedergabe von Gebrauchsnamen, Handelsnamen, Warenbezeichnungen usw. in diesem Werk berechtigt auch ohne besondere Kennzeichnung nicht zu der Annahme, daß solche Namen im Sinne der Warenzeichen- und Markenschutz-Gesetzgebung als frei zu betrachten wären und daher von jedermann benutzt werden dürften.
Produkthaftung: Für Angaben über Dosierungsanweisungen und Applikationsformen kann vom Verlag keine Gewähr übernommen werden. Derartige Angaben müssen vom jeweiligen Anwender im Einzelfall anhand anderer Literaturstellen auf ihre Richtigkeit überprüft werden.

Umschlaggestaltung: design & production GmbH, 69121 Heidelberg
Satz: FotoSatz Pfeifer GmbH, 82166 Gräfelfing/München
Gedruckt auf säurefreiem Papier – SPIN: 10756768   22/3130 – 5 4 3 2 1 0

Vorwort

Hautreinigung und Hautpflege gehören zu den elementaren Anliegen der Menschheit. Man geht davon aus, daß Hautreinigungsmittel in Form von Seifen seit etwa 4.000 Jahren regelmäßig benutzt werden. An diesem Bedürfnis, die Haut zu reinigen, hat sich bis heute grundsätzlich nichts geändert. Freilich haben wir seit etwa fünfzig Jahren nunmehr Alternativen, was die Mittel der Hautreinigung angeht, können wir doch heute alternativ zu Seifen auf Syndets zurückgreifen. Daß Hautreinigungsmittel schon so lange eingesetzt werden, enthebt einen im Grunde bereits der gar nicht so einfachen Aufgabe, zu begründen, warum wir derartiger Mittel bedürfen. Ein möglicher Vorteil von regelmäßiger Hautreinigung wird beispielsweise darin gesehen, daß auf diese Weise bakterielle Hautinfektionen verhindert werden können, die zuvor die Menschen wohl in erheblichem Umfang geplagt haben. Hautreinigung kann aber auch schaden. Wir Dermatologen wissen sehr genau, daß insbesondere eine irritative Dermatitis u. U. aber auch eine allergische Kontaktdermatitis aus der Anwendung von Hautreinigungsmitteln resultieren kann.

Es gilt also bei den Hautreinigungsmitteln stets zu bedenken, daß Nutzen und Risiko miteinander in Beziehung gesetzt werden müssen, was bedeutet, daß Vor- und Nachteile kritisch gegeneinander abgewogen werden. Aus einer solchen Nutzen- und Risikobewertung können sich wesentliche Konsequenzen für zukünftige Verbesserungen ergeben, sei es in Form von Weiterentwicklungen der Mittel, sei es in Form von neuartigen Wegen der Anwendung bereits vorhandener Mittel.

Spätestens hier kommen Hautpflegemittel ins Spiel. Sie sind fraglos nicht nur im Zusammenhang mit der Hautreinigung zu betrachten, aber es ist doch auch so, dass die möglichen unerwünschten Wirkungen der Hautreinigung u. U. durch Hautpflegemittel gemindert oder gar von vornherein verhütet werden können. Die Anwendung solcher Hautpflegemittel kann aber dann außer mit diesem möglichen Nutzen auch wiederum mit Schäden verbunden sein, so daß auch hier Nutzen- und Risikoabwägungen nötig sind.

Die Bedeutung, die der einzelne der Körperpflege im weiteren Sinne in der modernen Gesellschaft beimißt, zeigt sich schon in der Tatsache, daß die etwa 84 Millionen Bürger der Bundesrepublik Deutschland im Jahre 1996 hierfür etwas mehr als 16 Milliarden D-Mark ausgegeben haben. Lange Zeit ist diese Zahl von Jahr zu Jahr angestiegen; zuletzt war dies inflationsbereinigt nach den Zahlen des Industrieverbandes Körperpflege und Waschmittel nicht mehr der Fall. Dies gilt im besonderen auch für die hier zu diskutierenden Hautreinigungs- und Pflegemittel. Die Entscheidung des einzelnen für derartige Mittel hängt sicherlich nicht nur mit Nutzen-/Risiko-Bewertungen zusammen, sondern in erheblichem Umfang auch mit Aufwand-Nutzen-Bewertungen. Dies wird verständlich, wenn man bedenkt, daß der einzelne hier die Kosten voll und ganz selbst zu tragen hat, anders als etwa bei Arzneimitteln, auch denen, die speziell zur Anwendung an der Haut bestimmt sind, den Dermatika. Nichtsdestotrotz kann vermutet werden, daß durch weitere Optimierung des mit Hautreinigung und Hautpflege verbundenen Nutzens und weitere Minimierung des damit verbundenen Risikos das Interesse des einzelnen hieran wieder zunehmen könnte, was aus dermatologischer Sicht durchaus wünschenswert erscheint.

Vor diesem Hintergrund erschien es angezeigt, die heute verfügbaren Mittel unter dem Aspekt von Nutzen und Risiko zu charakterisieren. Dabei sollte ebenso aufgezeigt werden, welche Verbesserungen gegenüber der Vergangenheit bereits erreicht werden konnten, wie welche Verbesserungen für die Zukunft noch wünschenswert und möglich erscheinen. Zu diesem Zweck wurde am 6. und 7. September 1997 in Dessau ein Symposium unter dem Rubrum „Hautreinigung und Hautpflege: Nutzen und Risiko" veranstaltet. Vorgenommen wurde die Bewertung von 26 Experten in Form von 29 Referaten und einer umfassenden Diskussion jedes einzelnen dieser Beiträge. Kosmetologie als Wissenschaft ist heute interdisziplinär anzugehen. Dies spiegelt sich wider in dem Spektrum der Fächer, für das diese Experten stehen. Es reicht von der Chemie bis über die Biologie zur Pharmazie und Medizin und hier speziell der Dermatologie. Die Dermatologie hat schon seit langer Zeit Kosmetologie als wesentliche Aufgabe betrachtet.

Im Zeitalter der knappen öffentlichen Mittel sind wissenschaftliche Forschung und Diskussion der dabei gewonnenen Ergebnisse immer stärker auf Sponsoren aus der korrespondierenden Industrie angewiesen, die im notwendigen Umfang Drittmittel bereitstellen. Es ist den Herausgebern des vorliegenden Werkes eine besondere Freude, daß die Firma Sebapharma, Boppard, nicht nur die finanziellen Grundlagen für die Veranstaltung des Symposiums geschaffen hat, sondern auch für die Veröffentlichung der vorliegenden korrespondierenden Monographie, die die Transaktionen des Symposiums langfristig der wissenschaftlichen Gemeinschaft verfügbar macht. Besonders gedankt sei in diesem Zusammenhang Herrn Dr. H. Maurer, Vorsitzender der Geschäftsleitung, und Herrn M. Kirfel, Direktor Marketing, die schon im Jahr 1988 ein thematisch in etwa vergleichbares Symposium ermöglicht haben, die Griesbach-Konferenz „Hautreinigung mit Syndets", die im Jahr 1990 Gegenstand eines Buches mit gleichem Titel, herausgegeben von Otto Braun-Falco und Hans Christian Korting, wurde. Diesmal sei zudem dem stellvertretenden Vorsitzenden der Geschäftsleitung, Herrn Dr. R.

Mittendorff, gedankt sowie der Leiterin der medizinisch-wissenschaftlichen Abteilung, Frau Dr. M. Arens-Corell, ohne die Symposium wie Publikation gleichermaßen kaum denkbar wären.

München und Karlsruhe   *O. Braun-Falco, M. Gloor, H.C. Korting*
im April 2000

Inhaltsverzeichnis

Struktur und Funktion der Haut: Für Hautreinigung und Hautpflege relevante Grundtatsachen

Morphologie und Biochemie des Stratum corneum der menschlichen Haut
S. Stachowitz 3

Struktur und Funktion der Haut: Physiologie
J. Welzel 8

Mikrobiologie der Haut
D. Abeck 15

Beurteilung erwünschter und unerwünschter Wirkungen von Kosmetika

Beeinflussung von Hautstruktur und Hautfunktion
W. Gehring 23

Wirkung und Nebenwirkungen gewerblicher Handreinigungsmittel
K. Schrader 31

Gewerblicher Hautschutz – Wirksamkeitsprüfung nichtwassermischbarer Hautschutzsalben im repetitiven Irritationstest (RIT)
J. Kresken, A. Klotz und V. Rosenberger 41

Standardisierte Methoden zur Prüfung des Sonnenschutzes von Externa
S. Bielfeldt 47

Epikutantest bei Patienten
F. Ruëff 55

Kosmetika-induzierte Erkrankungen

Epidemiologie unerwünschter Hautreaktionen auf Kosmetika
B. Huber 71

Irritative Kontaktdermatitis
K.-P. Wilhelm und D. Wilhelm 80

Allergische Kontaktdermatitis
F. Rueff 90

Photoreaktionen
P. Lehmann, N.J. Neumann und B. Homey 100

Acne venenata und Acne cosmetica
Ch.C. Zouboulis 116

Pigmentstörungen durch Kosmetika
W. Stolz 124

Bewertung von Komponenten von Kosmetika und Topika

Neuartige Vehikelbestandteile
M.J. Parnham 131

Alkylpolyglykoside – Prüfstrategie zur Wirkungsweise an der Haut
H. Tesmann, J. Kahre und W. Pittermann 137

Emulgatoren und Emulsionen
M. Gloor 146

Bewertung von Duftstoffen in Kosmetika und Topika
N.Y. Schürer 154

Kosmetische Wirkstoffe
R. Daniels 160

Bewertung der Komponenten von Topika
M. Schäfer-Korting 169

Nutzen und Risiko von Kosmetika und Topika

Das Konzept der Nutzen-Risiko-Bewertung von Kosmetika und Topika:
Theoretische Grundlagen und praktische Anwendung
H.C. Korting 179

Bewertung aus der Sicht des Kosmetikchemikers
J. Gottfreund und T. Meyer 185

Bewertung aus Sicht des Pharmazeuten
S. Wissel 191

Bewertung aus der Sicht des Dermatologen
M. Gloor 198

Sachverzeichnis 206

Mitarbeiterverzeichnis

Prof. Dr. med. D. Abeck, Klinik und Poliklinik für Dermatologie
und Allergologie am Biederstein, Technische Universität München
Biedersteiner Straße 29, 80802 München

Dr. S. Bielfeldt, Institut Bioskin
Poppenbütteler Bogen 25, 22399 Hamburg

Univ.-Prof. Dr. Rolf Daniels, Technische Universität Carolo-Wilhelmina
zu Braunschweig, Institut für Pharmazeutische Technologie
Mendelssohnstraße 1, 38106 Braunschweig

Prof. Dr. Wolfgang Gehring, Hautklinik am Städtischen Klinikum
Karlsruhe gGmbH, Moltkestraße 120, 76133 Karlsruhe

Prof. Dr. med. Max Gloor, Direktor der Hautklinik am Städtischen
Klinikum Karlsruhe gGmbH, Moltkestraße 120, 76133 Karlsruhe

Dr. Joachim Gottfreund, Sebapharma GmbH & Co.
Binger Straße 80, 56154 Boppard-Bad Salzig

Dr. B. Homey, Heinrich-Heine-Universität Düsseldorf
Universitätshautklinik, Moorenstraße 5, 40225 Düsseldorf

Birgit Huber, Industrieverband Körperpflege- und Waschmittel e.V.
Karlstraße 21, 60329 Frankfurt

Jörg Kahre, Henkel KGaA, 40554 Düsseldorf

A. Klotz, Stockhausen GmbH & Co. KG, Abteilung Forschung
und Entwicklung des Geschäftsführungsbereiches Hautschutz
Postfach 570, 47705 Krefeld

Dr. Joachim Kresken, Apotheker, Irmgardis-Apotheke
Tönisvorster Straße 225–227, 41749 Viersen

Univ.-Prof. Dr. med. Percy Lehmann, Heinrich-Heine-Universität
Düsseldorf, Universitätshautklinik, Moorenstraße 5,
40225 Düsseldorf

Dipl.-Ing. (FH) Thomas Meyer, Seelenweg 5, 56329 St. Goar

Prof. Dr. B.W. Müller, Lehrstuhl Pharm. Technologie und
Biopharmazie der Universität, Gutenbergstraße 76, 24118 Kiel

Dr. N.J. Neumann, Heinrich-Heine-Universität Düsseldorf
Universitätshautklinik, Moorenstraße 5, 40225 Düsseldorf

Prof. Dr. Michael J. Parnham, Pliva D. D. Research Institute
Prilaz Baruna Filipovica 25, HR-10000 Zagreb

Wolfgang Pittermann, Henkel KGaA, 40554 Düsseldorf

V. Rosenberger, Stockhausen GmbH & Co. KG, Abteilung Forschung
und Entwicklung des Geschäftsführungsbereiches Hautschutz
Postfach 570, 47705 Krefeld

Dr. Franziska Ruëff, Klinik und Poliklinik für Dermatoloie und
Allergologie, Ludwig-Maximilians-Universität München
Frauenlobstraße 9–11, 80337 München

Prof. Dr. M. Schäfer-Korting, Freie Universität Berlin, LS Pharmakologie
Fachbereich Pharmazie, Königin-Luise-Straße 2 + 4, 14195 Berlin

Dr. Karlheinz Schrader, Beratungslabor für die kosmetische und
pharmazeutische Industrie, Max-Planck-Straße 6, 37603 Holzminden

Priv.-Doz. Dr. med. Nanna Y. Schürer, Dermatologin
Judenbühlweg 28, 97082 Würzburg

Dr. med. Silke Stachowitz, Klinik und Poliklinik für Dermatologie und
Allergologie, Technische Universität München
Biedersteiner Straße 29, 80802 München

Prof. Dr. med. Wilhelm Stolz, Klinik und Poliklinik für Dermatologie
Klinikum der Universität Regensburg, 93042 Regensburg

Dr. Holger Tesmann, Bereich Tenside Henkel KGaA
Postfach 13 04 06, 40554 Düsseldorf

Dr. med. Julia Welzel, Klinik für Dermatologie und Venerologie
Medizinische Universität zu Lübeck
Ratzeburger Allee 160, 23538 Lübeck

Dr. Dorothea Wilhelm, Klinik für Dermatologie und Venerologie
Medizinische Universität zu Lübeck
Ratzeburger Allee 160, 23538 Lübeck

Priv.-Doz. Dr. med. Klaus-P. Wilhelm, proDERM
Industriestraße 1, 22869 Schenefeld/Hamburg

Dr. Stefan Wissel, HWI ANALYTIK GmbH
Hauptstraße 28, 75754 Rheinzabern

Priv.-Doz. Dr. Christos C. Zouboulis, Klinik und Poliklinik für
Dermatologie, Universitätsklinikum Benjamin Franklin, Freie Universität Berlin, Hindenburgdamm 30, 12203 Berlin

Struktur und Funktion der Haut: Für Hautreinigung und Hautpflege relevante Grundtatsachen

Morphologie und Biochemie des Stratum corneum der menschlichen Haut

S. Stachowitz

Eine wichtige Aufgabe der menschlichen Epidermis ist die Ausbildung des Stratum corneum. Seine wesentlichste Funktion ist die Abgrenzung des menschlichen Körpers zur Außenwelt. Es schützt zum einen den Körper vor Flüssigkeitsverlusten von innen durch Regulation des transepidermalen Wasserverlustes (TEWL) und bildet zum anderen eine effektive Barriere gegen schädigende chemische und, zusammen mit tieferliegenden Schichten der Haut, auch gegen physikalische Einwirkungen von außen. Das Stratum corneum müssen jedoch auch nützliche Kosmetika bzw. Therapeutika erst einmal überwinden, um in den tieferliegenden Schichten der Epidermis bzw. der Dermis eine Wirkung zu erzielen. Um einen Einfluß auf die Beschaffenheit der Haut zu nehmen, ist es also notwendig, den Aufbau des Stratum corneum zu kennen.

In den üblichen Paraffinschnitten der Epidermis ist das Stratum corneum aufgrund von Einbettungsartefakten nur als lockeres korbgeflechtartiges Gebilde dargestellt.

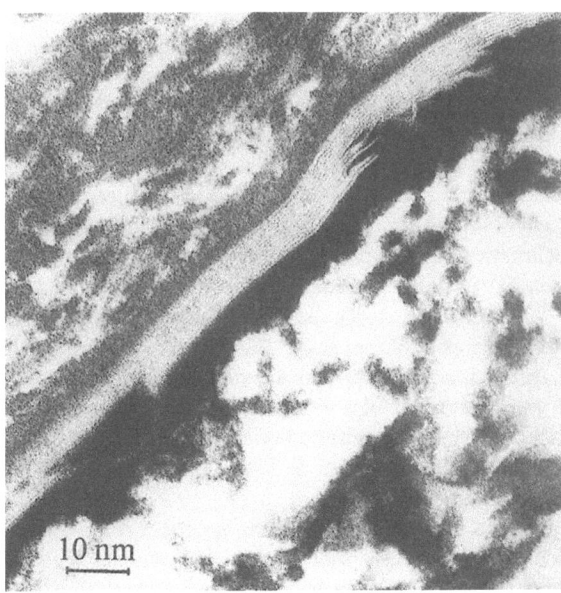

Abb. 1. Elektronenmikroskopische Darstellung zweier Korneozyten im Stratum corneum. Dazwischen ist deutlich eine multilamellare Lipidschicht zu erkennen (EPOGAM-Färbung)

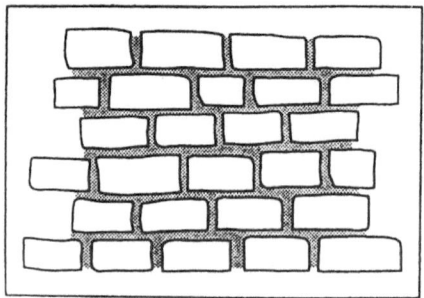

Abb. 2. Das „Brick-and-mortar-Modell" von Elias. Die Ziegelsteine stehen für die ausdifferenzierten Korneozyten. Der sie umgebende Mörtel sind die multilamellaren Lipidschichten

Auf elektronenmikroskopischen Darstellungen von speziell behandelten Schnitten wird dagegen die Komplexität des Gebildes Stratum corneum deutlicher. Dort ist die geometrische, lamellare Anordnung der Lipidschichten zwischen den Korneozyten zu erahnen (Abb. 1).

Der Aufbau des Stratum corneum wurde Anfang der 80er Jahre von Elias et al. mit dem „Brick-and-mortar(Ziegelstein und Mörtel)-Modell" (Abb. 2) beschrieben [3]. Dieses Modell basiert auf einer Reihe von histochemischen, biochemischen, physikalisch-chemischen Untersuchungen. Auch Methoden der Zellseparation und die „Freeze-fracture(Gefrierbruch)-Methode" der Elektronenmikroskopie wurden herangezogen. In diesem Modell sind die kernlosen Keratinozyten die Ziegelsteine und werden von den Stratum corneum Lipiden wie von einem Mörtel umgeben.

Wie kommt diese komplexe Struktur zustande?

Während ihrer Wanderung vom Stratum basale zum Stratum corneum reichern sich in den Keratinozyten zwei wichtige Zellbestandteile an. Zum einen handelt es sich um kleine Zellorganellen, die sog. „laminar bodies" oder Lamellenkörperchen [7]. Zum anderen findet man als herausragende Strukturelemente die unregelmäßig geformten Keratohyalingranula, die sich an die im Zytoplasma vorhandenen Keratinfilamente anlagern ([15], Abb. 3).
Im Stratum granulosum machen die Lamellenkörperchen bereits 10% des gesamten Zellvolumens aus [4]. Diese ca. 1/3x1/2 µm messenden Lamellenkörperchen verschmelzen im Stratum granulosum mit der Zellmembran und geben ihren Inhalt an den Extrazellulärraum ab.

Die Faktoren, durch die dieser Vorgang reguliert wird, sind bis zum heutigen Tage nicht bekannt. Eine akute Barriereschädigung bewirkt zuerst eine Abgabe von Lamellenkörpercheninhalt aus den obersten Stratum granulosum Schichten ins Stratum corneum, gefolgt von einer Verringerung dieser Organellen in den Keratinozyten [13]. Die Heranreifung neuer Lamellenkörperchen scheint durch diesen Vorgang beschleunigt zu werden, da nach 1 bis 2 h neue Lamellenkörperchen im Zytoplasma nachzuweisen sind [13].

Der Inhalt der laminar bodies besteht in der Hauptsache aus Phospholipiden, Sterolen und Glykosylceramiden, die in Form einer einzigen akkordeonartig gefalteten Membran vorliegen. Gleichzeitig mit den Lipiden wird eine Reihe von lipidmodifizierenden

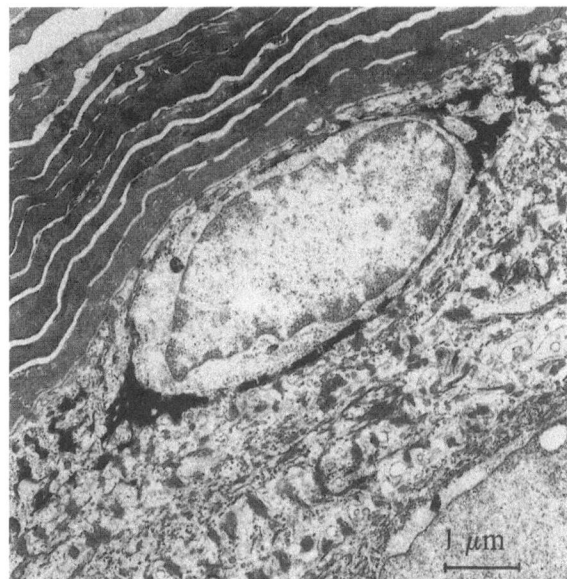

Abb. 3. Darstellung eines Keratinozyten des Stratum granulosum (rechte Bildhälfte) an der Grenze zum Stratum corneum (linke Bildhälfte). Im Zytoplasma der Keratinozyten sind Keratohyalingranula deutlich als verdichtete Strukturen zu erkennen. Es findet sich eine große Anzahl Lamellenkörperchen, von denen einige an der Zellmembran in den Extrazellulärraum extruieren

Enzymen, insbesondere Phospholipase A2, Spingomyelinase, saure Lipase und Glukosidase freigesetzt.

Im Stratum corneum selber erfolgt dann die Umwandlung der vorher beschriebenen polaren Lipidmembranen zu der endgültigen, unpolaren, multilamellaren Lipidstruktur. Initialer und zugleich auch limitierender Schritt scheint dabei die Abspaltung der freien Fettsäuren aus den Phospholipiden durch die Phospholipase A2 zu sein [4, 12].

Darauf folgt die komplette Hydrolyse der freigesetzten Glukosylceramide zu Ceramiden durch Abspaltung des Zuckerrestes durch das Enzym β-Glykocerebrosidase [9, 10].

In der Folge liegen in den Lipidschichten des Stratum corneum hauptsächlich Ceramide, Cholesterin und Fettsäuren vor. Es gibt allerdings Anhaltspunkte, daß die Lipidzusammensetzung in verschiedenen Schichten des Stratum corneum variiert. Die obersten Lagen scheinen besonders reich an freien Fettsäuren zu sein, wogegen in den mittleren Lagen Phospholipide und Cholesterinsulfat dominieren [1]. Obwohl die Bedeutung dieses Gradienten noch nicht vollständig geklärt ist, könnte er für die Desquamation bedeutsam sein, der die obersten Schichten kontinuierlich unterliegen und die eine Auflockerung des Gefüges in der Hornschicht voraussetzt.

Die anderen Strukturen des Stratum corneum sind die organellen- und kernlosen Korneozyten. Auch die Umwandlung der Keratinozyten zu diesen Strukturen erfolgt erst allmählich in der Epidermis. Wichtige Komponenten, die den Korneozyten schließlich ihre endgültige Form verleihen, sind die Zytokeratine, die als langgestreckte Fibrillen vorliegen. Ihre Struktur erhalten sie unter anderem dadurch, daß sich zwei verschiedene Typen von Keratinen aneinander lagern [17]. Der saure Typ I wird von dem basisch bis neutralen Typ II unterschieden [17, 16]. Werden im Stratum basale noch vorwiegend die Keratine K5 (Typ II) und K14 (Typ I) exprimiert, so sind es ab dem Stratum spinosum K1 (Typ II) und K10 (Typ I), aus denen durch proteolytische Vorgänge und Phosphorylierung wiederum die Keratine K2 und K11 hervorgehen.

Ähnlich wie die Lipidvorstufen werden die Keratine K1 und K10 und ca. 18 weitere Keratine zusammen mit Profilaggrin in speziellen Zellkompartimenten, den Keratohyalingranula, eingelagert. In diesen Granula befinden sich zudem die Vorstufen Loricrin, zysteinreiches Hüllenprotein (CREP), Involucrin und Keratolinin derjenigen Proteinstrukturen, aus denen schließlich durch Quervernetzungen z.B. von Lysin und Glutamin mit Hilfe von Transaminasen oder durch Ausbildung von Bisulfitbrücken die höchst widerstandsfähige, chemikalienresistente Hülle der Korneozyten gebildet wird.

Werden nun einzelne Komponenten des Stratum corneum gar nicht oder nur fehlerhaft gebildet, so entstehen Hautkrankheiten, wie z.B. bei der Typ-II-Form des M. Gaucher. Dieser Erkrankung liegt ein genetischer Defekt der β-Glukocerebrosidase zugrunde, ein Schlüsselenzym des Ceramidstoffwechsels. Die Erkrankung ist neben anderen systemischen Störungen durch ichthyosiforme Hautveränderungen mit ungenügender Barrierefunktion gekennzeichnet [2, 14, 6].

Auch bei Patienten mit atopischem Ekzem findet sich eine extrem trockene Haut. In diesem Zusammenhang wurde den Ceramiden des Stratum corneum in den letzten Jahren einige Aufmerksamkeit geschenkt. Bislang wurden 7 verschiedene Ceramide dargestellt, die sich in der Menge und der Anordnung ihrer Hydroxylgruppen unterscheiden [19]. Durch Aufreinigungen über Hochleistungsdünnschichtchromatographie ist es gelungen, Unterschiede in der Ceramidzusammensetzung zwischen Patienten mit atopischem Ekzem und Normalpersonen darzustellen. In diesem Ansatz liegen sicher Möglichkeiten, einen Teilaspekt dieser häufigen Hautkrankheit aufzuklären.

Auch bei der Psoriasis kommt es zu einer erheblichen Barrierestörung der Haut in den betroffenen Arealen und einem bis zum 20fach gesteigerten TEWL in frischen Läsionen [8, 18]. Eine u.a. durch die Hyperproliferation verursachte Retention der Laminarkörperchen wird mit dafür verantwortlich gemacht [5].

Aber auch unter physiologischen Bedingungen, wie z.B. der Hautalterung, ändert sich die Beschaffenheit der Haut. Im Alter ist sie trockener als in der Jugend. Es gibt Anhaltspunkte, daß auch hier der Ceramidstoffwechsel verändert wird und es zu einer verringerten Ceramidaseaktivität kommt [11].

Zukünftige Untersuchungen zur Regulation des epidermalen Lipidstoffwechsels unter physiologischen wie pathologischen Bedingungen werden möglicherweise neue Wege einer zielgerichteten Substitution mit Hilfe einer auf die individuellen Bedürfnisse abgestimmten Hautpflege ermöglichen.

Literatur

1. Bonté F, Saunois A, Pinguet P, Meybeck A (1997) Existence of a lipid gradient in the upper stratum corneum and its possible biological significance. Arch Dermatol Res 289: 78–82
2. Brady RO, Kanfer JN, Shapiro D (1965) Metabolism of glucocerebrosides II. Evidence of an enzymatic deficiency in Gaucher's disease. Biochem Biophys Res Commun 18: 221–225
3. Elias PM (1983) Epidermal lipids, barrier function, and desquamation. J Invest Dermatol 80: 44–49
4. Elias PM (1996) Stratum corneum architecture, metabolic activity and interactivity with subjacent cell layers. Exp Dermatol 5: 191–201

5. Ghadially R, Reed JT, Elias PM (1996) Stratum corneum structure and function correlates with phenotype in psoriasis. J Invest Dermatol 107: 558–564
6. Goldblatt J, Beighton P (1984) Cutaneous manifestations of Gaucher disease. Br J Dermatol 111: 331–334
7. Grayson S, Johnson-Winega AG, Wintraub BU, Isserhof RR, Epstein EH, Elias PM (1985) Lamellar body-enriched fractions from neonatal mice: Preparative techniques and partial characterization. J Invest Derm 85: 285–289
8. Grice K, Sattar H, Baker H (1973) The cutaneous barrier to salts and water in psoriasis and in normal skin. Br J Dermatol 88: 459–463
9. Holleran WM, Takagi Y, Menon GK, Legler G, Feingold KR, Elias PM (1993) Processing of glucosylceramides is required for optimal mammalian cutaneous permeability barrier function. J Clin Invest 91: 1656–1664
10. Holleran WM, Takagi Y, Menon GK, Jackson SM, Lee LM, Feingold KR, Elias PM (1994) Permeability barrier requirements regulate epidermal 3-glucocerebrosidase. J Lipid Res 35: 905–912
11. Jin K, Higaki Y, Yutaka T, Kazuhiko H, Yukihiro Y, Makoto K, Imokawa G (1994) Analysis of beta-glucocerebrosidase and ceramidase activities in atopic and aged dry skin. Acta Derm Venereol (Stockh) 74: 337–340
12. Mao-Qiang M, Jain M, Feingold KR, Elias PM (1996) Secretory phospholipase A2 activity is required for permeability barrier homeostasis. J Invest Dermatol: 57–63
13. Menon GK, Feingold KR, Elias PM (1992) The lamellar body secretory response to barrier disruption. J Invest Dermatol 98: 279–289
14. Patrick DA (1965) A deficiency of glucocerebrosidase in Gaucher's disease. Biochem J 97: 17C–18C
15. Resing KA, Dale BA (1991) Proteins of keratohyalin. In: Goldsmith LA (ed) Physiology, biochemistry, and molecular biology of the skin. Oxford Univ Press, Oxford, pp 113–147
16. Steinert PM, Liem RKH (1990) Intermediate filament dynamics. Cell 60: 521–523
17. Steinert PM (1993) Structure, function, and dynamics of keratin intermediate filaments. J Invest Dermatol 100: 729–734
18. Tagami H, Yoshikuni K (1985) Interrelationship between water barrier and reservoir functions of pathologic stratum corneum. Arch Dermatol 121: 642–645
19. Wertz PW, Downing DT (1983) Glucoceramides of pig epidermis: structure determination. J Lipid Res 24: 1135–1139

Struktur und Funktion der Haut: Physiologie

J. Welzel

Physiologie der Haut

Die Haut ist die Grenze des Körpers zur Umgebung. Die Physiologie beschäftigt sich mit den Funktionen, die das Hautorgan im Kontakt mit äußeren Einflüssen ausübt. Auf diese Funktionen sowie die relevanten Strukturelemente, die diese beeinflussen, wird im folgenden näher eingegangen.

Funktionen

Die Haut hat eine Schutzfunktion gegenüber äußeren Einflüssen, sie dient dem Austausch von Wärme und Substanzen und der Wahrnehmung äußerer Reize.

Zu den *Barrierefunktionen* der Haut gehört der physikalische Schutz gegenüber mechanischen Kräften wie Zug, Druck, Stoß und Scherkräften. Er wird durch elastische Verschiebeschichten wie das Stratum lucidum, Strukturelementen wie das Zytoskelett der Epidermis und das Kollagengeflecht der Dermis sowie Verzahnungen der Retezapfen gewährleistet. Das subkutane Fettgewebe dient mit dem läppchenartigen Aufbau und den Bindegewebssepten als elastisches Polster. Des weiteren schützt die Haut den Körper durch ihren Aufbau vor Austrocknung und in Form der Lichtschwiele und Melaninpigmentierung vor Strahleneinwirkungen.

Dem Schutz gegenüber chemischen Substanzen dient der Hydrolipidfilm der Hautoberfläche, der epidermale Lipide und Enzyme enthält und durch die Produktion der Schweiß- und Talgdrüsen aufrechterhalten wird. Er bietet durch den sogenannten Säureschutzmantel eine Pufferkapazität. Der backsteinmauerartige Aufbau der Hornschicht stellt ebenfalls eine Barriere für chemische Substanzen dar.

Eine biologische Barriere gegenüber Mikroorganismen wird durch den sauren pH-Wert der Hautoberfläche und durch die symbiotische Hautflora hergestellt, dazu kommen immunologische Abwehrmechanismen der Epidermis und Dermis.

Die wichtigste *Austauschfunktion* der Haut ist die Temperaturregulation. Der Wärmeabstrom durch Verdunstung von Schweiß und Wasser, die durch die Haut diffundieren, steht dabei vor der trockenen Wärmeabgabe oder -aufnahme durch Leitung, Konvektion und Strahlung im Vordergrund. Neben passiven Mechanismen der Haut zur thermischen Isolierung beeinflussen aktive Prozesse wie Durchblutung, Schwitzen und Muskelarbeit die Temperaturregulation. Die Regulierung ist an Rezeptoren gebunden.

Der Stoffaustausch in Form perkutaner Absorption hauptsächlich gasförmiger Substanzen geschieht über Diffusion, spielt aber beim Menschen keine wesentliche Rolle. Eine Bedeutung hat lediglich die perkutane Resorption großflächig aufgetragener Substanzen, insbesondere lipophiler Stoffe. Diese kann über die Epidermis, die Haarfollikel und die Schweißdrüsen erfolgen.

Eine weitere Funktion der Haut ist die *Reizaufnahme*. Sinnesempfindungen wie Tastsinn, Temperatursinn und Schmerzsinn werden über Rezeptoren wahrgenommen und weitergeleitet. Eine besondere Sinnesempfindung der Haut ist der Juckreiz.

Strukturen

Die Funktionen werden von wichtigen Strukturelementen der Haut beeinflußt. Dazu gehört die Hautoberfläche, deren Größe durch die Rauhigkeit determiniert wird und Faktoren wie Wasser- und Wärmetransport und Resorption beeinflußt. Die Integrität des Aufbaus des Stratum corneum hat eine wesentliche Bedeutung für die Barrierefunktionen der Haut. Die Dicke der Hornschicht sowie die Art der Verhornung (Parakeratose, Schuppung) spielen dabei eine große Rolle. Die Dicke der lebenden Epidermis und Faktoren wie Proliferation, Differenzierung und Spongiose beeinflussen mechanische Parameter ebenso wie Abwehrfunktion und Penetration. Auch bei der Dermis wirken sich Strukturelemente wie Dicke, Durchblutung, Ödem und Infiltrate auf verschiedene Funktionen (z.B. mechanischer Schutz, Temperaturregulation) aus.

Hautphysiologische Meßmethoden

Es gibt zahlreiche Methoden zur Untersuchung der Hautfunktionen. Eine grobe Orientierung läßt sich durch einfache funktionelle Tests erzielen. Die Kriterien, die Meßverfahren erfüllen sollten, sind vielfältig. Zunächst sollten sie am Menschen durchführbar sein, um relevante Ergebnisse zu erzielen und Tierversuche zu vermeiden. Dafür sind nicht-invasive Methoden vorzuziehen, die Verlaufsbeobachtungen zulassen. Die Methode sollte möglichst objektiv, d.h. vom Untersucher und von Umgebungsbedingungen weitgehend unabhängig sein und eine Quantifikation ermöglichen. Variable Parameter sind zu standardisieren. Dies betrifft insbesondere die sehr empfindlichen Messungen des transepidermalen Wasserverlustes, die in einem klimatisierten Raum nach Akklimatisation an ruhenden Probanden durchgeführt werden müssen, um verwertbare Ergebnisse zu erhalten [6]. Generell sollten die Messungen schnell durchführbar und praktikabel sein und zuverlässige, reproduzierbare Resultate liefern.

Übersicht

Funktionelle Meßmethoden lassen sich von rein morphologischen unterscheiden, wobei Daten über die Hautfunktion immer auch strukturelle Elemente widerspiegeln. Wichtige hautphysiologische Meßmethoden sind Untersuchungsverfahren des transepidermalen Wasserverlustes, der elektrischen Kapazität, des pH-Wertes, des Fettgehaltes, der Elastizität, der Hautfarbe, der Durchblutung, der Hautoberflächenrauhigkeit und der Morphologie von Hornschicht, Epidermis und Dermis.

Messungen der Hautfunktionen

Zu den wichtigsten Instrumenten zur Ermittlung der Integrität der Barrierefunktion gehört die Messung des transepidermalen Wasserverlustes. Die Hydratation oberflächlicher Hautschichten, die ein wichtiger Parameter für das äußere Erscheinungsbild der Haut ist, läßt sich mit verschiedenen Methoden ermitteln, von denen hier auf die Messung der elektrischen Kapazität exemplarisch näher eingegangen wird. Zur Untersuchung des Säureschutzmantels kann der pH-Wert der Hautoberfläche mit pH-Metern bestimmt werden. Die Elastizität, die insbesondere bei Untersuchungen zur Hautalterung interessant ist, wird quantifiziert, indem eine Zug- oder Drehkraft auf die Haut ausgeübt wird, und das Ausmaß der Auslenkung optisch oder sonographisch erfaßt wird. Objektive Farbmeßinstrumente liefern Daten über entzündliche Veränderungen oder Bräunung. Das Oberflächenfett läßt sich über die sog. Fettfleckphotometrie quantifizieren [11]. Daten über die Hautdurchblutung liefern Laser-Doppler-Perfusionsmeßgeräte. Im folgenden wird auf einige dieser Methoden, die für Testungen von Kosmetika und Hautpflegeprodukten besonders relevant sind, näher eingegangen.

Transepidermaler Wasserverlust

Der transepidermale Wasserverlust der Haut ist ein Maß für die Integrität der Barrierefunktion der Hornschicht.

Bei der Messung wird ein Hohlzylinder auf die Hautoberfläche aufgesetzt. In diesem befinden sich in verschiedener Höhe Sensoren für Wasserdampfdruck und Temperatur. Der Gradient zwischen den Sensorpaaren wird errechnet und spiegelt die Verdunstungsrate in g/m^2h wieder [4].

Bei Störungen der Barrierefunktion, wie sie durch Herauslösen der interzellulären Lipidschichten des Stratum corneum oder entzündliche Veränderungen hervorgerufen werden, kommt es zu einem Anstieg der Wasserverdunstung über die Hautoberfläche.

Hydratation

Die Hornschicht enthält verschiedene Substanzen wie Harnstoff und Ceramide, die Wasser binden. Diese natürlichen Feuchthaltesubstanzen tragen wesentlich zum äußeren Bild einer glatten, straffen Haut bei.

Der Wassergehalt der Hornschicht läßt sich indirekt durch Messung der elektrischen Kapazität, die im wesentlichen von Wasser beeinflußt wird, ermitteln. Dafür wird ein Meßkopf mit einem Kondensator auf die Haut aufgelegt und die Kapazitätserhöhung gemessen. Ein Stromfluß findet dabei nicht statt, es wird lediglich ein elektrisches Feld aufgebaut [2, 9].

Verminderungen des Wassergehaltes, beispielsweise bei älteren Menschen und übermäßigem Gebrauch von Hautreinigungsprodukten, führen zu einem faltigeren, schlaffen Aussehen der Haut, während andererseits Kosmetika positive Wirkungen durch Erhöhung der Wasserbindungskapazität erzielen.

Daher ist die Messung der Hydratation sowohl zur Ermittlung der Verträglichkeit als auch zum Wirksamkeitsnachweis von Externa von Interesse.

pH-Wert

Die Haut hat einen sauren pH-Wert um 5,5. Dieser Säureschutzmantel dient der Abwehr von Mikroorganismen, die ein alkalisches Milieu bevorzugen, und stellt eine Pufferkapazität für chemische Substanzen dar. Kontakt mit alkalischen Substanzen, insbesondere mit Seifen, kann zu einer Störung dieser Schutzfunktion führen [3].

Für Hautmessungen werden Einstabmeßketten eingesetzt, die die aktive und die Referenzelektrode in einem Aufbau enthalten. Die potentiometrische pH-Messung nutzt elektrochemische Grenzflächenprozesse zwischen Glas oder Metall und Salzlösungen. Ein Ionenfluß führt zu Spannungsdifferenzen zwischen den beiden Elektroden, die in den pH-Wert umgerechnet werden können [10].

Messungen der Hautstruktur

Invasive Methoden an Hautbiopsien gelten weiterhin als Goldstandard der morphologischen Diagnostik. Dazu gehören lichtmikroskopische (histologische, immunhistologische) und elektronenmikroskopische Untersuchungen, die neben einer hervorragenden Auflösung struktureller Elemente auch Informationen über funktionelle Parameter wie Proliferation und Differenzierung liefern. Wie bereits anfangs erwähnt, haben diese Methoden den entscheidenden Nachteil, invasiv und somit nicht beliebig wiederholbar zu sein.

Die Entwicklung nichtinvasiver Methoden ermöglicht eine In-vivo-Untersuchung der Hautoberfläche, der Epidermis und der Dermis ohne diese Nachteile. Zu diesen neueren Meßverfahren gehört die Auflichtmikroskopie, mit der die Hautoberfläche und die Epidermis bis zum oberen Corium horizontal betrachtet werden können. Sie eignet sich allerdings nicht zur Quantifizierung. Andere Methoden wie die konfokale Mikroskopie und die Magnetresonanztomographie der Haut bieten vielversprechende Perspektiven, befinden sich aber z. Z. noch im experimentellen Stadium und sind sehr aufwendig.

Einige ausgewählte morphologische Meßverfahren werden im folgenden beschrieben. Die Profilometrie und die Sonographie sind bereits etabliert, die optische Kohärenztomographie wird als neues Verfahren vorgestellt.

Laserprofilometrie

Die Rauhigkeit der Hautoberfläche wird von unterschiedlich dimensionierten Falten und vom feinen Oberflächenrelief determiniert. Sie läßt sich mittels profilometrischer Meßverfahren quantifizieren. Die Laserprofilometrie arbeitet nach einem Autofokusprinzip. Ein Laserstrahl wird auf die Oberfläche fokussiert. Jede Höhenveränderung der Oberfläche führt zu einer Defokussierung, die über Fotodioden registriert wird und zu einer Nachregelung der Linse führt. Die Linsenbewegungen werden aufgezeichnet und repräsentieren ein genaues Abbild der Oberfläche, die dreidimensional auf einem Bildschirm rekonstruiert werden kann. An diesem Profil sind Berechnungen der Rauhigkeitsparameter nach DIN (Abb. 1) und mathematische Prozeduren wie die Fourier-Transformation möglich, die über Leistungsspektren und Autokorrelationsfunktionen zusätzliche Informationen über die Verteilung der Frequenzen und Amplituden und damit über die Regularität der Falten liefern [7].

Da die Methode mit einer sehr hohen Auflösung um 1 µm arbeitet, ist eine In-vivo-

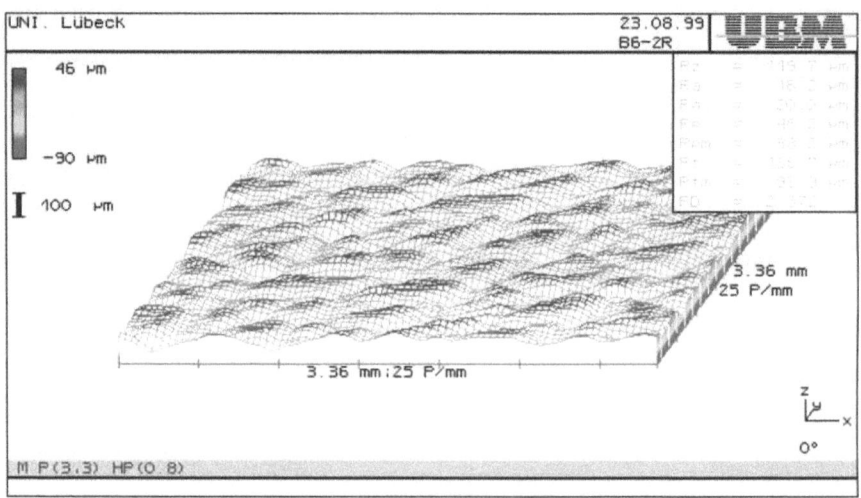

Abb. 1. Laserprofilometrie gesunder Haut von der Unterarminnenseite mit Berechnung der Rauhigkeitsparameter nach DIN. 3,36 mm x 3,36 mm, Auflösung 25 Punkte/mm

Messung aufgrund der feinen Bewegungen durch Atmung und Herzschlag nicht möglich. Deshalb werden Silikonabdrücke der Testareale angefertigt, die dann vermessen werden können.

Chronisch entzündlich veränderte Hautareale zeichnen sich durch eine erhöhte Rauhigkeit mit tieferen Falten aus. Hautpflegeprodukte können hingegen zu einer Glättung der Oberfläche führen.

Sonographie

Die Dermis und das subkutane Fettgewebe können mittels hochfrequenter Sonographie dargestellt werden. Hautultraschallgeräte arbeiten mit einer Frequenz von 20 MHz. Die Auflösung liegt zwischen 80 und 200 µm bei einer Eindringtiefe um 6 mm. Akustische Signale werden an Inhomogenitäten im Gewebe, insbesondere an Grenzflächen, reflektiert, wodurch strukturelle Tiefeninformationen gewonnen werden [1, 5]. Die Dermis stellt sich echoreich, die Subkutis echoarm dar. Dabei interessiert insbesondere die Dicke der Dermis, beispielsweise bei Untersuchungen der atrophierenden Wirkung von Kortikosteroiden. Entzündungsreaktionen und degenerative Veränderungen des Kollagens, z. B. aktinische Elastosen, stellen sich als echoarme Regionen dar. Die Grenzzone zwischen Dermis und Subkutis zeigt bei Zellulite einen wellenförmigen Verlauf (Abb. 2). Die Epidermis läßt sich mit den kommerziell erhältlichen Geräten nicht weiter differenzieren.

Optische Kohärenztomographie

Die Hautoberfläche kann mittels Profilometrie, Dermis und Subkutis können durch Ultraschall dargestellt werden. Nicht-invasive morphologische Verfahren zur Untersuchung von Hornschicht und Epidermis standen bisher nicht zur Verfügung. Diese diagnostische Lücke kann durch das neue Verfahren der optischen Kohärenztomographie geschlossen werden.

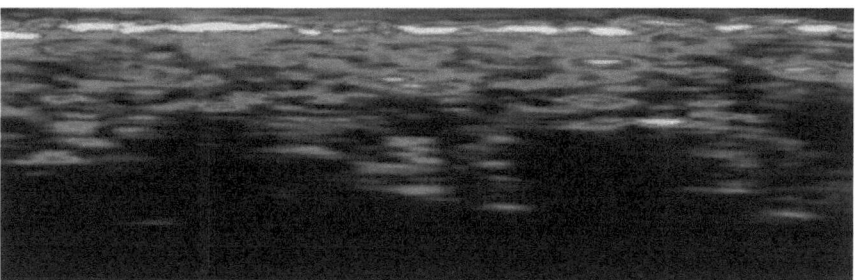

Abb. 2. Hochfrequente Sonographie von Zellulite am Oberschenkel. Die Grenze zwischen echoreicher Dermis und echoarmer Subkutis ist unregelmäßig und wellenförmig. 12 mm x 6 mm

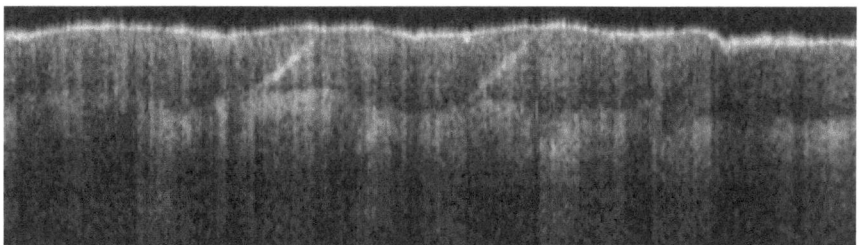

Abb. 3. Optische Kohärenztomographie gesunder Haut am Daumen. Die oberste, signalärmere Schicht ist das Stratum corneum, in dem sich ein spiralförmiger Schweißdrüsenausführungsgang abgrenzen läßt. Darunter liegt die signalreichere Epidermis. 1 mm x 1,5 mm

Die Methode basiert auf der Michelson-Interferometrie. Infrarotes Licht einer Wellenlänge von 830 nm wird in einen Referenz- und einen Probenstrahl aufgeteilt. Der aus dem Gewebe reflektierte Probenstrahl kann nur dann mit dem Referenzstrahl, der eine bekannte Weglänge zurückgelegt hat, interferieren, wenn sich beide Strahlen innerhalb der Kohärenzlänge der Lichtquelle treffen, wodurch Informationen über Inhomogenitäten innerhalb der Probe gewonnen werden. Die Kohärenzlänge ist mit 15 μm sehr kurz und bedingt die hohe Auflösung, die eine Differenzierung von Zellaggregationen und -schichten erlaubt. Durch laterales Scannen werden zweidimensionale Bilder dargestellt, die mit Ultraschallbildern vergleichbar sind, jedoch optische und nicht akustische Phänomene wiedergeben (Abb. 3). Die laterale und die axiale Auflösung beträgt 15 μm, die Eindringtiefe liegt bei ca. 1 mm [8, 12].

Die optische Kohärenztomographie kann neben der Diagnostik oberflächlicher Hauttumoren dazu dienen, Veränderungen der Hornschicht und der Epidermis sichtbar zu machen. Einsatzmöglichkeiten dieses neuen Verfahrens sind beispielsweise Untersuchungen von Therapieeffekten, Akanthose oder Atrophie der Epidermis, Hornschichtquellung und Wundheilung.

Literatur

1. Altmeyer P, Hoffmann K, Stücker M, Goertz S, el-Gammal S (1992) General phenomena of ultrasound in dermatology. In: Altmeyer P, el-Gammal S, Hoffmann K (eds) Ultrasound in dermatology. Springer, Berlin Heidelberg New York Tokyo, pp 55–79
2. Barel AO, Clarys P (1995) Measurement of epidermal capacitance. In: Serup J, Jemec GBE (eds) Handbook of noninvasive methods and the skin. CRC, Boca Raton Ann Arbor London Tokyo, pp 165–170
3. Braun-Falco O, Korting HC (1986) Der normale pH-Wert der menschlichen Haut. Hautarzt 37: 126–129
4. Distante F, Berardesca E (1995) Transepidermal water loss. In: Berardesca E, Elsner P, Wilhelm KP, Maibach HI (eds) Bioengineering of the skin: Methods and instrumentation. CRC, Boca Raton New York London Tokyo, pp 1–4
5. Hoffmann K, el-Gammal S, Altmeyer P (1990) B-scan-Sonographie in der Dermatologie. Hautarzt 41: 7–16
6. Pinnagoda J, Tupker RA, Agner T, Serup J (1990) Guidelines for transepidermal water loss (TEWL) measurement. Contact Dermatitis 22: 164–178
7. Saur R, Schramm U, Steinhoff R, Wolff HH (1991) Strukturanalyse der Hautoberfläche durch computergestützte Laser-Profilometrie. Hautarzt 42: 499–506
8. Schmitt JM, Yadlowski MJ, Bonner RF (1995) Subsurface imaging of living skin with optical coherence microscopy. Dermatology 191: 93–98
9. Triebskorn A, Gloor M (1993) Noninvasive methods for the determination of skin hydration. In: Frosch PJ, Kligman AM (eds) Noninvasive methods for the quantification of skin functions. Springer, Berlin Heidelberg New York Tokyo, pp 42–55
10. Welzel J (1995) pH and ions. In: Berardesca E, Elsner P, Wilhelm KP, Maibach HI (eds) Bioengineering of the skin: Methods and instrumentation. CRC, Boca Raton New York London Tokyo, pp 91–94
11. Welzel J (1997) Profilometrie, Chromametrie, pH-Metrie und sonstige Bioengineering-Verfahren. In: Korting HC, Sterry W (Hrsg) Diagnostische Verfahren in der Dermatologie. Blackwell, Berlin Wien, S 71–77
12. Welzel J, Lankenau E, Birngruber R, Engelhardt R (1997) Optical coherence tomography of the human skin. J Am Acad Dermatol 37: 958–963

Mikrobiologie der Haut

D. Abeck

Das Hautorgan umfaßt etwa eine Fläche von 2 m² und ist von der Scheitel- bis zur Zehenspitze bakteriell kolonisiert, wobei deutliche Unterschiede hinsichtlich Erregerart und -zahl in Abhängigkeit der verschiedenen Lokalisationen bestehen. Obwohl die mikrobielle Besiedlung der Haut keinen zu großen Schwankungen unterworfen ist, sind quantitative und qualitative Änderungen in der mikrobiellen Zusammensetzung möglich.

Die in Abb. 1 dargestellte Unterteilung der mikrobiellen Flora, die eine residente, temporär residente, transiente Hautflora sowie pathogene Invasionskeime unterscheidet, hat sich als zweckmäßig und der klinischen Situation als angemessen herausgestellt.

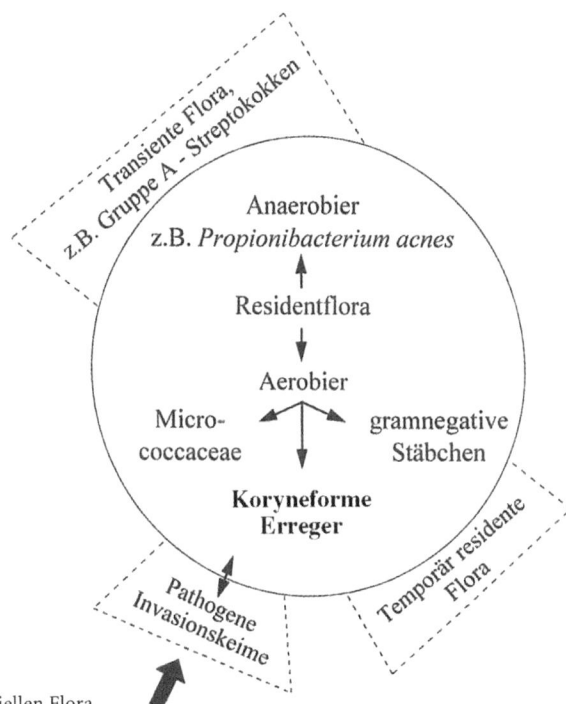

Abb. 1. Unterteilung der mikrobiellen Flora

Die kutane mikrobielle Flora

Von zentraler Bedeutung ist die residente Flora, deren Vertreter sich auf der Hautoberfläche in relativ stabiler Anzahl und Zusammensetzung vermehren. Die residenten Organismen leben als kleine Kolonien auf der Oberfläche des Stratum corneum und innerhalb der äußeren Epidermisschichten. Die Verbindung mit dem Hautorgan erfolgt über die Ausbildung stabiler Kontakte, die mit dem Begriff des „attachment" umschrieben werden [2]. Dieses stabile „attachment" fehlt den Vertretern der transienten Flora, die frei auf der Körperoberfläche liegen und somit oberflächlicher als die residente Flora lokalisiert sind. Diese Keime der Durchgangsflora rekrutieren sich aus exogenen Quellen und variieren besonders stark auf exponierter Haut hinsichtlich Zahl und Zusammensetzung. Falls jedoch diese Beziehung zwischen Erreger und Zielorgan eingegangen wird, vermögen einige Keime bei einer geringen Anzahl von Personen zu kolonisieren und sich über kürzere Zeiträume zu vermehren. Beispielhaft sei auf Untersuchungen bei Ärzten hingewiesen, die Wundverbände ohne Handschuhe wechselten und bei denen sich pathogenetisch relevante Keime an den Palmae vermehrten. Diese temporär residente, auch als assoziierte Flora bezeichnete Gruppe wird von den pathogenen Invasionskeimen abgegrenzt. Pathogene Invasionskeime können in tiefere Schichten eindringen und pathologische Prozesse auslösen. Obwohl sie sich auch aus der Residentflora rekrutieren können, wie beispielsweise bei einer nasal getriggerten Impetigo contagiosa, stellen sie doch in der Regel eine signifikante Infektion exogener Herkunft dar.

Die Residentflora

Von zentraler Bedeutung, insbesondere auch vor dem Hintergrund der Bedeutung für die Kosmetologie, ist die residente Flora. Diese setzt sich zusammen aus koagulasenegativen Staphylokokken, Mikrokokken, aeroben und anaeroben koryneformen Stäbchen, wobei in diesem Zusammenhang v. a. Propionibacterium acnes zu nennen ist, sowie gramnegativen Stäbchen wie beispielsweise *Actinobacter*.

Die Keimzahlen liegen für Aerobier in der Regel zwischen 100 und 10 Mio. pro cm^2 und für Anaerobier in der Regel um eine Zehnerpotenz niedriger. Sehr wichtig ist jedoch, daß die Zahlenangaben in der Literatur sehr große Unterschiede aufweisen, was methodisch bedingt ist. Insbesondere die Abnahmetechnik, z. B. über Eluat oder über Abklatsch, oder die verwendeten Nährböden haben großen Einfluß auf die errechnete Keimzahl, weshalb einzelne quantitative Populationsuntersuchungen nur bedingt untereinander vergleichbar sind. Als Standarduntersuchungsmethode gilt immer noch die von Williamson und Kligman eingeführte Untersuchungsmethode, bei der Hautabspülungen zur Untersuchung gelangen [15].

Die Funktionen der Residentflora sind vielgestaltig. Da eine Vermehrung bakterieller Invasionskeime auch die Bereitstellung eines genügenden Nährstoffangebotes erfordert, wird durch die Residentflora die Konkurrenz um das Nährstoffangebot mit potentiell pathogenen Keimen erhöht. Mitglieder der Residentflora produzieren auch Hemmstoffe für Anflugkeime. Untersuchungen von Selwyn im Jahre 1975 ergaben, daß sich unter der Residentflora ca. 20–25% Bakteriozinproduzenten nachweisen lassen [13]. Auch das von Staphylokokken gebildete Lysozym ist antibakteriell wirksam.

Die residente Flora beugt einer Kolonisation durch andere Keime auch über eine kompetitive Hemmung der Bindungsstellen vor, wofür der Begriff der Platzhalterfunktion bzw. der Kolonisierungspriorität steht.

Quantität und Qualität der Residentflora beeinflussende Faktoren

Sebum und H_2O sind für die quantitative und qualitative mikrobielle Besiedlung von zentraler Bedeutung. Sebumreiche Areale fördern das Wachstum v. a. von P. acnes, eine ausreichende Hydratation in Kombination mit einem geringen Luftaustausch, wie es beispielsweise das Mikroklima der Achseln oder der Intertrigines kennzeichnet, fördert das Wachstum von koryneformen Stäbchen und Mikrokokken. Korting, Lukacs und Braun-Falco konnten 1988 auch den charakteristischen Geruch des Achselschweißes mit der Anwesenheit aerober koryneformer Stäbchen korrelieren [7]. Die Extremitäten sind, infolge ihrer relativen Trockenheit, der geringen Anzahl ekkriner Schweißdrüsen sowie des in diesen Arealen hohen Luftaustausches, relativ keimarm. Lassen sich beispielsweise an den Unterarmen durchschnittlich 1,7–4,4 x 10^3 Keime pro cm^2 isolieren, lauten die entsprechenden Zahlen für die Achselregion 1–4 x 10^6 Keime pro cm^2.

Insbesondere dem Hydratisierungszustand der Haut kommt eine zentrale Rolle in der Regulation der kutanen mikrobiellen Flora zu. Dies läßt sich bei artifizieller Hydratisierung einer eher trockenen und erregerarmen Region eindrucksvoll zeigen [10]. So resultierte eine 24stündige Hydratisierung der Haut in einem 1000fachen Keimzahlanstieg, der auch qualitative Änderungen nach sich zog, indem er das Wachstum von Staphylokokken förderte bei gleichzeitiger Vermehrung verschiedener Mikrokokken. Eine Ausweitung der Hydratisierungsperiode auf 7 Tage führte zu einem weiteren Anstieg der Keimzahlen und zur Bevorzugung koryneformer, insbesondere koryneformer gramnegativer Organismen. Auf diese Weise ähnelte die mikrobiologische Zusammensetzung der der Fußregion, einem Areal, das ebenfalls eine hohe Hydratation beim Tragen okklusiven Schuhwerks aufweist.

Der physiologische Haut-pH und seine Bedeutung für die mikrobielle Besiedlung

Neben Lokalisation und Hydratation beeinflußt auch der Haut-pH die mikrobielle Besiedlung. Der oberflächliche pH-Wert liegt im Mittel in einem Bereich von 5,4 bis 5,9, weist jedoch selbst wieder lokalisationsbedingte Ausnahmen auf, die v. a. die Axillen und die Interdigitalräume erneut als Sonderzonen ausweisen [4]. Während dem Geschlecht, der Rasse oder der Tageszeit in bezug auf den pH keine große Bedeutung zukommt, ist die Bedeutung des frühen Lebensalters unumstritten. Im Schulterbereich kommt es in den ersten 2 Lebenstagen zum Abfall des pH von zunächst 5,8 auf 4,7. Hiermit gehen auch Veränderungen in der mikrobiellen Zusammensetzung einher. Während die Haut bei Geburt nahezu steril ist, kommt es innerhalb der ersten 24 h zu einem beständigen Anstieg der ermittelten Werte. Während die qualitative Zusammensetzung vergleichbar mit der bei Erwachsenen ist, ist die absolute Erregerzahl jedoch deutlich geringer [9] und erreicht erst 6 Wochen postpartal vergleichbare Keimzahlen.

pH-Änderungen und mikrobielle Besiedlung bei entzündlichen Dermatosen

Änderungen des pH-Wertes spielen für viele sich am Hautorgan abspielende entzündliche Prozesse eine bedeutende Rolle. Dies gilt auch für die Windeldermatitis, die bei etwa der Hälfte aller Kinder zu einem Zeitpunkt ihres Lebens in mehr oder weniger schwerer Ausprägung auftritt. Durch den Urin in Kombination mit der durch die Windel bedingten Okklusion kommt es zu einer Verstärkung der Hydratation des Stratum corneum. Zusätzlich führt die über harnstoffspaltende Bakterien erfolgende Ammoniakbereitstellung zu einer pH-Erhöhung [14]. Bei den betroffenen Kindern liegt der Haut-pH höher als bei gesunden Kindern, wodurch die Aktivität fäkaler Enzyme wie Proteasen und Lipasen erhöht wird, die wiederum die Haut weiter schädigen und einer mikrobiellen Fehlbesiedlung Vorschub leisten, die sich beispielsweise in einem erhöhten Nachweis von Candida albicans zeigt.

Beeinflussung der mikrobiellen Besiedlung durch Wasserkontakt

Nach Baden und Duschen nimmt der Keimgehalt nach anfänglicher 10%iger Verminderung vorübergehend für 1–2 h enorm zu. Diese Zunahme ist jedoch nicht durch eine Stimulation des bakteriellen Wachstums aufgrund der Hydratation des Stratum corneum bedingt, sondern hat ihre Ursache vermutlich in der Aufweichung des Stratum corneum, durch die eine höhere Zahl von Bakterien der Keimzählung zugänglich gemacht werden. Über einen Zeitraum von mehreren Stunden werden dann die ursprünglichen Keimzahlen wieder erreicht.

Hautlipide und ihr Einfluß auf die mikrobielle Besiedlung

Stachowitz ist in ihrem Beitrag sehr intensiv auf die große Bedeutung der Lipide im Stratum corneum für die Barrierefunktion der Haut eingegangen (S. 4).

Das atopische Ekzem ist quasi als Modellfall für eine gestörte Barrierefunktion aufzufassen. Ein wichtiges Charakteristikum der mikrobiellen Besiedlung des atopischen Ekzems (AE) ist die Präferenz von Staphylococcus aureus, der i. allg. kein Vertreter der Residentflora ist (Tabelle 1). S. aureus wird heute aufgrund seines enormen inflammatorischen Potentials, das neben der Bildung von Exoenzymen auch die Bereitstellung von als Superantigenen fungierenden Enterotoxinen umfaßt, als wichti-

Tabelle 1. Residentflora Hautgesunder und von Patienten mit atopischem Ekzem

Residentflora	Normal	Atopisches Ekzem
Micrococcaceae		
Koagulase-negative Staphylokokken	+	++
Staphylococcus aureus	–	++
Peptokokken	+	+
Koryneforme Erreger		
Corynebakterien	+	+
Propionibakterien	+	+
Pityrosporum	+	++

ger Stimulus für die Entzündungsreaktion angesehen [1]. Eigene Untersuchungen zeigten, daß 90% der Patienten mit atopischem Ekzem S. aureus an mindestens einem Hautareal aufwiesen, ein nicht unerheblicher Prozentsatz jedoch an mehreren Arealen, wobei insbesondere die nasale Kolonisation sehr hoch lag [11]. Die antibakterielle, v. a. gegen grampositive Erreger gerichtete Wirkung der Hautlipide ist bekannt [3, 12]. Spekulativ könnte die veränderte Lipidzusammensetzung beim atopischen Ekzem die Besiedlung mit S. aureus begünstigen und auch evtl. neue therapeutische Ansätze eröffnen. Dies um so mehr, als Untersuchungen mit C. albicans zeigten, daß epidermale Lipide inhibierend auf die Adhärenz wirken [8].

UV-Strahlen und mikrobielle Besiedlung

Auch UV-Strahlen, die zur Behandlung entzündlicher Dermatosen Verwendung finden, beeinflussen die mikrobielle Besiedlung. Insbesondere die S. aureus-Keimzahl wurde bereits nach einer einzigen Bestrahlung reduziert, wobei UVA allein keine antibakterielle Wirkung zeigte [16]. Die fehlende antibakterielle Wirksamkeit von UVA konnte unlängst in vitro auch für den UVA1-Bereich (345–440 nm) bestätigt werden, durch den weder Propionibakterien noch Mikrokokken inhibiert wurden [5].

Beeinflussung der mikrobiellen Flora durch körpereigene Peptidantibiotika?

Der Nachweis körpereigener Peptidantibiotika, die nach Kontakt mit Mikroorganismen in großen Mengen bereitgestellt werden, gelang erstmals im Zungen- sowie Tracheaepithel, wodurch die Frage, warum diese Gewebe relativ resistent gegenüber bakteriellen Infektionen sind, einer Klärung zugeführt werden konnte. Ausgehend von der klinischen Beobachtung, daß Patienten mit Psoriasis vulgaris weniger Hautinfektionen als erwartet entwickeln, konnte unlängst erstmals der Nachweis von Peptidantibiotika auch in der menschlichen Haut geführt werden [6]. Analog dem ersten humanen β-Defensin, hBD-1, das in Epithelien des Urogenitaltraktes sowie in Trachea und Lunge nachgewiesen worden waren, nannten die Autoren die Substanz humanes β-Defensin-2. Seine Aktivität richtet sich v. a. gegen gramnegative Erreger, weniger gegen grampositive Bakterien. Auf diesem Gebiet sind in Zukunft sicherlich noch viele interessante Entdeckungen zu erwarten. Vielleicht korreliert die mikrobielle Besiedlung der Haut mit einem unterschiedlichen Verteilungsmuster dieser Peptidantibiotika; vielleicht ist die Präferenz der S. aureus-Keimbesiedlung bei Patienten mit AE auf einen Defekt hinsichtlich der Peptidantibiotika zurückzuführen?

Zusammenfassend ist ein grundlegendes Verständnis der Mikrobiologie der Haut wichtig bei der Entwicklung topischer Applikationssysteme mit unterschiedlichem Wirk- und Angriffsspektrum.

Literatur

1. Abeck D, Mempel M (1998) Kutane Staphylococcus aureus-Besiedlung des atopischen Ekzems. Hautarzt 49: 902–906
2. Beachey EH (1981) Bacterial adherence: adhesin-receptor interactions mediating the attachment of bacteria to mucosal surfaces. J Infect Dis 143: 325–345
3. Bibel DJ, Raza A, Shinefeld HR (1992) Antimicrobial activity of sphingosines. J Invest Dermatol 98: 269–273
4. Braun-Falco O, Korting HC (1986) Der normale pH-Wert der menschlichen Haut. Hautarzt 37: 126–129
5. Fluhr JW, Gloor M (1997) The antimicrobial effect of narrow-band UVB (313 nm) and UVA1 (345–440 nm) irradiation in vitro. Photodermatol Photoimmunol Photomed 13: 197–201
6. Harder J, Bartels J, Christophers E, Schröder JM (1997) Peptide antibiotic from human skin. Nature 387: 861
7. Korting HC, Lukacs A, Braun-Falco O (1988) Mikrobielle Flora und Geruch der Haut. Hautarzt 39: 564–568
8. Law S, Fotos PG, Wertz PW (1997) Skin surface lipids inhibit adherence of Candida albicans to stratum corneum. Dermatol 195: 220–223
9. Leyden JJ (1991) Bacterial colonization of the skin of newborn. In: Polin RA, Fox WW (eds) Neonatal and natal medicine, physiology and pathophysiology. Grune & Stratton, New York, p 585
10. Marples RR (1967) The effect of hydration of the bacterial flora of the skin. In: Maibach HI, Hildick-Smith G (eds) Skin bacteria and their role in infection. Mc Graw-Hill, New York, pp 33–41
11. Mempel M, Hojka M, Schnopp C, Ring J, Abeck D (1998) Colonization features of Staphylococcus aureus in children with atopic eczema. Ann Derm Vénérol 125: 163
12. Miller SJ, Raza A, Shinefield HR, Elias P (1988) In vitro and in vivo antistaphylococcal activity of human stratum corneum lipids. Arch Dermatol 124: 209–215
13. Selwyn S (1975) Natural antibiosis among skin bacteria as a primary defence against infection. Br J Dermatol 93: 487–493
14. Wahrman JE, Honig PJ (1997) The management of diaper dermatitis – rational treatment based on specific etiology. Dermatol Ther 2: 9–17
15. Williamson P, Kligman AM (1965) A new method for quantitative investigation of cutaneous bacteria. J Invest Dermatol 45: 498–503
16. Yoshimura M, Namura S, Kamatsu H, Horio T (1996) Antimicrobial effects of phototherapy and photochemotherapy in vitro and in vivo. Br J Dermatol 135: 528–532

Beurteilung erwünschter und unerwünschter Wirkungen von Kosmetika

Beeinflussung von Hautstruktur und Hautfunktion

W. Gehring

Der Gesetzgeber sieht vor, daß zukünftig angegebene kosmetische Wirkungen nachgewiesen sein müssen. Somit muß zunehmend auf Meßverfahren zurückgegriffen werden, die einen Wirkeffekt belegen und dokumentieren.

Welche Wirkungen lassen sich von Kosmetika erwarten? Primär wirkt ein Kosmetikum direkt auf das Oberflächenrelief der Haut ein, wobei spätere Reaktionen und Interaktionen mit den Barrierelipiden zu erwarten sind. Neben einem pflegenden Effekt und einem evtl. protektiven Einfluß gegenüber Umweltnoxen erwartet der Verbraucher von Kosmetika in erster Linie eine Glättung der Haut. Ein glättender Effekt kann auf verschiedene Wirkmechanismen zurückgeführt werden. So kommen in diesem Sinn die Verbesserung der Hydratation des Stratum corneum, ein Desquamationseffekt, eine eventuelle Quellung der Hornschicht und die abdeckende Wirkung von Emulsionen zum Tragen. Ein protektiver Einfluß von Kosmetika läßt sich durch den Aufbau einer Diffusionsbarriere gegenüber verschiedenen Irritanzien erklären. Für die Dokumentation derartiger Einflüsse stehen unterschiedliche Meßverfahren zur Verfügung.

Beurteilung der Hautrauhigkeit

Zur Beurteilung der Hautoberfläche stehen die Abtastprofilometrie, die optische Profilometrie, die Rasterelektronenmikroskopie und die Transmissionsprofilometrie (Visiometrie) zur Verfügung. Die Visiometrie ist ein neueres Untersuchungsverfahren, auf das methodisch näher eingegangen werden soll [6].

Transmissionsprofilometrie

Die Transmissionsprofilometrie basiert auf der Durchleuchtung eines standardisiert blau eingefärbten Silikonabdruckes der Haut mit Parallellicht. Das transmittierte Licht wird dabei von einer CCD-schwarz-weiß-Kamera aufgenommen und digital weiterverarbeitet. Der blau eingefärbte Silikonabdruck absorbiert an den unterschiedlich dicken Arealen bzw. Flächen und Faltennegativen mit unterschiedlicher Intensität das ausgesandte Parallellicht. Die Messung der dickenabhängigen Absorption erfolgt entsprechend dem Lambert-Beer-Absorptionsgesetz. Dies bedeutet, daß die von der CCD-Kamera gemessene Strahlungsleistung dem nicht absorbierten Lichtanteil der Ausgangsstrahlungsleistung entspricht. So läßt sich die Höhendifferenz der Falten entsprechend einer Eichung mit einer genau definierten Höhendifferenzskala berechnen. Die Struktur der Hautoberfläche wird, entsprechend den Höhendifferenzen, in 256 Graustufen abgebildet. Durch die Digitalisierung dieser Aufnahme ist es möglich, pro Pixel die x- und y-Koordinaten sowie die Tiefe z zu ermitteln, um so konkrete Angaben über die Hautrauhigkeit machen zu können.

Vergleich mit anderen profilometrischen Verfahren
Die bisher gebräuchlichste Methode stellt die Abtastprofilometrie dar, die ursprünglich zur Oberflächenanalyse von Metallen entwickelt worden ist [3]. Vergleichbar mit dem Prinzip eines Plattenspielers besteht dieses System zur Rauhigkeitsmessung aus unterschiedlichen Abtastsystemen, die mit Steuer- und Auswerteinheiten gekoppelt sind. Die Auf- und Abbewegungen des Abtasters werden linear aufgezeichnet. Der optische Eindruck einer Fläche entsteht durch die Addition einzelner Ausschnittslinien. Diese Methode ist relativ zeitaufwendig. Mögliche Fehlerquellen liegen in der Eigendynamik des Meßfühlers und der mechanischen Verformung der Hautoberfläche durch den Tastvorgang.

Eine weitere Meßmethode stellt die optische Profilometrie dar. Bei dieser Methode wird ein Laserstrahl beim Auftreffen auf rauhe Oberflächen unterschiedlich reflektiert [5]. Der reflektierte Strahl bildet über Autofokus-Fotodioden Meßwerte ab. Multiple, parallel geführte Profile ergeben ein dreidimensionales Bild. Mit diesem Verfahren lassen sich neben der Hautoberfläche direkt auch Silikonabdrücke analysieren.

Eine relativ exakte Methode stellt die Rasterelektronenmikroskopie dar, die jedoch ein sehr aufwendiges und kostenintensives Verfahren ist und aufgrund dieser Einschränkungen nicht auf breiter Ebene eingesetzt werden kann.

Als Beispiel für das Ergebnis eines profilometrischen Verfahrens kann der glättende Einfluß von Tensiden angeführt werden. Mit der Transmissionsprofilometrie konnten wir den Nachweis erbringen, daß nach Waschung mit Natriumlaurylsulfat (SLS) die Hautrauhigkeit abnimmt. In bezug auf eine idealglatte Fläche von 1 fanden wir vor der Waschung einen Wert von 1,07. Nach Waschung mit SLS fiel der Meßwert auf 1,045. Damit ist eine Abnahme der Hautrauhigkeit dokumentiert (Abb. 1). Dieser Effekt durch den Waschvorgang kann durch Desquamation und durch Quellung des

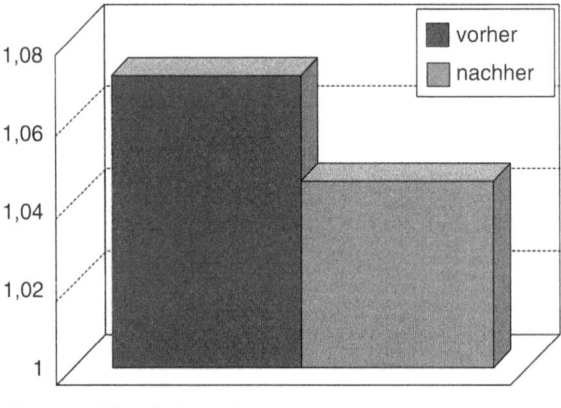

Abb. 1. Glättender Einfluß einer Waschung mit SLS auf die Oberflächenstruktur der Haut nach Messungen mit der Transmissionsprofilometrie (Visiometrie)

Keratins erklärt werden. Bei Messungen nach repetitiven Waschungen über einen längeren Zeitraum stellt sich die Situation anders dar. Anstelle eines glättenden Effektes wird eine Zunahme der Hautrauhigkeit ersichtlich, die wahrscheinlich auf den austrocknenden Effekt durch Tenside zurückgeführt werden muß.

Beurteilung der Hornschichtfeuchtigkeit

Die Messung der Hautfeuchtigkeit kann mit unterschiedlichen Methoden durchgeführt werden, z.B. elektrische Messung über Impedanz, infrarotspektroskopische Messung, Resonanz-Frequenzmessung, photoakustische Meßmethode. Als ein einfaches und gut reproduzierbares Verfahren hat sich die Kapazitätsmessung (Corneometrie) erwiesen. Bei unseren Messungen wurde der handelsübliche Corneometer (CM 820, Courage + Khazaka, Köln) eingesetzt.

Kapazitätsmessung

Das Meßprinzip basiert auf einer kapazitiven Bestimmung der unterschiedlichen Dielektrizitätskonstanten von Wasser [17] und anderen Stoffen. Ein Meßkondensator reagiert je nach Wassergehalt auf die unterschiedlichen Kapazitätsänderungen der Hautoberfläche. Zur Messung wird die Membrane des axial beweglichen Meßkopfes durch eine Feder mit einem konstanten Anpreßdruck von 3,5 N auf die Hautoberfläche angedrückt. Je nach Feuchtigkeitsgrad des Stratum corneum ändert sich die Leitfähigkeit dieses geschlossenen Systems. Über eine Verbindungsleitung wird der jeweilige Wert von einer Rechnereinheit ausgewertet und angezeigt. Messungen mit der Kapazitätsmessung sollten entsprechend den aktuellen Richtlinien durchgeführt werden [1]. Dabei sind die Messungen an haararmen Körperstellen durchzuführen, um so eine Beeinflussung der Meßergebnisse zu vermeiden.

So läßt sich mit diesem Meßverfahren die Anhebung der Hornschichtfeuchtigkeit nach Auftragen einer Emulsion nachweisen. Dabei ist es von untergeordneter Rolle, ob eine O/W- oder eine W/O-Emulsion verwendet wird. Ausschlaggebend ist der Wassergehalt. Bei vergleichbarem Wasseranteil kommt es zu einer vergleichbaren Verbesserung der Hydratation des Stratum corneum [2]. Sowohl Urea als auch Glyze-

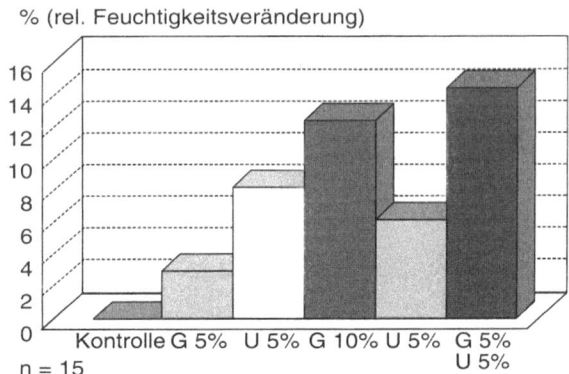

Abb. 2. Verbesserung der Hornschichtfeuchtigkeit durch Glyzerin und Urea allein und durch deren Kombination (Kapazitätsmessung); G=Glyzerin, U=Urea

rin sind in der Lage, in O/W- und W/O-Systemen über den alleinigen Einfluß des Vehikels hinaus die Hornschichtfeuchtigkeit zu verbessern. Bei eigenen Untersuchungen mit Glyzerin und Urea in einer O/W-Emulsion konnten wir zeigen, daß die Erhöhung des Ureagehaltes von 5% auf 10% keinen weiteren Vorteil mit sich bringt. Hingegen erhöht sich der Grad der Hydratation bei einer Anhebung der Glyzerinkonzentration von 5% auf 10%. Besonders günstig stellt sich im Hinblick auf die Hydratation die Kombination von 5% Urea und 5% Glyzerin dar ([11], Abb. 2).

Jede Anwendung von Waschaktivsubstanzen führt an der Haut zu einem Verlust an Hornschichtfeuchtigkeit. Die Bestimmung der Hornschichtfeuchtigkeit kann auch den Nutzeffekt eines Kosmetikums dadurch belegen, daß eine Reduktion diese obligatorisch schädigenden Einflusses erkennbar wird. So konnten wir beim Vergleich eines flüssigen Syndets im leicht sauren pH-Bereich mit einer klassischen alkalischen Seife und einem sog. Semisyndet zeigen, daß bei dem sauren Syndet eine geringere Austrocknung gegeben ist, als bei der alkalischen Seife und auch bei dem Semisyndet [7].

Beurteilung der Barrierefunktion der Epidermis – Transepidermaler Wasserverlust (TEWL)

Der transepidermale Wasserverlust gilt als ein wichtiger Parameter für die Barrierefunktion der Haut und gibt darüber Auskunft, ob ein Kosmetikum schädigend oder stabilisierend auf die Barriere eingewirkt hat. Das Meßprinzip beruht darauf, daß ein hautnah aufgebrachter Meßkopf 2 Fühlerpaare enthält, von denen eines die Feuchtigkeit und das andere die Temperatur mißt. Daraus ermittelt ein im Gerät integrierter Computer den Partialdruck des Wasserdampfes für die 2 verschiedenen übereinanderliegenden Ebenen jedes Fühlerpaares und über den Gradienten des Partialdruckes die Verdunstungsrate. Die Meßwerte drücken die Verdunstungsrate in g/m^2h aus [14].

Der transepidermale Wasserverlust (TEWL) ist ein hochsensibler Parameter, der sehr leicht Störfaktoren unterliegt. Entsprechend den Richtlinien für den Umgang mit dem TEWL sollten die Messungen in einem klimatisierten Raum bei absoluter Ruhe des Probanden stattfinden [16].

Anhand des TEWL läßt sich bei vergleichenden Untersuchungen zum Nutzeffekt von rückfettenden Substanzen der Nachweis erbringen, daß Cetiol HE als Irritans zu sehen ist, das das irritative Potential der Waschlösung erhöht und nicht, wie erwartet, eine Steigerung der Hautfreundlichkeit mit sich bringt. Zwar gaben die Probanden übereinstimmend eine bessere kosmetische Akzeptanz der Cetiol HE-haltigen Waschlösung an, da Rückfetter eine gewisse Zeit auf der Haut verbleiben und so den Eindruck einer Glättung vermitteln. Dennoch sprechen die apparativ erfaßten physiologischen Parameter dafür, daß der Zusatz von Cetiol HE zu einem irritativen Potential der Waschlösung beigetragen hat. Somit sollte – zumindest Cetiol HE betreffend – der Zusatz von rückfettenden Substanzen in tensidischen Waschlösungen kritisch in Frage gestellt werden [8].

Beurteilung der Hautdurchblutung – Laser-Doppler-Flowmetrie (LDF)

Die Laser-Doppler-Flowmetrie (LDF) spiegelt die Hautdurchblutung wider und ist zur Beurteilung aller Kosmetika geeignet, von denen eine Verbesserung der Hautdurchblutung oder die Reduktion einer Entzündungsreaktion erwartet wird. Bei dieser Meßmethode wird der Meßkopf direkt auf die Haut gebracht und mit einem Klebering fixiert. Dabei tritt ein Laserstrahl niedriger Leistung in die Haut ein. Es handelt sich um einen Helium-Neon-Laser der Wellenlänge 632,8 nm mit einer Ausgangsleistung von 2 mW. Der Brenn- und Meßpunkt des Laserstrahles liegt in 0,5–1,0 mm Tiefe. Die Messung basiert auf dem Prinzip der Dopplerverschiebung, d.h. der Frequenz- bzw. Wellenlängenänderung, wenn das Licht von vorbeiströmenden Teilchen reflektiert wird. In diesem Fall spiegelt die LDF die Strömungsgeschwindigkeit der Erythrozyten wider und gibt aufgrund ihrer Eindringtiefe Aufschluß über den relativen Grad der Durchblutung bis etwa zum mittleren Korium [13].

Die Bestimmung des korialen Blutflusses mit der Laser-Doppler-Flowmetrie ist ein sehr sensibles Meßverfahren, das stark von peripheren Faktoren beeinflußbar ist [4]. So kann der Anpreßdruck des Meßkopfes auf die Hautoberfläche das Meßergebnis stark beeinflussen. Deshalb ist es zwingend erforderlich, den Meßkopf mit doppelseitigen Klebefolien auf der Haut zu fixieren, um den Anpreßdruck nur vom Eigengewicht des Meßkopfes abhängig zu machen. Ebenso ist das Meßverfahren durch emotionelle Faktoren beeinflußbar.

Ein Beispiel für die Aussagekraft der LDF läßt sich bei Untersuchungen zum protektiven Einfluß von Emulsionen erbringen. Auf repetitive Waschungen hin wird die Haut sehr vieler Personen mit einer Entzündungsreaktion reagieren [10]. Durch zwischenzeitliche Anwendung einer W/O-Emulsion oder einer O/W-Emulsion mit Glyzerin oder Urea läßt sich die durch den Waschvorgang provozierte Entzündungsreaktion verhindern ([12], Abb. 3).

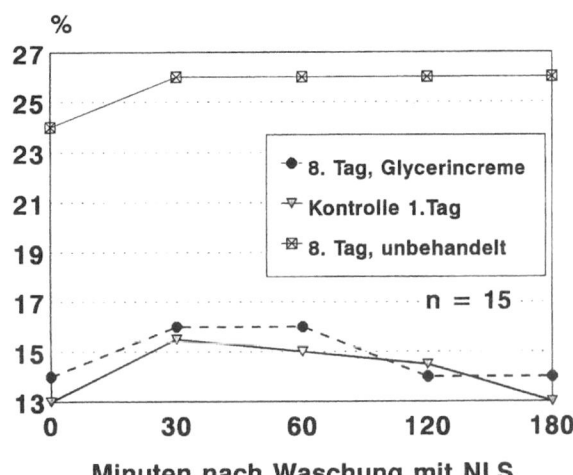

Abb. 3. Protektiver Effekt einer O/W-Emulsion mit 5% Glyzerin gegenüber einer repetitiven Waschung mit Natriumlaurylsulfat (SLS) (Laser-Doppler-Flowmetrie)

Beurteilung der Hautfarbe – Chromametrie (CM)

Mit der Chromametrie (Chromameter CR 200, Minolta, Hamburg) lassen sich Helligkeit und Rötung der Haut standardisiert beurteilen. Damit ist ein Verfahren gegeben, das sich bei der Verlaufskontrolle von Entzündungen anbietet [18].
Ein Farbton ist dreidimensional durch Helligkeit, Farbe und Sättigung definiert. Die CM erlaubt die synchrone Erfassung dieser drei Parameter. Der Meßkopf enthält eine Hochleistungs-Xenon-Blitzröhre, die eine gleichmäßige, konstante Ausleuchtung der Meßfläche gewährleistet. Ein Zweistrahlverfahren sorgt für Beleuchtungskonstanz von Messung zu Messung. Für die Farbanalyse wird nur das senkrecht reflektierte Licht sechs hochempfindlichen Silizium-Fotodioden zugeführt. Das Beleuchtungssystem, bestehend aus Xenon-Blitzröhre und Silizium-Fotodioden, ist durch Filter an die international festgelegten Farbempfindlichkeitskurven der CIE (Commission Internationale de l'Éclairage [15]) angepaßt und erkennt kleinste Abweichungen in der spektralen Zusammensetzung des reflektierten Xenon-Lichtes. Der Chromameter CR 200 verfügt über mehrere Meßsysteme. Im Hinblick auf die Fragestellung erfolgten die Messungen ausschließlich im L*a*b*-Farbmeßsystem. Dabei repräsentiert L* die Helligkeit, a* die Sättigung des Rottones und seine Position auf der Grün-rot-Achse. Eine Zunahme der Rötung drückt sich durch Erhöhung des a*-Wertes aus. Die Meßwerte sind international definierte Absolutwerte [15].
Bei einer klinisch und meßmethodisch kontrollierten, randomisierten Doppelblindstudie wurde bei Atopikern eine Gruppe 2 Wochen nur mit einer W/O-Emulsion behandelt. Bei der Kontrollgruppe kam in der 1. Woche 1% Hydrokortison in der W/O-Emulsion zur Anwendung, in der 2. Woche wurde auch in dieser Gruppe nur die W/O-Emulsion verwendet. In beiden Kollektiven kam es bereits nach einer Woche zu einer Rückbildung der Erythembildung (CM a*), die im Verlauf der 2. Woche nicht mehr gesteigert werden konnte. Obwohl nach einer Woche eine Überlegenheit der Formulierung mit Hydrokortison erkennbar war, belegt die Untersuchung den Nutzeffekt einer W/O-Emulsion bei der Pflege und Behandlung der empfindlichen Haut des Atopikers [9].

Beurteilung der Oberflächenlipide der Haut – Sebumetrie

Ein weiterer durch Kosmetika beeinflußbarer Parameter der Haut sind die Oberflächenlipide. Mit dem Verfahren der Sebumetrie lassen sich methodisch einfach Informationen zur Gesamtmenge der aufliegenden Fette gewinnen. Mit einem transparenten Klebestreifen werden die Oberflächenlipide abgenommen und in ihrer Gesamtmenge photometrisch bestimmt. Eine Differenzierung der einzelnen Lipide ist mit diesem Verfahren nicht möglich.
Bei der Untersuchung verschiedener Duschöle ist ersichtlich geworden, daß deren Anwendung eine Entfettung und nicht eine Substitution der Oberflächenlipide mit sich bringt. Allerdings ist es möglich, durch die Formulierung eines Duschöles den desikkierenden Einfluß zu steuern (Abb. 4).

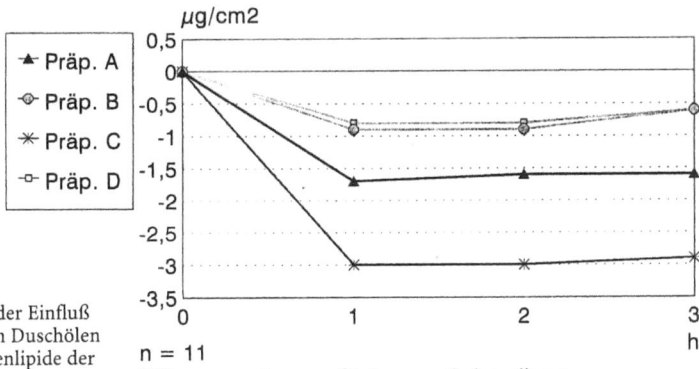

Abb. 4. Entfettender Einfluß von verschiedenen Duschölen auf die Oberflächenlipide der Epidermis (Sebumetrie)

Zusammenfassung

Es werden Möglichkeiten aufgezeigt, kosmetische Wirkungen eines Präparates auf die Haut meßtechnisch zu erfassen. So wird an praktischen Beispielen der Stellenwert der Profilometrie, des transepidermalen Wasserverlustes, der Laser-Doppler-Flowmetrie der Chromametrie und der Sebumetrie erläutert. Die vorgestellten apparativen Meßverfahren eröffnen die Möglichkeit, positive Einwirkungen von Kosmetika unabhängig von subjektiven Empfindungen zu erkennen und zu dokumentieren. Damit muß eine Aussage zu einem Kosmetikum nicht mehr auf Spekulationen beruhen, sondern kann meßmethodisch belegt werden.

Literatur

1. Berardesca E (1997) EEMCO guidance for the assessment of stratum corneum hydration: electrical methods. Skin Research Technol 3: 126–132
2. Bettinger J, Gloor M, Gehring W (1994) The influence of a pretreatment with emulsions on the dehydration of the skin by surfactants. Int J Cosm Sci 16: 53–60
3. Binder M, Macheiner W, Schmidt JB (1994) Die Profilometrie. Eine Dokumentationsmethode der Hautstruktur. Hautarzt 45: 546–550
4. Bircher A, De Boer EM, Agner T, Wahlburg E, Serup J (1994) Guidelines for measurement of cutaneous blood flow by laser Doppler flowmetry. Contact Dermatitis 30: 65–72
5. Fiedler M, Müller U (1993) Struktur der Hautoberfläche. TW Dermatologie 23: 331–339
6. Fluhr JW, Gehring W, Gloor M (1995) Analyse der Hautrauhigkeit bei Personen unterschiedlicher Altersgruppen mit dem Visiometer – Ein neuartiges EDV-gestütztes Meßverfahren. Act Derm 21: 151–156
7. Gehring W, Kemter K, Nissen HP, Gottfreund J, Gloor M (1995) Vergleichende Untersuchungen zum entfettenden Einfluß einer Waschlösung. Z Hautkr 70: 643–648
8. Gehring W, Fischer M, Gottfreund J, Gloor M (1996) On the effect of various additives on the skin tolerability of a wash solution. Dermatosen 44: 160–163
9. Gehring W, Gloor M (1996) Behandlung der Neurodermitis atopica mit einer W/O-Emulsion mit und ohne Hydrocortison – Ergebnisse einer klinisch und meßmethodisch kontrollierten randomisierten Doppelblindstudie. Z Hautkr 71: 554–560
10. Gehring W, Gloor M, Kleesz P (1998) Predictive washing test for evaluation of individual eczema risk. Contact Dermatitis 39: 8–13
11. Gloor M, Schermer S, Gehring W (1997) Ist eine Kombination von Harnstoff und Glycerin in Externagrundlagen sinnvoll? Z Hautkr 72: 509–514
12. Grunewald AM, Gloor M, Bettinger J, Gehring W, Kleesz P (1995) Barrier creams: Commercially

available barrier creams versus urea- and glycerol-containing oil in water emulsions. Dermatosen 43: 69–74
13. Nilsson GE, Otto U, Wahlberg JE (1982) Assessment of skin irritancy in man by laser-doppler-flowmetry. Contact Dermatitis 8: 401–406
14. Nilsson GE (1977) Measurement of water exchange through skin. Med Biol Eng Comput 15: 209–218
15. Piérard GE (1998) EEMCO guidance for the assessment of skin color. J Eur Acad Derm Ven 10: 1–11
16. Pinnagoda J, Tupker RA, Agner T, Serup J (1990) Guidelines for transepidermal water loss (TEWL) measurement. Contact Dermatitis 22: 164–178
17. Wienert V, Hegner G, Sick H (1981) Ein Verfahren zur Bestimmung des relativen Wassergehaltes des Stratum corneum der menschlichen Haut. Arch Dermatol Res 270: 67–75
18. Willhelm KP, Maibach HI (1989) Skin color reflectance measurement for objective quantification of erythema in human beings. J Amer Acad Derm 21: 1306–1308

Wirkung und Nebenwirkungen gewerblicher Handreinigungsmittel

K. Schrader

Das Ziel der Handreinigung muß sein, die Haut gründlich zu reinigen, aber hautschonend. Daraus folgt, daß das Reinigungsmittel der Art und dem Grad der Verschmutzung anzupassen ist. Dies ist auch der Grund dafür, daß die verschiedenen Firmen, die sich mit diesem Thema befassen, eine Reihe von Reinigungsmitteln unterschiedlicher Abstufung anbieten. Es wird immer ein Kompromiß nötig sein zwischen Reinigungswirkung und Hautverträglichkeit. Dennoch sollte man die größere Bedeutung der Hautverträglichkeit beimessen.

Zusammensetzung der Reinigungsmittel

Ein Handreinigungsmittel setzt sich i. allg. aus folgenden Wirkstoffen zusammen:

Tenside	Für alle Verschmutzungen
↕	
Abrasivmittel	Für stärkere Verschmutzungen, z. B. Fett, Öl, Ruß
↕	
Spezielle Lösungsmittel	Für stärkste Verschmutzungen, z. B. Lacke, Kleber, Harz
↕	
Reduktionsmittel	Für spezielle Reinigungen, z. B. Farbstoffe, Haarfarben

Den sog. Stark- oder Ultrastarkreinigern haben wir uns im folgenden zugewandt. Tabelle 1 zeigt eine Gegenüberstellung von 3 verschiedenen Starkreinigungsmitteln der Bezeichnung A, B und C.

Bewertet man die qualitativen Unterschiede der Rezepturen, so fällt auf: die beiden Abrasivmittel Walnußschalenmehl und Lactose sind insofern unterschiedlich, als die Lactose bei Wasserkontakt gelöst wird und somit keine Probleme in ökologischer Sicht bereitet. Die Reibkörper sind hinsichtlich ihrer Korngröße gleich und garantieren eine verletzungsfreie Reinigung.

Die Lösemittel sind in den Rezepturen B und C gleich, die Tenside unterschiedlich. Dies war letztlich auch der Grund, diese 3 Produkte, die für ähnliche Zwecke der Reinigung angeboten werden, miteinander zu vergleichen.

Tabelle 1. Zusammensetzung von sog. Ultrastarkreinigern

Präparat A[a]	Präparat B	Präparat C[a]
Aqua	–	
Isohexadecan	Mineral oil	
Sodium laureth sulfate	Talloweth – 15	
Juglans regia	Lactose	Juglans regia
Sulfated castor oil	Trideceth – 8	C12-18 pareth – 5
Sodium chloride	–	
Quaternium-18 bentonite	Silica	Quaternium-18 bentonite
Cocamidopropyl betaine	Laureth – 3	
Cellulose gum	Beeswax	Cellulose acetate butyrate
Parfum	–	Parfum
Propylen glycol	–	Propylen carbonate
2-Bromo-2-nitropropane-1,3-Diol	–	
CJ 77891	–	CJ77891
	Dimethyl glutarate	Dimethyl glutarate
	Dimethyl adipate	Dimethyl adipate
	Dimethyl succinate	Dimethyl succinate
		Sodium polycrylate
		Octylstearate
		Silica

[a] Muster wurden uns von der Fa. Stockhausen dankenswerterweise zur Verfügung gestellt.

Modellschmutz

Zur standardisierten Prüfung der Reinigungswirkung benötigt man einen sog. Modellschmutz. Der Modellschmutz dient dazu, die für das eingesetzte Reinigungsmittel wichtigsten Noxen in Form einer Standardnoxe zu benutzen. Dieser Modellschmutz wurde uns freundlicherweise von der Fa. Stockhausen zur Verfügung gestellt. Er trägt die Bezeichnung „Modellschmutz E", der „Modellschmutz F" enthält zusätzlich noch eine „Lackverschmutzung".

Modellschmutz E	Castrol	15 g	
	Vaselin	5 g	
	Adeps Lanae	5 g	
	Graphit	1 g	
	Flammruß	1,5 g	
	Eisenoxid (Fe$_2$O$_3$)	0,2 g	
Modellschmutz F	Modellschmutz E und grüner Lack	1:1 (w/v)	

Tabelle 2. Zusammensetzung Modellschmutz

Der Modellschmutz wurde freundlicherweise von der Fa. Stockhausen zur Verfügung gestellt.

Die nachfolgenden experimentellen Untersuchungen wurden mit dem uns von der Fa. Stockhausen übermittelten orientierenden Handwaschtest [4] und der von uns entwickelten Hautwaschmaschine durchgeführt [6].

Orientierender Handwaschtest

Morgens und abends wird mit je einem Produkt folgende Reinigung durchgeführt:
- 0,5 g Modellschmutz wird auf den Handinnenflächen und auf den Handrücken verteilt und 45 s verrieben
- 1,5 min trocknen lassen
- 1,2 g Testprodukt werden aufgetragen und eingerieben
- 1 ml Wasser wird zugefügt und 30 s gewaschen

- nochmals 1 ml Wasser zufügen und 30 s waschen
- Abspülen unter fließendem kalten Wasser
- Beurteilung der Reinigungswirkung nach der 6-Punkte-Skala (Mittelwert von 2 Testleitern und dem Probanden):

0 = sauber
1 = leichte Restverschmutzung
2 = mittlere Restverschmutzung
3 = starke Restverschmutzung
4 = sehr starke Restverschmutzung
5 = kein Reinigungseffekt

Hautwaschmaschine

Das Prinzip der Hautwaschmaschine ist in Abb. 1 dargestellt. Diese Maschine simuliert den Vorgang des Waschens durch Hin- und Herbewegungen von Wascharmen auf der Haut.

Zwei parallel laufende exzentrisch angetriebene mit Nadelfilz besetzte Wascharme werden mit konstant eingestelltem Auflagedruck mit einer einstellbaren Geschwindigkeit auf der Haut des Unterarmes hin und her bewegt.

Der Unterarm wird durch eine aufpumpbare Manschette in der Waschvorrichtung an die beiden parallel angeordneten Tensidaufnahmegefäße gepreßt. Die Haut bildet so die natürliche Abdichtung.

In die Gefäße werden die Reinigungsprodukte mit Wasser definierter Menge gefüllt und die Wascharmköpfe eingesetzt.

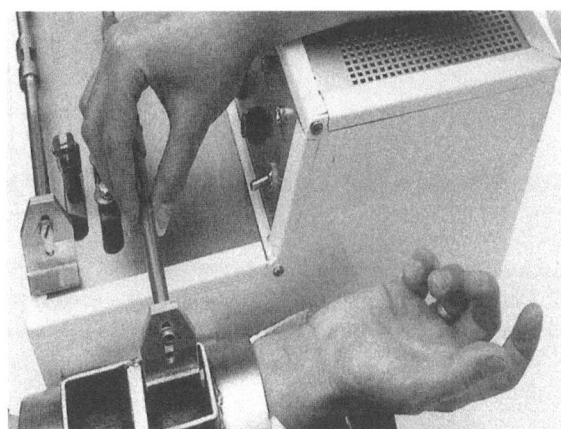

Abb. 1. Prinzip der Hautwaschmaschine

Prüfkriterien der Hautwaschmaschine

Größe der Testfelder	4 x 4 cm
Modellschmutzzusammensetzung	siehe Rezeptur
aufgetragene Menge Modellschmutz	20 mg/Hautareal
Trocknungszeit des Modellschmutzes	10 min bei RT
Menge Handreinigungsmittel	200 mg/Hautareal
Anfeuchtwasser	0,1 ml
Temperatur der Testlösung	22 °C
Volumen der Testkammern	24 ml
Beschaffenheit des Filzes	Nadelfilz
Auflagegewicht	16 g
Auflagewinkel	90 °
Geschwindigkeit	48 Hübe/min
Waschzeit	60 s

Die Bewertung der Reinigungswirkung erfolgt nach dem ersten Test subjektiv und nach dem zweiten Test mit Hilfe eines Farbmeßgerätes Chromameter nach dem L*a*b*-Farbsystem [7].

$$\text{Berechnungsformel:} \frac{\text{Messung des Wascheffektes} - \text{Messung des Beschmutzungseffektes}}{\text{Messung der Hautfarbe} - \text{Messung des Beschmutzungseffektes}}$$

Die Nebenwirkungen an der Haut wurden mit nichtinvasiven Techniken der Hautphysiologie [2, 3] registriert.

An der gleichen Hautstelle wurde vor und nach der Waschung mit Hilfe des von uns entwickelten Hautfeuchtigkeitsmeßgerätes Corneometer über die Kapazitätsmessung der Haut der aktuelle Feuchtigkeitsgehalt geprüft [9]. Eventuelle Barriereschädigungen wurden mit der Messung des transepidermalen Wasserverlustes abgeklärt, ein in der Dermatologie und Kosmetologie vielfach eingesetztes Verfahren [5]. Hierzu diente das Tewameter TM 210 (Courage & Khazaka, Köln).

Laserprofilometrie

Hierbei werden Silikonreplikate vor und nach der Waschung vom gleichen Hautareal abgenommen und über ein lasergestütztes optisches Profilometrieverfahren vermessen. Dieses Autofokusverfahren erlaubt eine höhere Auflösung als die mechanische Profilometrie [10]. Alle Hautoberflächenanalysen orientieren sich derzeit an den nach DIN definierten Rauhigkeitsparametern.

Die Laserprofilometrie wird über einen Bedienungsroboter automatisch gesteuert zur Vermessung der Replikate (Abb. 2). Eine subjektive Hautbewertung erfolgte ebenfalls vor und nach der Hautwaschung.

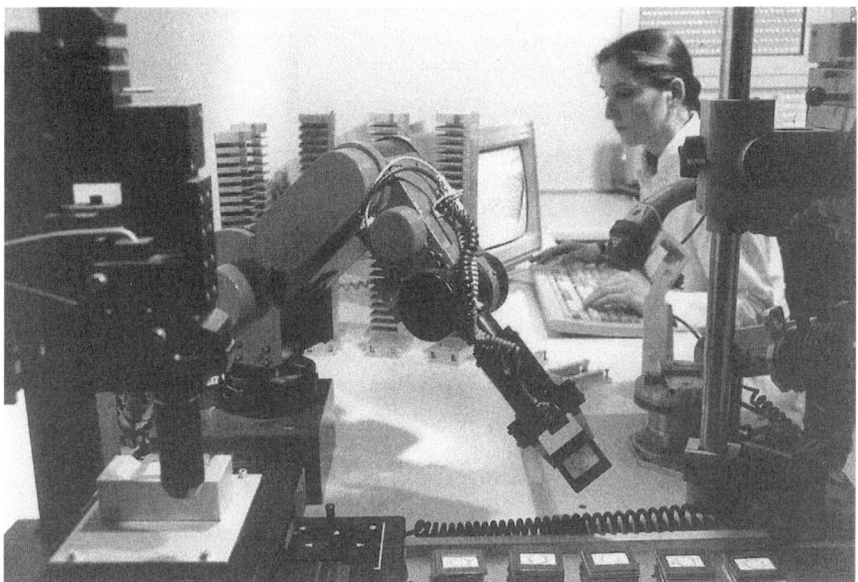

Abb. 2. Laserprofilometriesystem mit Bedienungsroboter

Ergebnisse

Waschversuche

In Abb. 3 ist die Restverschmutzung der Hände getrennt nach Handinnenflächen und Handrücken wiedergegeben.
  Die Präparate A und B wurden an 20 Probanden randomisiert getestet.
  Zwischen beiden Präparaten gab es kaum Unterschiede. Auf den Handrücken hingegen konnte das Präparat B besser bewertet werden. Der Vergleich im Handwaschversuch Produkt C gegen Produkt B ist in Abb. 4 dargestellt.
Präparat B ist eindeutig Präparat C überlegen. Die Versuche mit der Hautwaschmaschine ergaben an den gleichen Testpersonen folgende Abstufung. Es wurde die normierte Reinigungswirkung in 100% = SLS gegen die Produkte aufgetragen (Abb. 5).

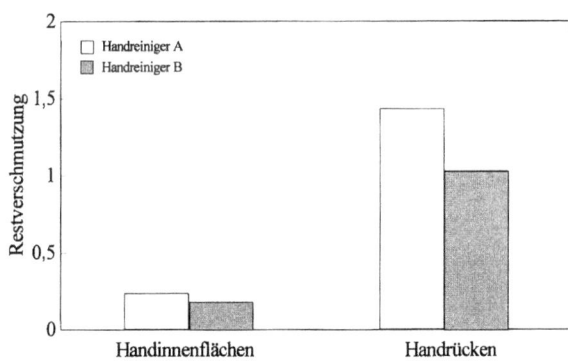

Abb. 3. Handwaschversuch (n=20). Subjektive Beurteilung der Restverschmutzung

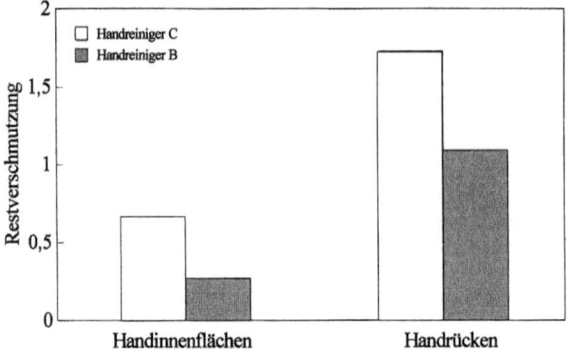

Abb. 4. Handwaschversuch (n = 20). Subjektive Beurteilung der Restverschmutzung

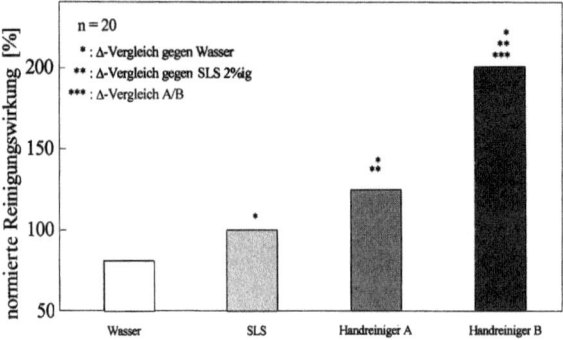

Abb. 5. Waschversuche mit Modellschmutz (n = 20)

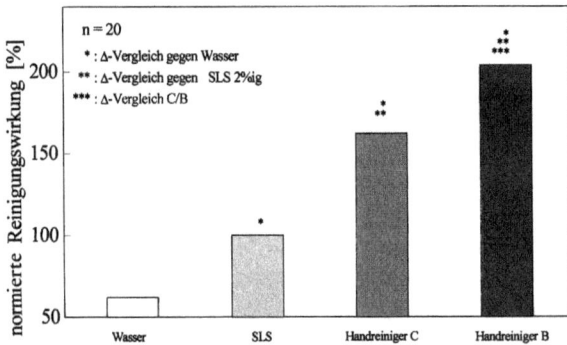

Abb. 6. Waschversuche mit Modellschmutz (n = 20)

Dabei wurden ein Negativstandard (Wasser) und ein Positivstandard (eine 2%ige-SLS-Lösung) mitbewertet. Vorteil der Hautwaschmaschine gegenüber dem subjektiven Handwaschtest ist, daß die Prüfung mehrerer Produkte unter gleichen Bedingungen möglich ist.

Während Wasser bei etwa 75% Reinigungswirkung gemessen wurde, liegt Natriumlaurylsulfat 2%ig bei 100%, das Präparat A bei etwa 125% und Handreiniger B bei 200%.

In Abb. 6 werden die Präparate C und B verglichen. Während Produkt B wieder bei 200% liegt, wurde Produkt C bei 160% gemessen.

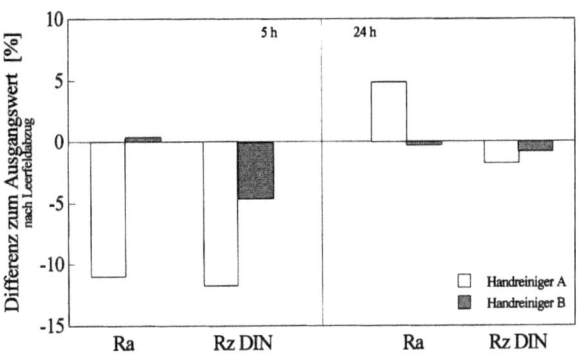

Abb. 7. Laserprofilometrie (n=20), Messung der Replikate 5 h und 24 h nach der letzten Waschung

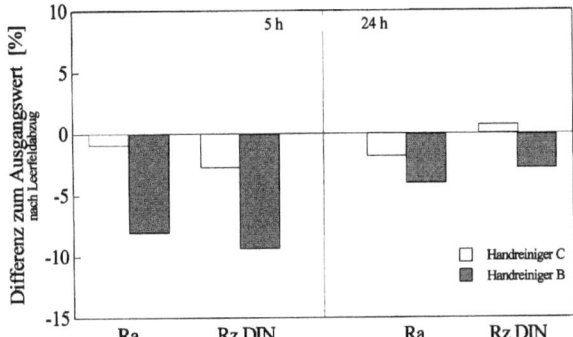

Abb. 8. Laserprofilometrie (n=20), 5 h und 24 h nach der letzten Waschung

Laserprofilometrie

Mit der Laserprofilometrie wurden Replikate 5 h und 24 h nach der letzten Waschung gegen den Ausgangswert miteinander verglichen (Abb. 7).

Die Bewertung erfolgte anhand von DIN-Parametern, wie in der Werkstofftechnik üblich.

Während Ra (Gesamtmittelwert) und Rz (Mittelwert) der 5er Maximalwerte nach 5 h beim Produkt A deutlich auf Glättung hindeuten, verändern sich die Werte nach 24 h in Richtung geringer Glättung bis Aufrauhung. Der Handreiniger B verhält sich vergleichbar, jedoch auf niedrigerem Niveau.

Auf den Abb. 8 und 9 wurden die Produkte C gegen B verglichen. Während C um den Hautausgangswert pendelt, zeigt Produkt B vergleichbar zur ersten Untersuchung nach 5 h deutlichere und nach 24 h geringe Glättungserscheinungen zufolge beiden Parametern.

Corneometerergebnisse

Auch diese Ergebnisse wurden 5 h und 24 h nach letzter Waschung ermittelt.

Während nach 5 h beide Produkte eine etwa gleiche Austrocknung gegenüber dem Leerfeld zeigten, kehrten sich die Werte nach 24 h in eine leichte Feuchtigkeitszunahme um, d.h., die physiologischen Feuchtigkeitsverhältnisse der Haut wurden wiederhergestellt. Zwischen den einzelnen Produkten sind praktisch keine Unterschiede festzustellen.

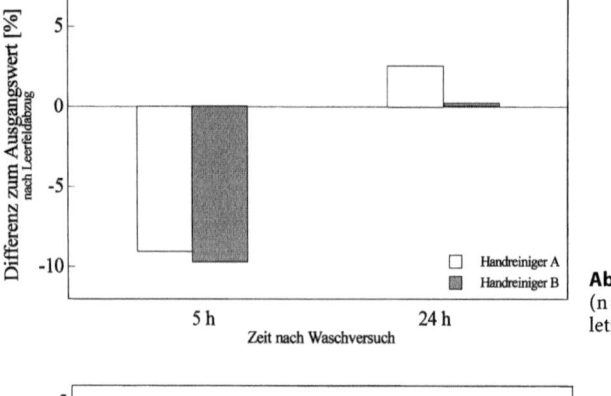

Abb. 9. Corneometermessung (n=20), 5 h und 24 h nach der letzten Waschung

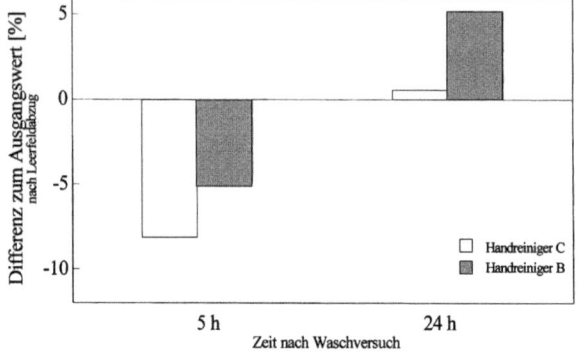

Abb. 10. Corneometermessung (n=20), 5 h und 24 h nach der letzten Waschung

Anders sieht es in Abb. 10 aus. Hier wurden die Präparate C gegen B verglichen. Nach 5 h zeigen sich für C etwas stärkere Austrockungserscheinungen; nach 24 h ist der Ausgangszustand wieder erreicht. Es zeigen sich bei beiden Produkten günstigere Wasserretentionswerte, wobei Produkt B der Vorzug gegeben werden kann.

TEWL-Ergebnisse

Betrachten wir die transepidermalen Wasserverlustmeßergebnisse nach 5 h und 24 h, so wird die Oberfläche durch die Reinigungsprozedur geschädigt, was sich mehr oder weniger in erhöhten TEWL-Werten ausdrückt (Abb. 11). Wie frühere Versuche zeigten.[8], läßt eine Erhöhung auf eine schlechtere Hautverträglichkeit schließen.

Die Regeneration scheint sich beim Produkt B schneller zu vollziehen, was sich auch in den Meßwerten ausdrückt. In Abb. 12 zeigt sich als Differenz zum Ausgangswert beim Produkt B nach 5 h eine erhöhte Wasserdampfabgabe, die sich nach 24 h wieder normalisiert. Produkt C hingegen verändert sich über die Zeit kaum.

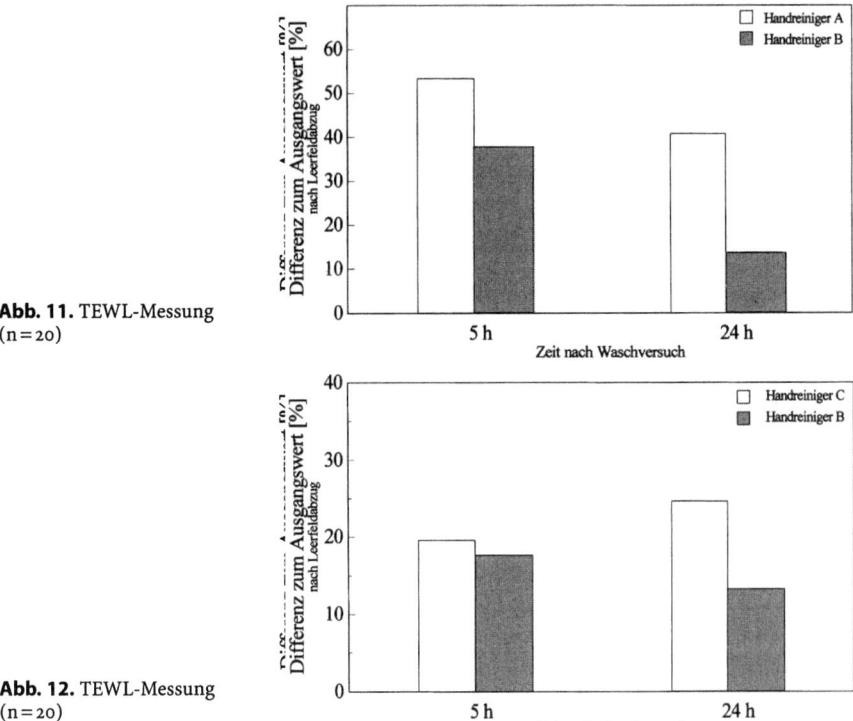

Abb. 11. TEWL-Messung (n=20)

Abb. 12. TEWL-Messung (n=20)

Zusammenfassung

Keine Wirkung ohne Nebenwirkungen – dieses vornehmlich in der Pharmazie und Medizin geprägte Postulat hat auch in der Hautreinigung seine Berechtigung.

Eine gute Reinigungswirkung gewerblicher Handreinigungsmittel muß nicht immer mit erhöhten Risiken bezüglich hautphysiologischer Parameter – wie Hautrauhigkeit und Hautfeuchtigkeit – sowie einer Barriereschädigung erkauft werden, wie durch experimentelle Prüfungen gezeigt werden konnte. Dennoch sollten Auswahl und damit Zusammensetzung des Handreinigungsmittels grundsätzlich von der Art der Verschmutzung abhängen. Eine schonendere Hautreinigung kann dadurch mit einem erhöhten Zeitaufwand verbunden sein.

Für die statistische Beratung und die Darstellung der Ergebnisse sowie die sorgfältig durchgeführten Arbeiten danke ich meinen Mitarbeitern, Frau Dr. Heike Eckey, Herrn Dr. Mathias Rohr und Frau Kathrin Harlander.

Literatur

1. Diepgen TL (1995) In: Tebbe B, Goerdt S, Orfanos CE (Hrsg) Dermatologie. Thieme, Stuttgart New York, S 32
2. Elsner P (1995) In: Tebbe B, Goerdt S, Orfanos CE (Hrsg) Dermatologie. Thieme, Stuttgart New York, S 28
3. Hevert F, Stelbrink U, Busch B, Schrader K (1989) Hautschutz mit abdruckfreier Hautcreme. Arbeitsmedizin, Sozialmedizin, Präventivmedizin 10: 235–237
4. Komp B et al. (1989) In: Tronnier H, Kresken J, Jablonski K, Komp B (Hrsg) Haut und Beruf. Grosse, Berlin, S 101
5. Pinnagoda I, Tupker RA, Agner T, Serup J (1990) Guidelines for TEWL measurement: A report from the Standardization Group of the European Society of Contact Dermatitis. Contact Dermatitis 22: 164–178
6. Schrader K (1990) Reinigungswirkung von Syndet-Zubereitungen – Methodische Grundlagen ihrer Erfassung. In: Braun-Falco O, Korting HC (Hrsg) Hautreinigung mit Syndets. Springer, Heidelberg Berlin New York Tokyo 151–161
7. Schrader K (1990) Praxisbezogene hautphysiologische Untersuchungskriterien mit Seifen und Syndets. Parfümerie und Kosmetik 71: 686
8. Schrader K (1996) Methods for measuring the skin cleaning effect of surfactants in comparison with skin roughness and compatibility. Clinics in Dermatology 14/1: 57–65
9. Schrader K, Rohr M (1994) Tenside – ihre Beurteilung hinsichtlich Wirkung und Nebenwirkung. Euro Cosmetics 2/1
10. Wolff HH, Kreusch JF, Wilhelm KP, Klaus S (1993) The psoriasis plaque test and topical corticosteroids evaluation by computerized laser profilometry. Curr Probl Dermatol 21: 107–113

Gewerblicher Hautschutz: Wirksamkeitsprüfung nichtwassermischbarer Hautschutzsalben im repetitiven Irritationstest (RIT)

J. Kresken, A. Klotz und V. Rosenberger

Einleitung und Problemstellung

Zahlreiche berufliche Tätigkeiten in der Industrie, im Handwerk, in Krankenhäusern, Arztpraxen und im Haushalt sind mit Belastungen der Haut durch häufiges Händewaschen, intensive Feuchtarbeit oder regelmäßigen Kontakt zu Arbeitsstoffen mit irritativer oder allergener Potenz (z.B. Metallsalzverbindungen, Kühlschmiermittel, Detergenzien, Desinfektionsmittel, Lösemittel oder Friseurstoffe) verbunden. Durch den oft gleichzeitigen Einfluß dieser Belastungsfaktoren kann es insbesondere bei Personen mit empfindlicher Haut zu einer Überbeanspruchung oder Schädigung der Hautbarriere und als Folge davon zum Auftreten kumulativ-toxischer oder, in selteneren Fällen, allergischer Kontaktekzeme an den exponierten Hautarealen kommen.

Zur Prophylaxe wird neben der Realisierung kollektiver technischer Schutzmaßnahmen, dem Tragen geeigneter Schutzhandschuhe und der Durchführung einer verschmutzungsadaptierten schonenden Hautreinigung auch die Anwendung spezieller Hautschutz- und allgemeiner Hautpflegepräparate empfohlen. Während allgemeine Hautpflegepräparate im gewerblichen Bereich überwiegend nach der Arbeit zur Anwendung gelangen und deshalb primär auf die individuelle Hautbeschaffenheit des Anwenders abgestimmt werden können, müssen bei der Auswahl der vor und während der Arbeit zum Kontaktschutz eingesetzten speziellen Hautschutzpräparate auch die physikalisch-chemischen Eigenschaften der betreffenden Schadstoffe berücksichtigt werden. So werden i.allg. lipophile Externa gegen wassermischbare und hydrophile Grundlagen gegen nichtwassermischbare Noxen empfohlen. Dieses vorwiegend auf theoretischen Überlegungen und Ergebnissen von In-vitro-Untersuchungen basierende Konzept wurde in den letzten Jahren von verschiedenen Arbeitskreisen mit Hilfe neuentwickelter humanexperimenteller In-vivo-Verfahren überprüft [2–5, 7, 8].

Mit einem dieser Verfahren, dem sog. repetitiven Irritationstest (RIT), fanden Frosch et al. [3] für eine seit Jahren vermarktete stark fettende Wasser-in-Öl-Creme (Taktosan Hautschutzsalbe) eine überzeugende Wirksamkeit gegenüber dem hydrophilen Modellirritans Natriumlaurylsulfat (SLS) in 10%iger Konzentration. Da das Einziehvermögen dieser Hautschutzsalbe aufgrund ihres hohen Lipidanteils (49%) von manchen Anwendern als suboptimal empfunden wird, wurde eine diesbezüglich akzeptablere Wasser-in-Öl-Creme mit verringertem Lipidanteil (34%) entwickelt und im direkten Vergleich zu Taktosan auf ihre Wirksamkeit gegen SLS geprüft. Als Prüfmethode wurde eine für die Probanden moderatere Variante des RIT mit geringerer SLS-Konzentration (0,5%) und nur einwöchiger Prüfdauer gewählt, so wie sie vor kurzem vom Arbeitskreis Hautschutz der Arbeitsgemeinschaft für Berufs- und Umweltdermatologie (ABD) vorgestellt wurde [8]. Als drittes Prüfprodukt wurde in die Untersuchung eine ebenfalls neuentwickelte Rezeptur mit extrem hohem Lipidanteil (99%) einbezogen, von der aufgrund orientierender In-vitro-Untersuchungen eine gute Schutzwirkung gegenüber SLS zu erwarten war.

Material und Methoden

Prüfzeitraum. Juli 1997.

Probanden. An der Untersuchung nahmen 10 gesunde Probanden (4 weiblich, 6 männlich; Durchschnittsalter: 30,5 Jahre) teil, die vorher ausführlich über das Prüfvorhaben aufgeklärt wurden und schriftlich ihr Einverständnis zur Teilnahme erklärt hatten.

Testareal. Jeweils 2 Testfelder von 2 cm² auf der volaren Seite beider Unterarme (randomisiert).

Zusammensetzung der Prüfprodukte (nach INCI). Prüfprodukt A (Taktosan Hautschutzsalbe; Stockhausen, Krefeld; bis Oktober 1997 hergestellte Rezeptur; pigmentfreie W/O-Creme; Lipidanteil: 49%; Wasseranteil: 50%): Aqua, Petrolatum, Paraffinum liquidum, Ozokerite, Glyzeryl oleate, Lanolin alcohol, Magnesium sulfate, Sodium bischlorophenyl sulfamine, Parfum, 2-Bromo-2-nitropropane-1,3-diol.

Prüfprodukt B (Taktosan Hautschutzsalbe; Stockhausen, Krefeld; ab November 1997 hergestellte Rezeptur; pigmenthaltige W/O-Creme; Lipidanteil: 34%; Wasseranteil: 48%): Aqua, Paraffinum liquidum, Petrolatum, Talc, Zinc oxide, Glycerin, Methyl glucose dioleate, Caprylic/Capric triglyceride, Isohexadecane, peg-45/Dodecyl glycol copolymer, C18-36 Acid triglyceride, Magnesium stearate, C12-15 Alkylbenzoate, Magnesium sulfate, Parfum, Sodium bischlorophenyl sulfamine, Phenoxyethanol, Methylparaben, Ethylparaben, Propylparaben, Butylparaben, Lactic Acid.

Prüfprodukt C (Entwicklungsrezeptur; Stockhausen, Krefeld; wasserfreie Fettsalbe; Lipidanteil: 99%): Vitis vinifera, Paraffinum liquidum, C18-C70 Isoparaffin, Cera alba, Caprylic/Capric triglyceride, Octyldodecanol, Candilla cera, Carnauba, Myristyl lactate, Persea gratissima, Buxus chinensis, Titanium dioxide, Bisabolol, Tocopherol.

Irritans. SLS (Merck, Darmstadt; Gehalt: > 99%) in wäßriger Lösung (0,5%ig; g/v). Die Lösung wurde 3 Tage vor Versuchsbeginn frisch angesetzt und nicht konserviert.

Applikationsschema. Auf die markierten Hautareale wurden an 4 aufeinanderfolgenden Tagen 2mal täglich im Abstand von 3 h jeweils 0,05 g der Prüfprodukte aufgetragen und durch erfahrenes Laborpersonal mit der Fingerkuppe in die Haut eingerieben. Nicht eingezogene Produktüberschüsse wurden mit Zellstoff vorsichtig abgetupft. Nach 10 min wurden jeweils 50 µl auf Filterpapierscheiben pipettierten Irritanslösung in großen Finn-Kammern (Hermal, Reinbek) auf die vorbehandelten Testfelder aufgetragen und mit Scanpor Verbandpflaster fixiert. Jeweils eines der

4 Testfelder diente als nicht vorbehandelte Kontrolle, auf das nur die Irritanslösung aufgetragen wurde. Nach einer Einwirkzeit von jeweils 30 min wurden die Finn-Kammern wieder von der Haut entfernt.

Evaluierung der Hautreaktionen. Vor der ersten Applikation an jedem Prüftag (T_0 bis T_3) sowie am Tag nach der letzten Applikation (T_4) wurden die Testfelder visuell, chromametrisch (Minolta Chromameter CR 300) und durch Messung des transepidermalen Wasserverlustes (TEWL) mit dem Tewameter TM 210 (Courage + Khazaka, Köln) ausgewertet. Für die visuelle Auswertung wurde der von Frosch u. Kligman [1] publizierte Score benutzt, bei dem die Irritationsanzeichen Rötung, Schuppung und Fissuren jeweils mit Hilfe einer Punkteskala von 0 (keine Symptome) bis 4 (stärkste Symptomatik) erfaßt werden (maximaler Irritationswert: 12). Die Messung des TEWL erfolgte entsprechend den veröffentlichten Richtlinien [6] in einem Plexiglaskasten in einem klimatisierten Raum mit annähernd konstanter Temperatur (20 ± 2 °C) und relativer Luftfeuchte (40 ± 5%).

Statistische Auswertung. Visueller Score: Wilcoxon U-Test.
Chromametrie und TEWL: Student t-Test (Auswertung über die Differenzen der jeweiligen Einzelmeßreihen).
Signifikanzniveaus: n. s. ($p > 0,05$; nicht signifikant), * ($p < 0,05$; niedrig signifikant), ** ($p < 0,01$; signifikant), *** ($p < 0,001$; hoch signifikant).

Ergebnisse und Diskussion

Um mit Hilfe des RIT aussagefähige Ergebnisse zur Wirksamkeit spezieller Hautschutzpräparate zu erhalten, müssen die Prüfbedingungen so festgelegt werden, daß die für das verwendete Irritans typischen Hautreaktionen ausgelöst und mit Hilfe der eingesetzten Evaluierungsverfahren erfaßt werden können. Andererseits sollten mit Rücksicht auf die Probanden keine übertrieben starken Hautreaktionen, die zu vorzeitigen Testabbrüchen und dadurch bedingt zu Schwierigkeiten bei der statistischen Auswertung führen können, provoziert werden. Das in dieser Untersuchung als Modellschadstoff für wassermischbare Irritanzien eingesetzte SLS verursacht nach repetitiver Applikation bereits in sehr niedrigen Konzentrationen, die in der Regel noch keine auffälligen sichtbaren Hautreaktionen oder subjektive Mißempfindungen bei den Probanden auslösen, eine starke Erhöhung des TEWL. Die TEWL-Messung ist deshalb das wichtigste Auswerteverfahren bei der Prüfung der Wirksamkeit von Hautschutzpräparaten gegen SLS.

Unter den Bedingungen dieser Untersuchung kam es auf dem Kontrollfeld ohne Hautschutz, bei großer interindividueller Streubreite, zu einem mittleren TEWL-Anstieg von 16,6 g/hm^2 von der ersten (T_0) bis zur letzten Messung (T_4), während die entsprechenden Anstiege auf den vorbehandelten Testfeldern mit 5,1 g/hm^2 für Prüfprodukt A, 4,5 g/hm^2 für Prüfprodukt B bzw. 12,0 g/hm^2 für Prüfprodukt C niedriger ausfielen (Tabelle 1 und Abb. 1). Für die Prüfprodukte A ($p < 0,05$) und B ($p < 0,01$) war diese Abschwächung des TEWL signifikant, nicht jedoch für Prüfprodukt C ($p > 0,05$).

Die visuell und die chromametrisch erfaßbaren Hautreaktionen waren auf allen Testfeldern insgesamt nur sehr schwach ausgeprägt, so daß bei keinem der Proban-

Tabelle 1. Wirksamkeitsprüfung nichtwassermischbarer Hautschutzsalben – Transepidermaler Wasserverlust [g/hm^2]

Proband	Prüfprodukt A			Prüfprodukt B			Prüfprodukt C			Kontrolle		
	T_0	T_4	T_4-T_0	T_0	T_4	T_4-T_0	T_0	T_4	T_4-T_0	T_0	T_4	T_4-T_0
1	7,1	9,3	2,2	8,8	8,2	−0,6	7,6	12,6	5,0	7,5	15,3	7,8
2	7,0	6,7	−0,3	7,2	11,7	4,5	6,2	8,6	2,4	7,9	36,2	28,3
3	6,1	7,1	1,0	10,0	4,2	−5,8	5,8	5,3	−0,5	4,6	5,0	0,4
4	5,9	6,8	0,9	6,4	8,0	1,6	5,9	8,1	2,2	5,3	24,2	18,9
5	7,6	18,7	11,1	7,8	16,1	8,3	7,5	42,2	34,7	7,6	46,3	38,7
6	6,6	13,8	7,3	8,1	19,9	11,9	11,2	51,9	40,7	6,4	27,6	21,3
7	8,6	17,5	9,0	8,5	13,9	5,5	10,4	26,3	15,9	8,2	27,7	19,5
8	9,0	17,1	8,2	9,4	19,0	9,6	8,6	17,5	9,0	10,9	34,7	23,8
9	8,1	19,4	11,3	11,0	19,6	8,6	9,0	16,4	7,4	9,7	14,1	4,4
10	6,7	7,1	0,4	7,1	8,3	1,2	7,8	10,8	3,0	6,5	9,5	3,0
X_m	7,3	12,3	5,1	8,4	12,9	4,5	8,0	20,0	12,0	7,5	24,1	16,6
S_x	1,03	5,47	4,68	1,42	5,65	5,41	1,83	15,62	14,37	1,90	13,05	12,42

Tabelle 2. Wirksamkeitsprüfung nichtwassermischbarer Hautschutzsalben

Proband	Prüfprodukt A VS_4	Prüfprodukt B VS_4	Prüfprodukt C VS_4	Kontrolle VS_4
1	1,0	0,0	0,5	0,5
2	0,5	3,0	1,5	3,0
3	0,0	1,0	0,5	0,5
4	0,5	0,5	0,5	5,0
5	3,0	2,5	3,0	3,5
6	2,5	2,0	4,0	5,0
7	1,0	1,5	2,5	3,0
8	0,5	2,0	1,0	2,5
9	1,0	1,5	1,5	1,0
10	0,5	0,5	0,5	1,0
X_m	1,1	1,5	1,6	2,5
S_x	0,96	0,96	1,23	1,72

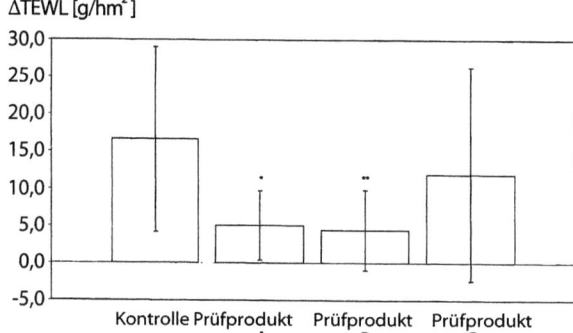

Abb. 1. Einfluß verschiedener Hautschutzsalben auf die Irritationswirkung von SLS (0,5%ig; Angabe der TEWL-Differenzen zwischen erstem und letztem Prüftag)

den ein vorzeitiger Testabbruch erforderlich war. Bei der Schlußablesung der visuellen Auswertung ergab sich aus den Mittelwerten für Rötung (1,3), Schuppung (1,2) und Fissuren (0) ein kumulierter Irritationswert von 2,5 für das Kontrollfeld, der durch Prüfprodukt A auf 1,1 ($p < 0,05$), Prüfprodukt B auf 1,5 ($p > 0,05$) und Prüfprodukt C auf 1,6 ($p > 0,05$) reduziert wurde (Tabelle 2). Ähnlich kleine Unterschiede

Tabelle 3. Wirksamkeitsprüfung nichtwassermischbarer Hautschutzsalben – Chromametrie

Proband	Prüfprodukt A			Prüfprodukt B			Prüfprodukt C			Kontrolle		
	a_0^*	a_4^*	$a_4^*-a_0^*$	a_0^*	a_4^*	$a_4^*-a_0^*$	a_0^*	a_4^*	$a_4^*-a_0^*$	a_0^*	a_4^*	$a_4^*-a_0^*$
1	8,29	9,34	1,05	7,84	7,77	-0,07	8,16	8,53	0,37	8,60	8,10	-0,50
2	7,12	7,99	0,87	7,67	9,58	1,91	8,60	11,04	2,44	7,30	11,23	3,93
3	9,40	8,85	-0,55	11,46	11,14	-0,32	9,72	9,09	-0,63	8,79	9,03	0,24
4	7,56	8,00	0,44	7,18	7,54	0,36	7,50	7,96	0,46	6,95	8,87	1,92
5	6,18	9,85	3,67	6,18	8,63	2,45	7,30	14,50	7,20	6,45	16,05	9,60
6	8,10	6,10	-2,00	10,40	8,70	-1,70	10,40	14,60	4,20	8,30	8,90	0,60
7	7,70	10,00	2,30	6,90	8,30	1,40	8,80	11,90	3,10	8,50	15,10	6,60
8	7,10	8,20	1,10	11,10	10,10	-1,00	7,80	8,00	0,20	8,30	11,20	2,90
9	6,80	8,10	1,30	7,90	8,20	0,30	8,60	10,60	2,00	8,30	8,50	0,20
10	7,10	7,20	0,10	8,50	8,80	0,30	9,40	8,60	-0,80	5,10	6,00	0,90
X_m	7,54	8,36	0,83	8,51	8,88	0,36	8,63	10,48	1,85	7,66	10,30	2,64
S_x	0,90	1,20	1,53	1,83	1,11	1,27	0,99	2,52	2,50	1,19	3,16	3,25

wurden bei der chromametrischen Auswertung gefunden, wobei der mittlere a^*-Wert (Rot-grün-Achse) der Kontrolle lediglich um 2,64 und die entsprechenden Werte der mit den Prüfprodukten A, B und C vorbehandelten Testfelder um 0,83, 0,36 bzw. 1,85 gegenüber den Ausgangswerten vor der ersten Applikation erhöht waren (Tabelle 3). Auch hier waren die Unterschiede zur Kontrolle nur für die Prüfprodukte A und B signifikant ($p < 0,05$), nicht jedoch für Prüfprodukt C ($p > 0,05$).

Insgesamt kann aus den Ergebnissen dieser Untersuchung für die Prüfprodukte A und B eine starke Schutzwirkung gegen SLS abgeleitet werden. Für Prüfprodukt A, das bis Oktober 1997 hergestellt und als Taktosan Hautschutzsalbe vermarktet wurde, konnte die von Frosch et al. [3] gegen 10%iges SLS gefundene Wirksamkeit bestätigt werden. Auch bei dieser Untersuchung hatte sich der TEWL als der empfindlichste Evaluierungsparameter erwiesen. Das als mögliche Nachfolgerezeptur für Taktosan Hautschutzsalbe entwickelte Prüfprodukt B besitzt nach der TEWL- und der chromametrischen Auswertung eine mindestens ebenso starke Schutzwirkung wie Prüfprodukt A. Da es außerdem wegen seines abgeschwächten Lipidanteils und dadurch besseren Einziehvermögens eine höhere Verbraucherakzeptanz aufweist, wurde es inzwischen als neue Rezeptur von Taktosan Hautschutzsalbe in den Markt eingeführt.

Für das extrem lipophile Prüfprodukt C wurde in dieser In-vivo-Untersuchung, entgegen den Erwartungen aus orientierenden In-vitro-Tests, keine signifikante Schutzwirkung gegen SLS festgestellt. Damit ist die weit verbreitete Auffassung widerlegt, daß die Höhe des Lipidanteils das entscheidende Kriterium für die Wirksamkeit lipophiler Hautschutzpräparate gegen hydrophile Noxen sei. Ein wesentlich bedeutsameres Kriterium dürfte dagegen die Penetrationsfähigkeit der Externa in die Hornschicht sein, die bei vielen Grundlagen mit steigendem Lipidanteil abnimmt. Bei fehlender Penetration sind Schutzeffekte auf die natürliche Barrierefunktion der Haut nicht zu erwarten. Um diese Effekte überprüfen zu können, müssen geeignete humanexperimentelle In-vivo-Methoden unter Einbeziehung von TEWL-Messungen eingesetzt werden.

In-vitro-Verfahren, bei denen die Haut durch Glasplatten, Filterpapiere oder ähnliche Materialien ersetzt wird, können, wie die Ergebnisse von Prüfprodukt C in dieser Untersuchung gezeigt haben, zu einer völlig falschen Wirksamkeitsbewertung eines Produktes führen. Daher sind die von einigen Hautschutzmittelanbietern alleine mit

Hilfe eines neuen, technisch eleganten In-vitro-Verfahrens [9, 10] geführten Wirksamkeitsnachweise erst dann von Wert, wenn sie mit geeigneten In-vivo-Methoden verifiziert worden sind. Bevor jedoch solche Überprüfungsuntersuchungen durchgeführt werden können, müssen zunächst die wenigen bisher entwickelten In-vivo-Methoden weiter optimiert und auf ihre Tauglichkeit als Routinetestverfahren geprüft werden.

Frau Anne Claaßen und Frau Claudia Luven, Mitarbeiterinnen im dermatologischen Prüflabor der Fa. Stockhausen, danken wir für die gewissenhafte Durchführung der Probandenversuche.

Literatur

1. Frosch PJ, Kligman AM (1979) The Duhring chamber. An improved technique for epicutaneous testing of irritant and allergic reactions. Contact Dermatitis 5: 73–81
2. Frosch PJ et al. (1993) Efficacy of skin barrier creams (II). Ineffectiveness of a popular »skin protector« against various irritants in the repetitive irritation test in the guinea pig. Contact Dermatitis 29: 74–77
3. Frosch PJ et al. (1993) Efficacy of skin barrier creams (III). The repetitive irritation test (RIT) in humans. Contact Dermatitis 29: 113–118
4. Frosch PJ, Kurte A (1994) Efficacy of skin barrier creams (IV). The repetitive irritation test (RIT) with a set of 4 standard irritants. Contact Dermatitis 31: 161–168
5. Grunewald AM et al. (1996) Lipophilic Irritants. Protective value of urea- and of glycerol-containing oil-in-water emulsions. Dermatosen 44: 81–86
6. Pinnagoda J et al. (1990) Guidelines for transepidermal water loss (TEWL) measurement. Contact Dermatitis 22: 164–178
7. Schlüter-Wigger W, Elsner P (1996) Efficacy of 4 commercially available protective creams in the repetitive irritation test (RIT). Contact Dermatitis 34: 278–283
8. Schnetz E et al. (1997) Development and evaluation of an in vivo test model for cumulative irritation – first results of a multi center study. 3rd International Symposium on Irritant Contact Dermatitis, Rom, 2.–4.10.1997
9. Voss H (1993) Vorrichtung und Verfahren zur Bestimmung der Beständigkeit und Wirksamkeit von Hautschutzmitteln. Patentschrift DE 43 40 826 C 1
10. Voss H (1997) Wie wirksam ist das „wasserabweisende" Hautschutzpräparat? Chem Rundsch Nr. 3

Standardisierte Methoden zur Prüfung des Sonnenschutzes von Externa

S. Bielfeldt

Die Bedeutung des kosmetischen Sonnenschutzes hat in den letzten Jahren stark zugenommen. Das liegt zum einen an den global gestiegenen Hautkrebsraten, zum anderen an dem in der Öffentlichkeit stark diskutierten Abbau des Ozonschildes in der Atmosphäre.

Die kosmetische Industrie hat dieser besonderen Bedeutung des Sonnenschutzes insofern Rechnung getragen, als sie die Validierung und Standardisierung geeigneter Methoden zur Sonnenschutzfaktorbestimmung in den letzten Jahren deutlich vorangebracht hat.

Diese Arbeit gibt einen Überblick über den Stand genormter Methoden zur Prüfung des Sonnenschutzes von Externa.

Sonnenschutzfaktorbestimmung in vivo

Alle in der Welt verwendeten Standardmethoden zur Sonnenschutzfaktorbestimmung in vivo basieren auf demselben grundsätzlichen Prüfdesign. Die Prüfung erfolgt auf dem Rücken freiwilliger Probanden. Auf definierten Feldern werden die Prüfprodukte appliziert. Dabei hat man sich weltweit auf eine Applikationsdosis von 2 mg/cm^2 geeinigt. Die Untersuchung erfolgt nicht in der natürlichen Sonne, sondern wird mit einem Sonnensimulator (Xenonstrahler, Metallhalogenidstrahler) durchgeführt. Auf mit den Prüfprodukten geschützten und im Vergleich dazu auf ungeschützten Feldern wird mit dem Sonnensimulator jeweils eine Lichttreppe bestrahlt; aus den Bestrahlungsdosen, die gerade eben ein minimales Erythem erzeugt haben, wird der Sonnenschutzfaktor berechnet. Die Ablesung der Erytheme erfolgt bei allen Methoden ca. 24 h nach der Bestrahlung. Die nachfolgende Tabelle 1 gibt einen Überblick, welche Methoden als Standard zur Sonnenschutzfaktortestung nach dem oben beschriebenen Meßprinzip veröffentlicht wurden.

Tabelle 1. Methoden der Sonnenschutzfaktortestung

Bezeichnung	Land	Erscheinungsdatum
FDA proposal	USA	Mai 1993
COLIPA-Methode	Europa	Oktober 1994
Australian/New Zealand, Standard der CTFAA	Australien/Neuseeland	1997
JCIA-Methode	Japan	Januar 1993
SABS-Standard	Südafrika	1992

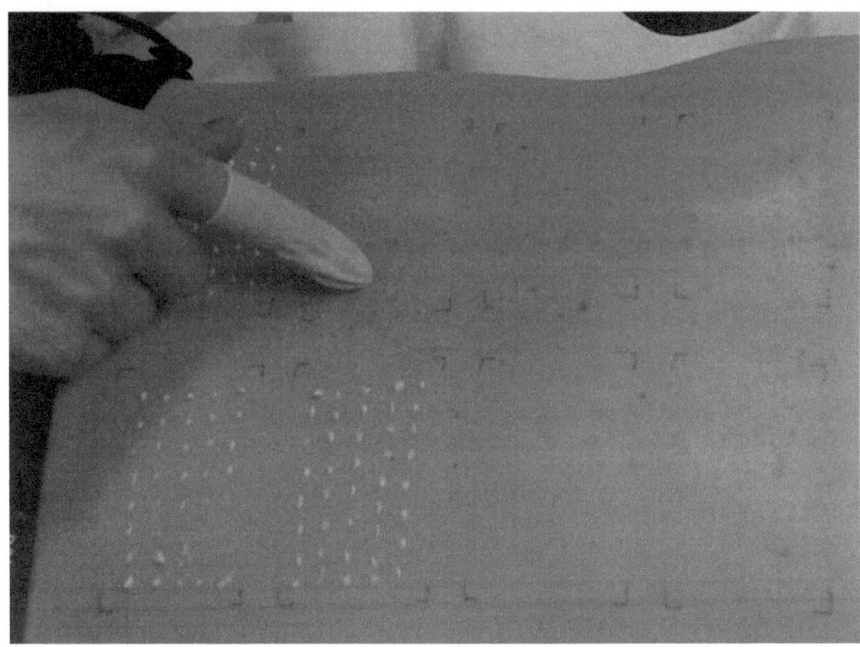

Abb. 1. COLIPA-Methode. Auftragen eines Präparates

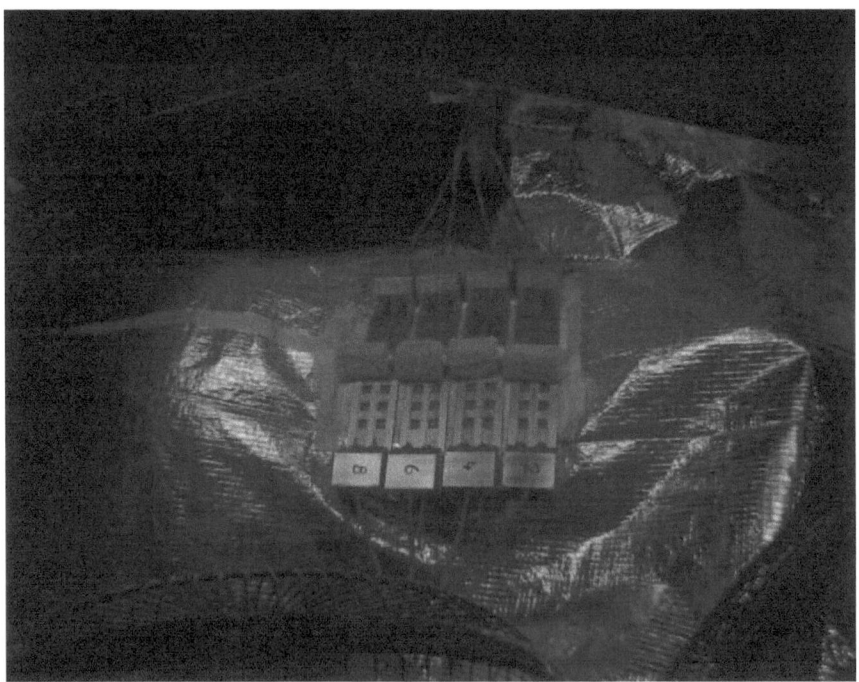

Abb. 2. COLIPA-Methode. Bestrahlung der Prüfprodukte, Lichttreppe

Die Abb. 1–4 zeigen die wichtigsten Schritte der Meßmethoden am Beispiel des COLIPA-Standards von 1994. Abb. 1 zeigt den Auftrag eines Präparates auf ein standardisiertes Testfeld von 8 x 5 cm. Abb. 2 wurde während der Bestrahlung aufgenommen. Man erkennt 8 Klappensysteme mit jeweils 6 quadratischen Löchern, die die Bestrahlungsfelder freilassen. Die Steuerung der korrekten Verschlußzeiten übernimmt ein Rechner. Die Lichttreppe wird in jedem Prüfareal dadurch realisiert, daß die Bestrahlungszeiten von Feld zu Feld um 25% erhöht werden. In dem vorliegenden Experiment werden 6 Prüfprodukte, ein von der COLIPA-Methode vorgegebenes Standardprodukt und ein unbehandeltes Kontrollfeld gleichzeitig geprüft. Abb. 3 zeigt das Resultat der Bestrahlung 24 h später. Deutlich ist auf den einzelnen Feldern eine Steigerung des Erythems zu erkennen. Das Ausschnittsphoto in Abb. 4 verdeutlicht dies. Auf jedem Testfeld wird nun die minimale Erythem-Dosis (MED) bestimmt. Aus den MED Zeiten der geschützten Felder geteilt durch die MED Zeiten des ungeschützten Kontrollfelds wird der Sonnenschutzfaktor berechnet.

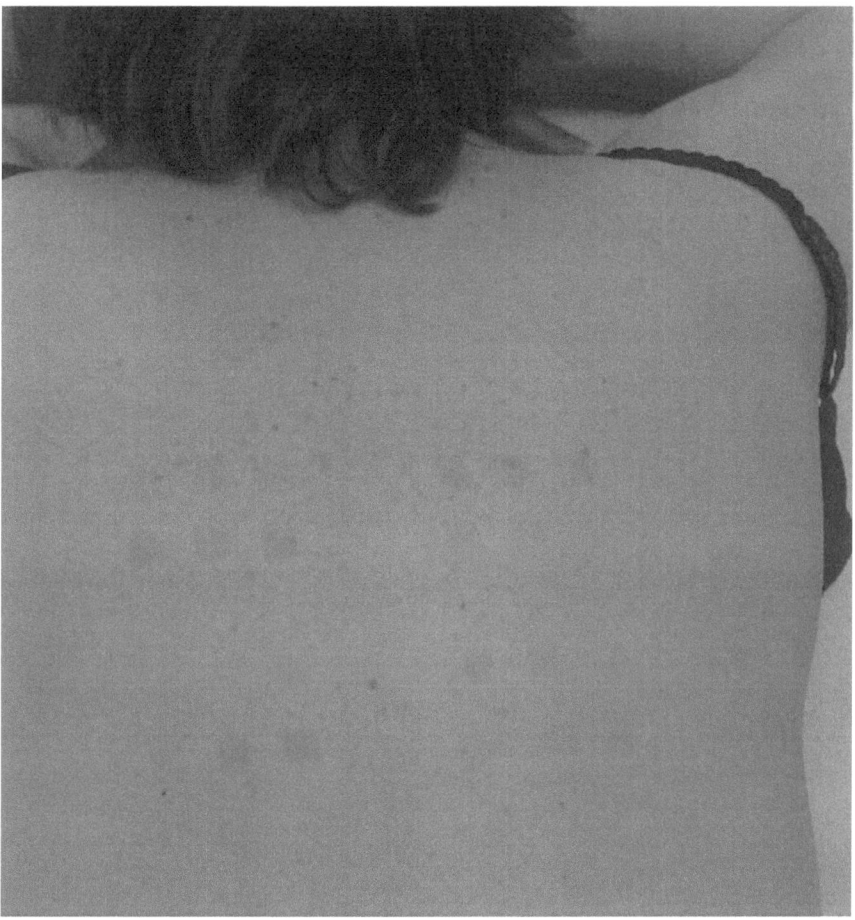

Abb. 3. COLIPA-Methode. Resultat der Bestrahlung

Abb. 4. COLIPA-Methode. Ausschnitt aus Abb. 3

1995 wurde von der COLIPA Task Force Sun Protection Measurement ein internationaler Ringtest durchgeführt, mit dem überprüft wurde, inwieweit die nationalen genormten Methoden vergleichbar sind. An der Studie nahmen 2 Laboratorien aus Australien, 8 Laboratorien aus Japan, 6 Laboratorien aus Europa und 2 Laboratorien aus Südafrika teil. Amerika beteiligte sich nicht an dieser Studie.

Jedes Zentrum prüfte 2 Standardprodukte, den FDA Homosalate Standard (SPF 4) und den COLIPA High SPF Standard (SPF 15). Die Präparate wurden zentral gefertigt und Prüfmuster für alle Zentren aus einem Batch abgefüllt. Jedes Zentrum ermittelte dann den Sonnenschutzfaktor beider Produkte unter Verwendung der nationalen Methoden. Tabellen 2 und 3 geben einen Überblick über die gemessenen Resultate.

Es fand sich für beide Präparate eine sehr gute Vergleichbarkeit zwischen den Zentren weltweit. In allen Zentren wurden die Sonnenschutzfaktoren richtig gefunden, und es gab nur geringfügige Abweichungen von dem jeweils erwarteten Sonnenschutzfaktor. Die gute Vergleichbarkeit der Resultate sollte dazu führen, daß in

Tabelle 2. Homosalate Standard (SPF 4), Probandenzahl: 10–12 pro Test

Methode	Mittelwert	Standardabweichung
Australien (2 Zentren)	4,0–4,4	0,4–0,5
Japan (8 Zentren)	3,7–4,8	0,3–1,0
Europa (6 Zentren)	3,8–4,7	0,8–1,3
Südafrika (2 Zentren)	4,1–4,3	0,3–0,5

Tabelle 3. COLIPA High SPF Standard (SPF 15), Probandenzahl: 10–12 pro Test

Methode	Mittelwert	Standardabweichung
Australien (2 Zentren)	15,3–15,7	0,4–2,3
Japan (8 Zentren)	12,8–16,6	1,6–4,1
Europa (6 Zentren)	14,7–17,1	1,1–4,3
Südafrika (2 Zentren)	13,5–15,1	0,9–1,8

Zukunft auf eine erneute Testung des Sonnenschutzfaktors mit der landesüblichen Methode verzichtet wird, wenn schon eine Prüfung mit einer der erwähnten Standardmethoden vorliegt.

Die In-vivo-Sonnenschutzfaktormessung gehört weltweit zu den am besten standardisierten Methoden in der Kosmetik. Die korrekte Durchführung erfordert viel Erfahrung des Untersuchers. So ist die korrekte und homogene Produktapplikation auf den Testfeldern erst nach längerem Training möglich. Selbst geringe Abweichungen des Sonnensimulators vom korrekten Sonnenspektrum führen zu verfälschten Meßresultaten. Deshalb ist eine korrekte Anpassung des Lampenspektrums und eine regelmäßige Kontrolle mit geeigneten Radiometern unverzichtbar, wenn korrekte Sonnenschutzfaktoren gemessen werden sollen.

Aus einer anderen Einstellung des Lampenspektrums erklärt sich möglicherweise, daß in Amerika weiterhin höhere Sonnenschutzfaktoren gefunden werden als in der übrigen Welt. Im FDA-Standard ist bis zu 1% der spektralen Energie < 290 nm erlaubt. Da auch sonst kein genau definiertes Spektrum vorgeschrieben ist, wird die FDA-Norm auch dann erfüllt, wenn die Bestrahlungslampe deutlich mehr kurzwelliges UVB emittiert als im Standard-Sonnenspektrum enthalten ist. Experimente und Modellrechnungen zeigen, daß aus einem höheren Anteil kurzwelligen UVB in der Regel höhere Sonnenschutzfaktoren resultieren.

Prüfung der Wasserresistenz

Die Wasserresistenz von Sonnenschutzformulierungen spielt in der Praxis eine große Rolle, da Sonnenschutzprodukte zu einem großen Teil bei Freizeitaktivitäten benötigt werden, also am Strand, im Schwimmbad und beim Sport. Bei diesen Aktivitäten kann der Sonnenschutz durch Abwaschen beim Schwimmen, aber auch schon durch Schweiß deutlich vermindert werden.

Zur Zeit gibt es in der amerikanischen (FDA) und in der australischen (CTFAA) Methode standardisierte Prozeduren zur Wasserfestigkeitsbestimmung. In Europa arbeitet die COLIPA Task Force Sun Protection Measurement an einer solchen Methode. Die Arbeiten stehen kurz vor dem Abschluß.

Die bereits veröffentlichten Methoden und auch die von der COLIPA geplante Methode beruhen alle auf der In-vivo-Sonnenschutzfaktorprüfung, wie sie bereits beschrieben wurde. Der Sonnenschutzfaktor wird vor und nach einer standardisierten Wässerung gemessen. Wesentliche Unterschiede gibt es bei den Wässerungsmethoden. In der FDA-und CTFAA-Methode wird zur Wässerung Schwimmen im Süßwasserpool (Hallenbad oder Baden im Whirlpool) durchgeführt. Zur Standardisierung sind Wassertemperatur und Badezeiten geregelt. Die FDA läßt einen breiten

Temperaturbereich von 23–32 °C Wassertemperatur zu, bei der CTFAA darf der Süßwasserpool eine Temperatur von 23–28 °C haben und der Whirlpool eine Temperatur von 31–35 °C. In beiden Normen sind 20minütige Bade- bzw. Schwimmperioden mit 5 min Pause aber ohne Abtrocknen vorgesehen.

Ein Produkt kann nach der FDA-Norm als wasserresistent (water resistant) oder besonders wasserresistent (very water resistant) deklariert werden, wenn der gemessene Sonnenschutzfaktor nach 2 bzw. 4 Perioden zu 20 min im Wasser in derselben Sonnenschutzfaktorkategorie liegt wie der ohne Wasserexposition gemessene Sonnenschutzfaktor. Der Sonnenschutzfaktor vor und auch nach Wasserexposition muß z.B. für ein Produkt der Kategorie „moderate" im Bereich SPF 4 bis SPF 8 liegen. In der CTFAA-Methode gibt es nur 2 Perioden zu 20 min, die die Probanden im Wasser verbringen. Der erzielte Sonnenschutzfaktor nach dieser Wasserexposition ist auf der Packung auszuloben.

Die COLIPA Task Force Sun Protection Measurement hat zur Standardisierung der Wasserresistenztestung 1994 und 1995 zwei Ringversuche mit jeweils 8 Testzentren in Europa durchgeführt. In allen Untersuchungen wurde zur Sonnenschutzfaktorbestimmung auf den gewässerten und ungewässerten Arealen die standardisierte COLIPA-Methode verwendet. An Wässerungsprozeduren wurde die von der FDA bzw. CTFAA genormte Schwimmbad- und Whirlpool-Methode untersucht. Weiterhin wurde eine „Water-curtain-Methode" und eine Armbad-Methode in die Prüfungen einbezogen.

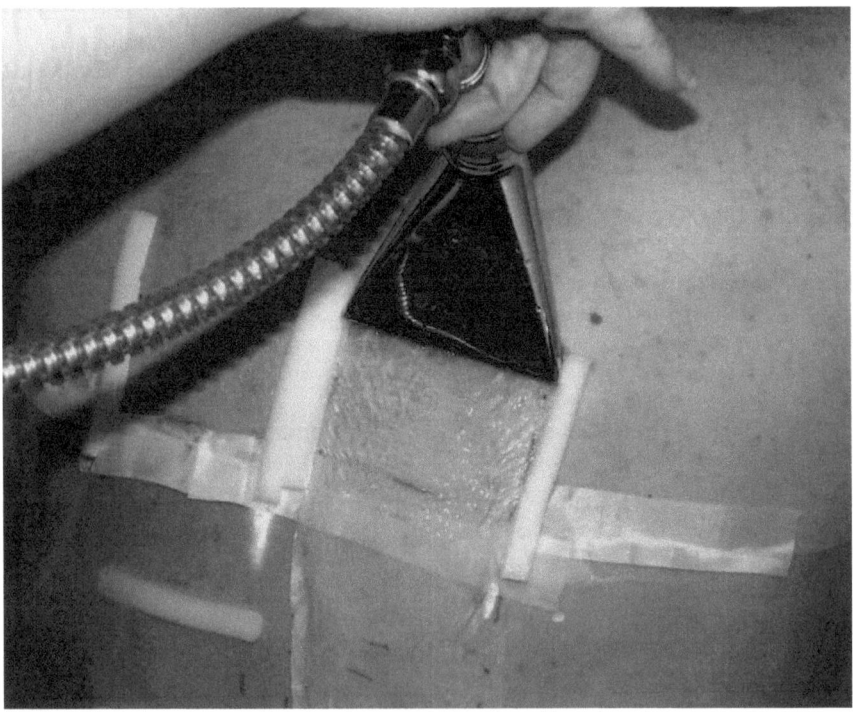

Abb. 5. „Water-curtain-Methode"

Abb. 5 illustriert die „Water-curtain-Methode". Eine Schwalldüse sorgt dafür, daß das Wasser mit standardisierter Menge und Volumenstrom laminar über das Testfeld läuft. Kunststoffstreifen bilden einen Wasserkanal, so daß das Testfeld definiert mit Wasser überströmt wird.

Bei der Armbadmethode handelt es sich um ein adaptiertes Whirlpoolverfahren. Es wird ein Miniaturwhirlpool verwendet, in den nur die Arme eingetaucht werden. Die Sonnenschutzuntersuchungen müssen dann allerdings auch am Arm statt am Rücken durchgeführt werden, insofern weicht die Prozedur von der genormten COLIPA-Methode ab.

In den COLIPA-Ringversuchen wurden 3 Produkte untersucht, die in vorausgegangenen Tests 20%, 50% und 90% Wasserresistenz aufwiesen.

Trotz der sehr unterschiedlichen Wässerungsprozeduren wurden mit allen Methoden weitgehend die richtigen Wasserresistenzwerte gefunden. Lediglich die Schwimmbadmethode ergab etwas niedrigere Werte. Es zeigte sich aber, daß diese Methode aufgrund der Standardisierungsprobleme ohnehin sehr großen Schwankungen unterliegt, je nachdem welche Wassertemperatur vorliegt und welche Aktivität die Probanden beim Schwimmen jeweils entfalten.

Erfreulicherweise zeigten die Ringversuche, daß sich eine große Zahl von Wässerungsprozeduren zur korrekten Bestimmung der Wasserresistenz als geeignet erweist, wenn diese richtig standardisiert sind. Es könnte also im Prinzip so vorgegangen werden, daß jedes Testlabor die gewünschte Wässerungsprozedur anhand von Standardprodukten normiert und dann zusammen mit den nationalen genormten Sonnenschutzfaktormethoden zur Messung der Wasserresistenz einsetzt. Eine weltweite Festlegung auf eine einzelne Methode erscheint nicht notwendig, wenn eine Einigung über Standardprodukte erzielt würde, mit deren Hilfe die jeweiligen nationalen Methoden der Wasserexposition eingestellt werden.

Standardmethoden zur Bestimmung des UVA-Schutzes

UVA-Licht im Sonnenspektrum ist nur geringfügig am Sonnenbrand beteiligt. Da es aber bis in die Dermis dringt und dort elastische und kollagene Fasern schädigt (aktinische Elastose) sowie weiterhin photoallergische Reaktionen auslösen kann, wird dem Schutz vor UVA heute eine zunehmende Bedeutung zugeschrieben.

Seit Dezember 1995 gibt es in Japan eine genormte In-vivo-Methode zur Bestimmung des UVA-Schutzes und in Australien hat die CTFAA ein spektralphotometrisches In-vitro-Verfahren aufgenommen, um den UVA-Schutz von Sonnenschutzformulierungen zu bestimmen. In Europa und Amerika sind Methoden in Vorbereitung.

Im australischen Standard werden 3 verschiedene In-vitro-Methoden vorgegeben, um den UVA-Schutz zu messen. Für in Lösungsmitteln vollständig lösbare Produkte ist eine Küvetten-Methode vorgesehen. Das Transmissionsspektrum des mit geeigneten Lösungsmitteln stark verdünnten Produktes wird im Bereich von 320–360 nm bestimmt. In den beiden anderen Methoden werden 8 bzw. 20 µm dünne Filme des unverdünnten Prüfproduktes gemessen. Auch bei den Filmen wird die Transmission im Bereich von 320–360 nm gemessen.

Das Produktlabel „broad spectrum" kann vergeben werden, wenn die Transmission im spektralen Bereich von 320–360 nm bei der Küvettenmethode und der Dünnschichtmethode mit 8 µm Film unter 10% und bei der Dünnschichtmethode mit einem 20 µm Film unter 1% liegt.

Der von der JCIA in Japan gesetzte Standard zur Bestimmung des UVA-Schutzes ist zur Zeit die einzige genormte In-vivo-Methode. Das Meßprinzip entspricht weitgehend der Sonnenschutzfaktormessung. Als Endpunkt ist aber statt des eben detektierbaren Erythems (MED) eine eben wahrnehmbare Spontanpigmentierung, Persistent Pigment Darkening (PPD), vorgegeben. Diese blaugraue Pigmentierung tritt sofort nach einer Bestrahlung mit ca. 6–30 J/cm^2 auf. Die Bräunung ist allerdings nicht stabil. Innerhalb von einer Stunde geht die Bräunungsintensität auf ca. die Hälfte zurück. Als PPD wird die nach 1–2 h verbleibende stabile Restpigmentierung bezeichnet. Der UVA-Schutzfaktor errechnet sich dann als minimale Pigmentierungsdosis (MPD) des mit dem Prüfprodukt geschützten Feldes dividiert durch die MPD des unbehandelten Kontrollfeldes.

Zur Zeit wird weltweit versucht, zuverlässige In-vitro-Methoden zur Messung des UVA-Schutzes zu entwickeln, da diese Methoden in der Regel schneller und preiswerter sind als In-vivo-Methoden. In-vitro-Methoden berücksichtigen aber nicht die besonderen Bedingungen der menschlichen Haut. Insbesondere werden die für die Schutzfaktoren sehr wichtigen Parameter Produktverteilung und Produktpenetration nicht berücksichtigt. Aus diesem Grund ist es wichtig, daß alle In-vitro-Verfahren an In-vivo-Modellen wie der PPD-Methode validiert werden. Die COLIPA Task Force Sun Protection Measurement beschäftigt sich gerade mit der Entwicklung eines In-vitro-Verfahrens, bei dem dünne aufgerauhte Quarzplatten mit den Prüfprodukten bestrichen werden und dann die Transmission im Bereich von 290–400 nm gemessen wird. In Ringversuchen wird die Methode z. Z. auch mit In-vivo-Methoden verglichen.

Zusammenfassung

Bei der Untersuchung des Sonnenschutzfaktors hat es in den letzten Jahren eine erfreuliche Entwicklung zur weltweiten Harmonisierung der Methoden ergeben. Das Ziel liegt nicht fern, daß mit den nationalen genormten Methoden weltweit vergleichbare Sonnenschutzfaktoren ermittelt werden.

Auch bei der Bestimmung der Wasserresistenz hat eine weltweite Harmonisierung gute Aussichten. Sobald geeignete Standardprodukte vorliegen und von den einzelnen Nationen akzeptiert werden, kann jede nationale Methode mit Hilfe dieser Produkte standardisiert werden, so daß eine ganze Reihe von Methoden in Zukunft gleiche Meßergebnisse liefern sollte.

Problematischer ist der Stand bei der Bestimmung des UVA-Schutzes. Es ist zu vermuten, daß sich In-vitro-Methoden in der Zukunft durchsetzen werden. Da es jedoch bisher keine unumstritten akzeptierte In-vivo-Methode gibt, die zur Validierung von In-vitro-Verfahren herangezogen werden könnte, dürfte eine weltweite Einigung über die geeignete Methodik noch einige Zeit in Anspruch nehmen.

Epikutantest bei Patienten

F. Ruëff

Grundprinzipien

Zahlreiche Inhaltsstoffe von Kosmetika, insbesondere auch Hautpflege- und Reinigungsmittel, können zu einer allergischen Kontaktsensibilisierung führen und mittels eines Epikutantests als Allergen identifiziert werden. Der Epikutantest dient dem Nachweis einer allergischen Kontaktsensibilisierung vom Spättyp (Ekzemtyp). Ziel ist, durch eine kontrollierte Exposition gegenüber einem Kontaktallergen eine umschriebene, morphologisch als kontaktallergisch gekennzeichnete Reaktion am Testort auszulösen und damit den/die Auslöser einer allergischen Kontaktdermatitis zu ermitteln. Es werden bei der Epikutantestung die Konzentration der als Kontaktallergene verdächtigen Substanzen, die Auflagezeit und der Testort so gewählt, daß bei einer nichtallergischen Normalperson unter diesen Bedingungen keine ekzematöse Hautreaktion auftreten darf. Bei der Testung von als Kontaktallergen verdächtigten Substanzen muß eine potentielle Systemtoxizität oder auch ein Sensibilisierungsrisiko durch die Exposition im Rahmen der Testung beachtet werden; daher verbietet sich unter Umständen die Durchführung einer Epikutantestung mit einer diesbezüglich bedenklichen Substanz.

Das Prinzip der Epikutantestung („Läppchentest", „Patchtest") ist bereits Ende des 19. Jahrhunderts beschrieben worden [10]. Heute gilt der Epikutantest als ein standardisiertes Testverfahren. Insbesondere hinsichtlich der Auswahl und Konzentration der zu testenden Substanzen ist jedoch eine permanente Überprüfung erforderlich, da sich das Spektrum an relevanten Kontaktallergenen mit veränderter Exposition immer wieder wandelt.

Ist eine allergische Kontaktsensibilisierung nachgewiesen worden, so erhält der Patient einen Allergiepaß, in dem das bzw. die Allergen/e aufgeführt werden und mögliche Expositionen gegenüber den Kontaktallergenen aufgeführt sind. Im persönlichen Gespräch sind mit dem Patienten die Relevanz der nachgewiesenen Kontaktsensibilisierungen für das Krankheitsbild und individuell notwendige Maßnahmen zu erörtern. Mit den Ergebnissen der Testung und der Beratung soll der Patient in die Lage versetzt werden, das Allergen künftig zu meiden und damit das Auftreten einer dadurch bedingten allergischen Kontaktdermatitis zu verhindern.

Untersuchungsverfahren

Testmaterial

Die Testsubstanzen müssen für die Epikutantestung geeignet mit einem Material verdünnt werden, von dem seinerseits kein Risiko bezüglich einer irritativen oder kontaktsensibilisierenden Eigenschaft ausgehen darf. Am häufigsten werden hier Vaseline, seltener Wasser, Alkohol, Olivenöl oder andere Stoffe verwendet. Die Testkonzentration einer Substanz gilt dann als geeignet, wenn eine nicht gegen die betreffende Substanz sensibilisierte, aktuell hautgesunde Kontrollperson keine Testreaktion entwickelt, und eine gegen das Kontaktallergen sensibilisierte Person eine deutliche, morphologisch allergische Testreaktion zeigt [2]. Allerdings weisen viele Kontaktallergene konzentrationsabhängig eine irritative Wirkung auch auf die gesunde Epidermis auf; bei einigen Kontaktallergenen liegt diejenige Konzentration, bei der auch bei Kontrollpersonen eine irritative Reaktion ausgelöst wird, nahe bei der für die Auslösung einer kontaktallergischen Reaktion erforderlichen Testkonzentration. Als Beispiel für derartig problematische Testsubstanzen sind Cocamidopropylbetain und Benzoylperoxid zu nennen.

Weiter ist bei der Wahl einer Testsubstanz eine potentielle Systemtoxizität oder auch ein Sensibilisierungsrisiko durch die Exposition im Rahmen der Testung zu beachten. Daher verbietet sich unter Umständen die Durchführung einer Epikutantestung mit einer diesbezüglich bedenklichen Substanz.

Die Testsubstanzen müssen chemisch identifiziert und frei von Verunreinigungen sein. Es sind zahlreiche Kontaktallergene zu Testzwecken von verschiedenen Herstellern kommerziell verfügbar. In erster Linie sind bei der Epikutantestung diese kommerziell erhältlichen standardisierten Testsubstanzen zu verwenden. Es werden bei der Testung in aller Regel zu Gruppen zusammengefaßte Einzelallergene (Testblöcke) getestet, und je nach klinischem Verdacht erfolgt eine Auswahl der zu verwendenden Testblöcke. Eine Aufstellung derjenigen Substanzen, die am häufigsten eine Kontaktsensibilisierung auslösen und daher zu einem stets mitzutestenden Standardblock zusammengefaßt sind, findet sich in Tabelle 1. Dieser Standardblock enthält mehrere mögliche Inhaltsstoffe von Kosmetika wie Salbengrundlagen, Duftstoffe oder Konservierungsmittel, zusätzlich u.a. Gummihilfsstoffe, Metalle und Arzneimittel. Grundlage des in Deutschland eingesetzten Standardblocks sind die Empfehlungen der European Environmental and Contact Dermatitis Research Group (EECDRG) und der Deutschen Kontaktallergiegruppe (DKG) [3, 14].

Zahlreiche weitere Kontaktallergene sind nach Expositionsmöglichkeiten zu weiteren Testblöcken zusammengestellt. Eine Auflistung der von der DKG überarbeiteten Testblöcke findet sich in der folgenden Übersicht:

Aufstellung der den Standardblock ergänzenden Epikutantestblöcke (Empfehlung der DKG)

Friseurstoffe	Metallverarbeitung
Arzneistoffe	Pflanzen/Hölzer
Augenexterna/-kosmetika	Zahnprothesenmaterialien
Desinfektionsmittel	Zahnmetalle (Amalgam)
Lokalanästhetika	Analblock
Duftstoffe	Kortikosteroide
Gummihilfsstoffe	Textilreihe
Kunststoffe	Textilfarbstoffe
Antiseptika/Industriechemikalien	Externa, Salbengrundlagen
Lederindustrie	Aromatische p-Aminoverbindungen
Holzverarbeitende Berufe	Metalle

Tabelle 1. Europäische Standardreihe (Aus Bruynzeel et al. 1995 [3])

Testsubstanz	Testkonzentration (falls nicht anders angegeben in Vaseline) [%]
Kaliumdichromat	0,5
Neomycinsulfat	20
Thiuram-Mix[a]	1
p-Phenylendiamin	1
Benzocain	5
Formaldehyd	1 (in Wasser)
Kolophonium	20
Clioquinol	5
Perubalsam	25
N-Isopropyl-N-phenyl-p-phenylendiamin	0,1
Wollwachsalkohole	30
Mercapto-Mix[b]	22
Epoxidharz	1
Paraben-Mix[c]	16
p-tert.-Butylphenol/Formaldehydharz	1
Duftstoff-Mix[d]	8
Quaternium-15	1
Nickel(II)-sulfat 6 H$_2$O	5
(Chlor)-Methylisothiazolon	0,01 (in Wasser)

[a] Thiuram-Mix 1%: Tetraethylthiuramsulfid 0,25%, Tetramethylthiuramdisulfid 0,25%, Tetramethylthiurammonosulfid 0,25%, Dipentamethylenthiuramdisulfid 0,25%.
[b] Mercapto-Mix 2,0%: N-Cyclohexylbenzothiazylsulphenamid 0,5%, Dibenzothiazyldisulfid 0,5%, Morpholinmercaptobenzothiazol 0,5%, Mercaptobenzothiazol 0,5%.
[c] Paraben-Mix 16%: enthält Butyl-, Ethyl-, Methyl- und Propyl-p-oxybenzoesäure je 4%.
[d] Duftstoff-Mix 8,0%: Zimtalkohol 1%, Zimtaldehyd 1%, Eugenol 1%, Amylzimtaldehyd 1%, Hydroxycitronellal 1%, Geraniol 1%, Isoeugenol 1%, Eichenmoos 1.

Tabelle 2. Ergänzung der Standardreihe von der DKG. (Nach Schnuch et al. 1997 [14])

Testsubstanz	Testkonzentration (falls nicht anders angegeben in Vaseline) [%]
Thiomersal	0,05
Kobalt(II)-chlorid 6 H$_2$O	1
Quecksilber(II)-amid-chlorid	1
Dibromdicyanobutan, Phenoxyethanol	0,5
Terpentin	10
Cetylstearylalkohol	20
Vaselinum album	unverdünnt
Sesquiterpenlactone-Mix	0,1
Zinkdiethyldithiocarbamat	1
Bufexamac	5

Noch in klinischer Prüfung befinden sich derzeit Epikutantests mit klassischen Soforttyp-Allergenen („Atopie-Patchtest"), wie Tierhaaren, Hausstaubmilben und Pollen. Die bisherigen Ergebnisse sind allerdings vielversprechend und legen eine klinische Relevanz von Testreaktionen gegen Soforttyp-Allergene bei Patienten mit atopischem Ekzem nahe [4].

Die kommerziell erhältlichen Testsubstanzen decken nicht das komplette Spektrum an möglichen bzw. bereits bekannten Kontaktallergenen ab. Unstandardisierte Substanzen sollen nur dann getestet werden, wenn bei dringendem Verdacht auf eine

Kontaktsensibilisierung zuvor durchgeführte Standardtests nicht weiterführend sind [6]. So sind handelsübliche Zubereitungen von Kosmetika oder Hautpflegeprodukten keine standardisierten, unbedenklich anzuwendenden Testextrakte. Es handelt sich hier ja um Mischungen verschiedener Einzelallergene, die in aller Regel im handelsüblichen Produkt nicht bzw. zumindest nicht alle in der erforderlichen Testkonzentration vorliegen. Selbst hinsichtlich ihrer irritativen Potenz unter normalen Anwendungsbedingungen getestete Hautpflegemittel oder Kosmetika können bei dem unter okklusiven Bedingungen durchgeführten Epikutantest wesentliche irritative Reaktionen auslösen; dies gilt um so mehr für Hautreinigungsmittel, Haarshampoos bzw. Zahncremes.

Vom Patienten mitgebrachte Stoffe sind kritisch auszuwählen. Nur in der Originalverpackung befindliche Zubereitungen mit einer vollständigen Deklaration der Einzelinhaltsstoffe dürfen getestet werden. Zubereitungen, deren Zusammensetzung nicht erkenntlich ist, verunreinigte oder nicht identifizierte Substanzen dürfen nicht getestet werden. Vor der Testung mit einer nicht standardisierten Substanz sind alle Einzelinhaltsstoffe zu überprüfen, ob eine Epikutantestung damit grundsätzlich unbedenklich ist. Ist dies der Fall, ist ggf. eine für eine Epikutantestung geeignete Verdünnung herzustellen. Dies bedeutet, daß bei der herzustellenden Verdünnung das Kontaktallergen, das die stärkste Verdünnung benötigt, möglicherweise eine zu starke Verdünnung anderer darin enthaltener Kontaktallergene bedingt und mit Wahrscheinlichkeit die Mehrzahl der zu testenden Allergene letztlich in zu geringer Konzentration vorliegt. Eine Aufstellung von Vehikeln für die Verdünnung und der erforderlichen Konzentration zahlreicher Kontaktallergene gibt ein Nachschlagewerk von de Groot [7].

Der Testung vom Patienten mitgebrachter Fertigzubereitungen ist eine Testung mit vom Hersteller der Fertigzubereitung anzufordernden Einzelinhaltsstoffen der betreffenden Substanz vorzuziehen. Die meisten Hersteller von Kosmetika oder Arzneizubereitungen stellen die Einzelinhaltsstoffe der Zubereitungen auf Anfrage zur Verfügung. Da das Verfahren für alle Beteiligten mit einem nicht unerheblichen Aufwand verbunden ist, wird es wohl nur bei dringlicher Indikation bzw. bei bereits gesicherter allergischer Testreaktion gegen die Fertigzubereitung zur Anwendung kommen. Auch hier gilt, daß grundsätzlich nur getestet werden darf, was deklariert und gemäß de Groot [7] verdünnt ist. Nur falls der Hersteller die schriftliche Zusicherung gibt, daß die Verdünnung der Einzelinhaltsstoffe gemäß de Groot erfolgt ist, kann die Testung der dann numerierten übersandten Substanzen auch verblindet erfolgen. Nach Mitteilung der Nummer derjenigen Substanz an den Hersteller, die eine Reaktion auslöste, erfolgt dann die Offenlegung der ursächlichen Testsubstanz; erst dann kann ein Eintrag in den Allergiepaß erfolgen. Nicht sinnvoll ist es, die Testkonzentrationen der Einzelinhaltsstoffe entsprechend der Verdünnung in der Fertigzubereitung zu wählen, da diese meist nicht den erforderlichen Testkonzentrationen entsprechen.

Menge der Testsubstanz, Trägersystem

Die Einbringung der Testsubstanzen erfolgt in Testkammern, die ein Verlaufen der Testsubstanzen verhindern und einen okklusiven Kontakt zur Epidermis gewährleisten sollen. Sehr verbreitet sind kommerziell erhältliche aus Aluminium bestehende rundliche Testkammern (Finn chambers), die in Gruppen auf einem Pflaster (Scan-

Epikutantest bei Patienten

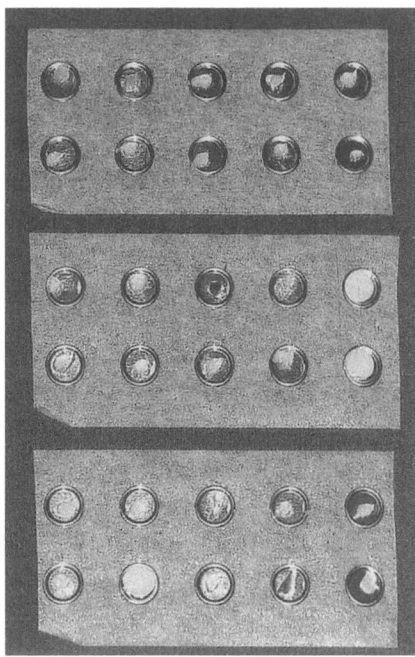

Abb. 1. Gefüllte Testkammern (Finn chambers) auf Pflaster (Scanpor)

por) so fixiert sind, daß nach Füllen der Testkammern eine Fixierung mit dem Pflaster erfolgen kann (Finn Chambers on Scanpor, Hermal, Reinbek; Abb. 1). Alternativ stehen Trägersysteme zur Verfügung, bei denen die Kontaktallergene in Kammern aus Kunststoff eingebracht (Haye's Testpflaster, HAL, Düsseldorf) oder auf ein aus einem Baumwoll-Viskose-Gemisch bestehendes Gewebeblättchen aufgetragen und mittels Polyurethanfolie fixiert werden (Curatest F, Lohmann, Neuwied).

Bei Einbringen der Testsubstanz in die Testkammer wird ein Salbenstreifen der Testsubstanz aus der Spritze in die Testkammer gedrückt. Da die Kammern der verschiedenen Testsysteme sich in der Größe etwas unterscheiden, werden je nach verwendetem Trägersystem zwischen 15 und 25 µl der Testsubstanz aufgetragen. Der Abstand der einzelnen Testfelder ist bei den einzelnen Testsystemen festgelegt und beträgt etwa 1 cm.

Weiter gibt es Testsysteme, bei denen die Allergene bereits vom Hersteller in die Testkammern eingebracht sind und die Applikation des Testpflasters zeitsparend erfolgen kann. Es stehen bei den vorgefertigten Testsystemen allerdings nur in sehr begrenztem Umfang Testsubstanzen zur Verfügung, ein häufig verwendeter Test ist der TRUE-Test (Pharmacia & Upjohn, Freiburg).

Praktischer Ablauf

Voraussetzungen, Patientenaufklärung

Vor der Testung sind zunächst die Hautveränderungen in geeigneter Weise zur Abheilung zu bringen. Grundsätzlich sollten die Hautveränderung mehrere Tage, möglichst 2 Wochen abgeheilt sein. Der Testort muß völlig frei von Hautkrankheitserscheinungen sein. Bestehen noch weitere wesentliche Hautveränderungen der allergischen Kontaktdermatitis oder anderweitige ekzematöse Läsionen auch außerhalb des Testorts, so soll der Test ebenfalls nicht durchgeführt werden, da es dann oft zu einer unspezifischen Hyperreagibilität („angry back") kommt, so daß das Testergebnis möglicherweise nicht verwertbar ist.

Sind sehr umfängliche Tests erforderlich oder können nur jeweils wenige Substanzen gleichzeitig getestet werden, so soll zwischen den einzelnen Testserien mindestens eine Woche bzw. gegebenenfalls bis zum Abheilen vorheriger Testreaktionen abgewartet werden.

Vor Testung ist eine Anamnese zu erheben; die sich daraus ergebenden Verdachtsmomente sind bei der Testung zu berücksichtigen.

Üblicherweise kann der Test ambulant vorgenommen werden, nur sehr selten ist es angezeigt, den Patienten stationär nachzubeobachten. Während der Auflagezeit des Pflasters und auch nach Anbringung der Hautmarkierung darf der Patient den Testort nicht naß machen (nicht schwimmen oder baden) und keine Arbeiten bzw. Tätigkeiten verrichten, die mit starkem Schwitzen oder starken Rumpfbewegungen verbunden sind. Gegebenenfalls ist dem Patienten ein Attest zur Vorlage beim Arbeitgeber auszustellen.

Das Einholen einer schriftlichen Einverständniserklärung des Patienten ist bislang nicht allgemein üblich. Wesentlich ist der Patient darüber aufzuklären, daß es im Falle einer bei ihm bestehenden Kontaktallergie zu juckenden Testreaktionen an den Auflagestellen der Testpflaster kommen kann. Unter symptomatischer Therapie sind diese Veränderungen meist rasch wieder zur Abheilung zu bringen. Bei ausgeprägten Beschwerden soll sich der Patient ggf. vor Ablauf der vorgesehenen Auflagezeit der Testpflaster sofort wieder vorstellen. Bei hochgradiger Sensibilisierung besteht die Möglichkeit eines generalisierten Ekzemschubes; sind hierfür Risikofaktoren aufgrund von Anamnese oder klinischem Befund mit hoher Wahrscheinlichkeit anzunehmen, so soll der Test nur nach besonderer Aufklärung des Patienten und ggf. unter stationärer Beobachtung vorgenommen werden.

Testort, Expositionsdauer

Die Aufbringung der Testpflaster erfolgt am Rücken im Thoraxbereich (Abb. 2). Ausgespart wird der Bereich über der Wirbelsäule. Bei sehr stark behaarten Patienten ist eine Rasur vor Aufbringung der Testpflaster oft unumgänglich, allerdings erhöht dies die Gefahr unspezifischer irritativer oder auch pustulöser Reaktionen. Bei bestimmten Tests (z.B. Augenexterna/-kosmetika) wird zur Erhöhung der Empfindlichkeit gegenüber den Kontaktallergenen eine Vorbereitung mittels eines Abrißtests („stripping") durchgeführt: Dazu wird etwa 10 mal ein dem Auflagefeld des Testpflasters entsprechendes Pflaster kurz angedrückt und sofort wieder abgezogen. Ziel dieser Maßnahme ist, die Hornschicht zu verdünnen und damit die Empfindlichkeit der am

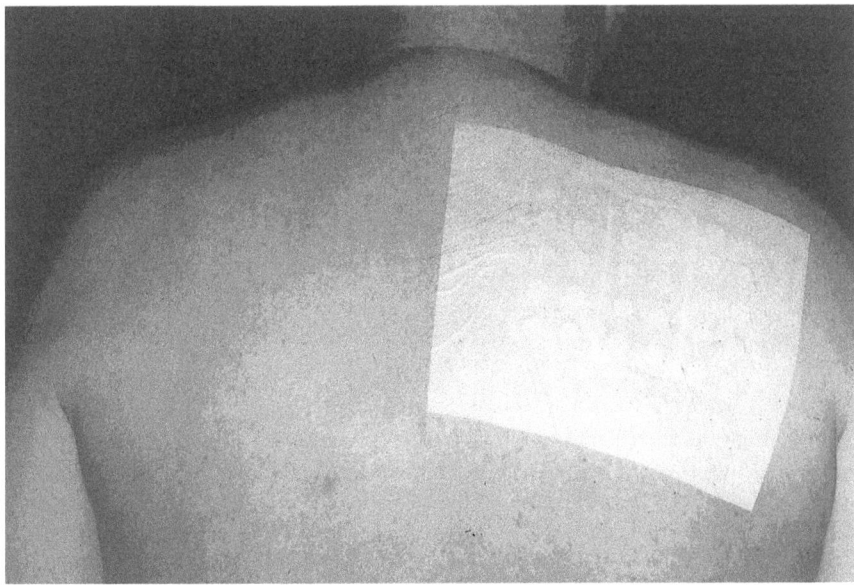

Abb. 2. Mit Pflaster (Fixomull) am Rücken fixierter Epikutantest

Rücken vergleichsweise kräftig ausgeprägten Epidermis gegenüber den zu testenden Kontaktallergenen zu erhöhen. Die Testsubstanzen werden doppelt, einmal auf unbehandelter Epidermis und einmal auf „gestrippter" Haut, aufgebracht.

Da die Testzubereitungen für die Anwendung am Rücken standardisiert sind, soll nicht auf andere Testorte ausgewichen werden; ist der Rücken nicht testfähig, bieten sich ersatzweise die Streckseiten der Oberarme an.

Die Auflagezeit der Testpflaster beträgt 2 Tage (idealerweise 48 h), einige Arbeitsgruppen belassen die Pflaster mit guten Ergebnissen lediglich einen Tag am Testort [2]. Unmittelbar nach Abnahme der Testpflaster erfolgt die Markierung der Testfelder.

Photopatchtest

Als modifizierter Epikutantest soll an dieser Stelle nur kurz der Photopatchtest erwähnt werden. Zahlreiche Substanzen in Externa, darunter Konservierungsmittel und chemische Sonnenschutzfilter, können photoallergische Reaktionen hervorrufen (s. Kap. Allergische Kontaktdermatitis, S. 90). Insbesondere chemische Sonnenschutzfilter sind in den vergangenen Jahren zunehmend in Kosmetika zum Einsatz gekommen. Zu einem Kontaktallergen entwickelt sich das Photoallergen erst nach Absorption von UV-Energie. Ekzematöse Reaktionen treten also erst in Verbindung von Exposition gegenüber dem Photokontaktallergen und anschließender UV-Strahlung auf; die dazu erforderliche UV-Dosis kann schon bei Alltagsexposition erreicht werden. Auch der Nachweis einer Photokontaktsensibilisierung muß in Kombination mit UV-Strahlung erfolgen.

Die Applikation der Testsubstanzen mittels Finn-Chamber-Technik erfolgt doppelt. Während eine Testreihe als Kontrolle dient und nicht bestrahlt wird und auch die Auflagezeit des Pflasters und die Ablesungen dort so erfolgen wie bei einem üblichen Epikutantest, wird bei der zu bestrahlenden Testreihe bereits nach einem Tag das Pflaster abgenommen und eine Bestrahlung mit 10 J/cm² UVA vorgenommen. Die Ablesung des bestrahlten Areals erfolgt wie beim herkömmlichen Epikutantest, allerdings wird für das Photokontaktallergen der Beginn des relevanten Allergenkontakts erst nach der Bestrahlung angenommen, so daß die Ablesungen erst an Tag 3 und 4 nach Aufbringen der Testpflaster erfolgen. Nicht UV-abhängige Kontaktsensibilisierungen können durch die mitlaufende nichtbestrahle Kontrolle identifiziert werden.

Testreaktionen

Die Ablesung der Tests erfolgt mindestens 2mal: zunächst am Tag der Pflasterabnahme einige Minuten nach Abnehmen der Pflaster und Markieren der Testfelder, wobei evtl. die Rückbildung des Reflexerythems nach Pflasterabnahme abgewartet werden muß; eine weitere Ablesung erfolgt am 3. oder 4. Tag nach Aufbringen der Testpflaster. Zusätzliche Ablesungen erfolgen gemäß dem klinischen Bild und den besonders als Auslöser in Betracht gezogenen Substanzen ggf. 20 min nach Aufbringen der Testpflaster (Sofortablesung) und am Tag 5 bis 7 nach Aufbringen der Pflaster. Mit einer dritten Ablesung an Tag 5 bis 7 (Spätablesung) können eventuelle Spätreaktionen erfaßt werden und damit die Sicherheit zusätzlich erhöht werden [13]. So gibt es einige Testsubstanzen, bei denen aufgrund ihrer pharmakologischen Eigenschaften obligat eine Spätablesung erfolgen soll, z. B. Kortikosteroide [5]. Auch andere Substanzen, wie z. B. Aminoglykosidantibiotika rufen typischerweise oft erst nach dem dritten Ablesungstag typische ekzematöse Reaktionen hervor. Sehr selten kommt es erst mehrere Tage oder sogar erst einige Wochen nach dem Epikutantest zum Auftreten von Testreaktionen. Ist dies der Fall, so wird in aller Regel die Markierung der Testfelder bereits entfernt sein, damit ist eine Zuordnung nicht mehr sicher möglich. Daher muß dann ggf. eine Nachtestung mit den in Frage kommenden Testblöcken erfolgen.

Die Ablesung beurteilt die Morphologie und Intensität der Testreaktion (Abb. 3 und 4). Dabei erfolgt eine Dokumentation entsprechend einem semiquantitativen, von der DKG empfohlenen Schema zur Dokumentation von Epikutantestreaktionen:

Bewertung von Epikutantestreaktionen (Empfehlung der DKG)
- ?x   Nur Erythem, kein Infiltrat, vom Untersucher nicht zu beurteilen, ob allergisch oder irritativ
- ?a   Nur Erythem, kein Infiltrat, vom Untersucher als allergisch eingeschätzt
- f   Follikuläre Papeln, hautfarben oder erythematös, in geringerer Zahl; ebenso pustulöse Reaktionen
- +   Erythem, Infiltrat, evtl. diskrete Papeln
- ++   Erythem, Infiltrat, Papeln, Vesikel
- +++   Erythem, Infiltrat, konfluierende Vesikel
- irr1 Seifeneffekt
- irr2 Irritativ-toxisches Erythem
- irr3 Irritativ-toxische Erosion und/oder Vesikel
- irr4 Irritativ-toxische Blase, Ulkus, Nekrose

Epikutantest bei Patienten

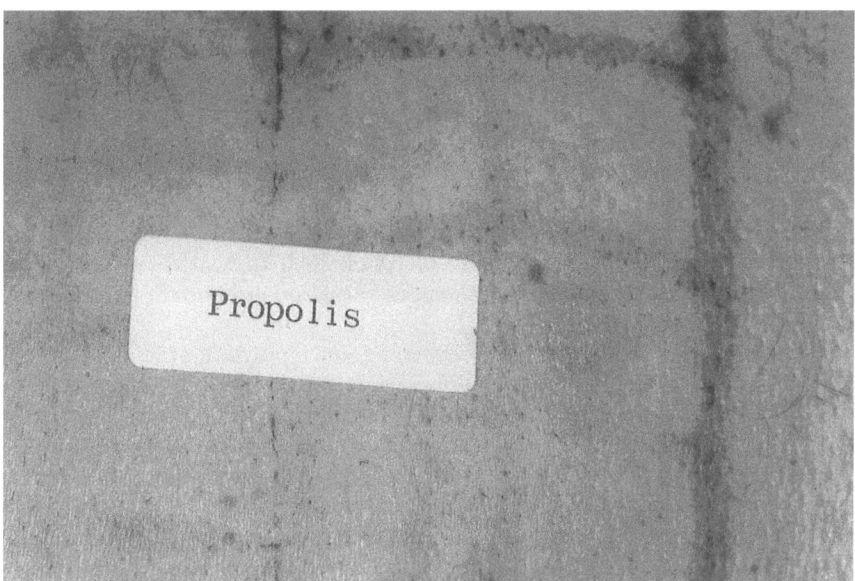

Abb. 3. Infiltrat und Erythem gegen Propolis

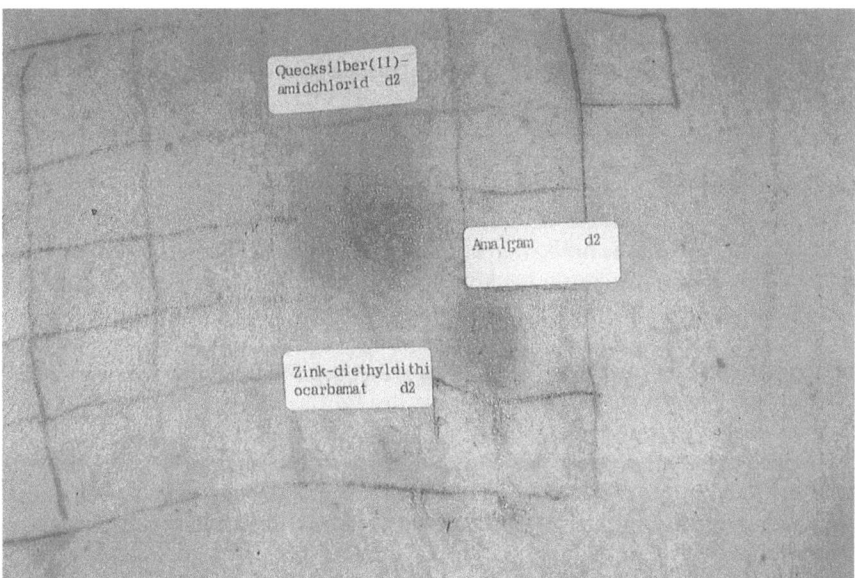

Abb. 4. Infiltrat, Erythem, Bläschenbildung und Nässen gegen Quecksilber(II)-amidchlorid und Amalgam; Infiltrat und Erythem gegen Zinkdiethyldithiocarbamat an Tag 2 nach Pflasterabnahme

Problematisch ist bei der Ablesung, daß sich in dieser Dokumentation der Testreaktionen nicht nur die bloße morphologische Beurteilung der Veränderung, sondern auch das Wissen des Untersuchers über die Art der Testsubstanz und die Vorgeschichte seines Patienten notwendig niederschlagen muß. So kann das Erythem als ?x (nur Erythem, kein Infiltrat, vom Untersucher nicht zu beurteilen, ob allergisch oder irritativ), als ?a (nur Erythem, kein Infiltrat, vom Untersucher als allergisch eingeschätzt) oder als irr2 (irritative Reaktion der Stärke 2) dokumentiert werden. Einer strikt morphologisch orientierten Dokumentation der Testbefunde sollte der Vorzug gegeben werden. Alle Reaktionen sind morphologisch zu beurteilen und gemäß einem Bewertungsschema oder, falls damit die Reaktion nicht erfaßt werden kann, mit Worten zu dokumentieren.

Bei einer allergischen Kontaktsensibilisierung sind typische morphologische Phänomene erythematöse, zu Plaques konfluierende Papeln, Vesikel, Streureaktionen und in der Spätablesung auch Schuppung auf infiltriertem Erythem. Sehr starke Reaktionen können bis zur Blasenbildung reichen, äußerst selten sind generalisierte Streureaktionen im Sinne eines hämatogen allergischen Kontaktekzems. Möglich, jedoch ebenfalls sehr selten, sind Aufflammreaktionen („flare up") der abgeheilten Hautveränderungen des allergischen Kontaktekzems. Der zeitliche Verlauf einer „Crescendo-Reaktion" mit einer Steigerung der Reaktionsintensität bei Ablesung an den aufeinanderfolgenden Tagen spricht eher für eine allergische Reaktion.

Bei irritativ-toxischen Reaktionen sind die Hautveränderungen auf den Testort beschränkt und scharf abgegrenzt von der umgebenden, nicht betroffenen Haut. Meist zeigt sich ein randbetontes Erythem, das auch eleviert sein kann. Andere morphologische Kriterien für als toxisch beurteilte Testreaktionen sind der Seifeneffekt und das Zigarettenpapierphänomen; auch Blasen, Erosionen bis hin zu Nekrosen können auftreten.

Indikationen

In erster Linie besteht die Indikation zur Epikutantestung bei Verdacht auf eine allergische Kontaktsensibilisierung bei klinischer Verdachtsdiagnose einer allergischen Kontaktdermatitis. Allerdings kann es bei zahlreichen anderen Dermatosen angeraten sein, eine allergische Kontaktsensibilisierung auszuschließen, die ihrerseits auch zu einer Triggerung von genuinen Hauterkrankungen führen können. So ist z. B. bei lokalisierten Formen des Lichen ruber oder der Psoriasis vulgaris auch gezielt nach Kontaktsensibilisierungen zu fahnden.

Abzulehnen sind „prophetische" Tests, bei denen ohne anamnestischen oder klinischen Anhalt für eine Kontaktallergie die Durchführung von Epikutantests gewünscht wird. Grundsätzlich ist damit der Erwerb einer Kontaktsensibilisierung gegen die getesteten Substanzen zu einem späteren Zeitpunkt nicht auszuschließen. Weiter muß auf das mögliche Sensibilisierungsrisiko durch die Epikutantestung selbst hingewiesen werden. Auch wenn dieses Risiko bei standardisierten Testsubstanzen als gering eingeschätzt werden kann, sollte es bei fehlendem klinischen Verdacht auf eine allergische Kontaktsensibilisierung nicht unnötig eingegangen werden.

Kontraindikationen

Nicht durchgeführt werden darf ein Epikutantest mit den verdächtigen Auslösern bei einer schweren potentiell lebensbedrohlichen Reaktion in der Anamnese. Hier ist v. a. vor allem das Lyell-Syndrom zu nennen, das meist durch Arzneistoffe ausgelöst wird. Es ist möglich, daß auch die geringfügige Exposition gegenüber dem Auslöser während einer Epikutantestung zu einem derzeit nicht sicher therapeutisch beherrschbaren Krankheitsbild führt.

Nicht durchgeführt werden sollte ein Epikutantest während der Schwangerschaft, da ein immunologisch vermittelter schädigender Effekt auf das ungeborene Kind nicht ausgeschlossen werden kann.

Alle weiteren, relativen Kontraindikationen gegen die Durchführung des Epikutantests sind Umstände, die möglicherweise zu nicht verwertbaren Testergebnissen führen können.

Relative Kontraindikationen des Epikutantests
- Hautkrankheitserscheinungen am Testort (z. B. Pityrosporum folliculitis)
- Fortbestehen von ekzematösen oder anderen stark entzündlichen Hautveränderungen auch außerhalb des Testorts
- Einnahme von immunsupprimierenden Arzneimitteln (z. B. Glukokortikosteroide, Chemotherapeutika)
- Intensive UV-Exposition weniger als 6 Wochen vor Epikutantest mit persistierender Pigmentierung
- Akute Dermatitis solaris
- Witterungs- oder tätigkeitsbedingtes starkes Schwitzen der Testperson während der Testung
- Körperliche Tätigkeit mit starken Bewegungen des Rumpfes während der Testung
- Fehlende Compliance

Bei einigen der relativen Kontraindikationen kann es im Einzelfall allerdings durchaus erforderlich werden, diese bei einer Testung zu ignorieren, z. B. weil Immunsuppressiva nicht absetzbar sind, oder wenn trotz aller notwendigen Maßnahmen eine vollständige Abheilung des Hautbefundes nicht möglich ist. Kommt es zu stimmigen, morphologisch kontaktallergischen Reaktionen, so dürfen diese verwertet werden. Ein „negativer" Epikutantest muß ggf. später wiederholt werden.

Beurteilung

Alle unstimmigen, fraglichen und unklaren Testreaktionen dürfen auch bei klinischem Verdacht, daß die betreffende Substanz wahrscheinlich ursächlich für das Krankheitsbild war, nicht dazu führen, dem Patienten eine „leichte Allergie" gegen diesen Stoff zu attestieren. Vielmehr müssen morphologisch unklare Reaktionen so im Testprotokoll dokumentiert werden; bei fortbestehendem klinischem Verdacht ist später die betreffende Substanz noch einmal nachzutesten.

Die klinische Relevanz nachgewiesener kontaktallergischer Testreaktionen ist mit dem Patienten unter Berücksichtigung von klinischem Befund und Anamnese zu erörtern. Oft gelingt es nur durch sorgfältige Anamnese, die klinische Relevanz einer Testreaktion für das Krankheitsbild nachzuweisen. Klinisch relevante Kontaktallergene sind zu meiden, der Patient erhält einen Allergiepaß. Auch mögliche berufliche Konsequenzen müssen ggf. angesprochen werden.

Eine nachgewiesene immunologische Sensibilisierung kann auch auf früherer Exposition gegenüber dem Allergen oder auf Kreuzreaktionen zwischen verwandten Allergenen beruhen. Auch wenn dem Patienten eine Krankheitsrelevanz nicht mehr erinnerlich ist, erfolgt ein Eintrag in den Allergiepaß und grundsätzlich auch die Empfehlung einer Allergenkarenz.

Weitaus problematischer ist das Vorgehen bei morphologisch kontaktallergischen Reaktionen, bei denen das Muster der Kontaktsensibilisierungen und die Konstellation der Testbefunde in Zusammenschau mit Anamnese und klinischem Bild eine kontaktallergische Reaktion eher unwahrscheinlich machen. So haben besonders Patienten mit atopischem Ekzem eine individuell erniedrigte Schwelle für die Empfindlichkeit gegen potentielle Irritanzien und können trotz aktuell abgeheilten Hautbefundes unspezifische Reaktionen entwickeln. Andere Testsubstanzen lösen auch ohne besondere individuelle Hautempfindlichkeit gehäuft morphologisch als kontaktallergisch beurteilte Testreaktionen aus, für die ein klinisches Korrelat oft nicht zu ermitteln ist. Beispiel hierfür sind Duftstoffe [8] oder Wollwachsalkohole [9], die im alltäglichen Kontakt von vielen Patienten mit im Epikutantest nachgewiesener Kontaktsensibilisierung gut vertragen werden. Eine Erklärung für die Diskrepanz zwischen Verträglichkeit bei üblicher Exposition und Unverträglichkeit bei der Epikutantestung ist neben der Okklusion bei der Testung auch mit der Testkonzentration zu erklären. So werden Duftstoffe als Mischung 8%ig, die einzelnen Duftstoffe etwa 1- bis 2%ig getestet. In diesen hohen Konzentrationen findet allerdings kaum jemals im Alltagsbereich eine Exposition statt; weiter sind Duftstoffe vielfach in sog. „Rinse-off-Produkten", wie z. B. Seife, Shampoo oder Duschgel enthalten, bei denen das Allergen nur sehr kurz auf der Haut verbleibt und nach kurzer Einwirkzeit wieder abgespült wird. Ein Eintrag in den Allergiepaß wird dennoch vorgenommen, der Patient muß eingehend darüber aufgeklärt werden, daß derartige Testreaktionen bei alltäglicher Exposition u. U. ohne klinische Relevanz sein können. Gegebenenfalls sind klinische Anwendungstests mit handelsüblichen Zubereitungen vorzunehmen, die die fragliche Substanz enthalten. Der Test (Repeated open application test, ROAT) wird in der dem Produkt entsprechenden Anwendungsweise über mehrere Tage in der Regel am Unterarm vorgenommen.

Bei manchen Patienten kommt es zu einer unspezifischen Hyperreagibilität mit multiplen irritativen und morphologisch kontaktallergischen Testreaktionen (falsch positiven Reaktionen), die als „Angry-back-Syndrom" bezeichnet werden ([12]; Abb. 5). Klinisch ist eine derartige unspezifische Hyperreagibilität oft bei zum Testzeitpunkt bestehenden oder erst sehr kurz vorher abgeheilten, akut entzündlichen Hautveränderungen anzutreffen, besonders häufig bei Patienten mit Ulcus cruris venosum. Ein Eintrag dieser Testreaktionen in den Allergiepaß darf nicht erfolgen, vielmehr ist nach Abheilen der Haut- und Testbefunde eine Nachtestung von gleichzeitig maximal 5 der eine Reaktion auslösenden Substanzen durchzuführen, dabei sind Abstände von mehr als 5 cm zwischen den einzelnen Testfeldern erforderlich. Nur diejenigen Substanzen, die dann wieder eine Testreaktion auslösen, dürfen im Allergiepaß erscheinen.

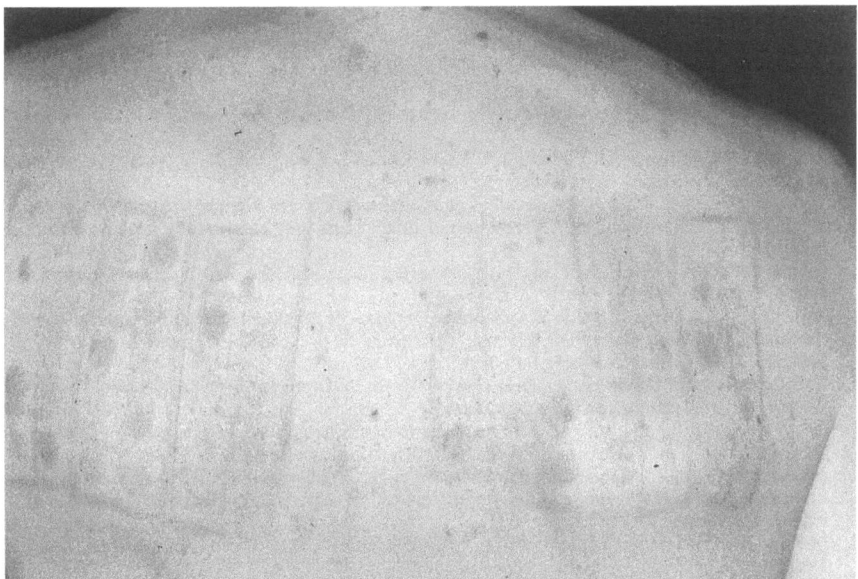

Abb. 5. Multiple irritative und morphologisch kontaktallergische Testreaktionen („angry back")

Kommt es trotz dringenden klinischen Verdachts nicht zu einer Testreaktion, so sind während der Testung bestehende oder eingetretene immunsupprimierende Faktoren zu überprüfen, evtl. sind die Tests zu wiederholen. Besteht der Verdacht, daß das auslösende Allergen mit den standardisierten Testblöcken nicht erfaßt wurde, so sind dann ggf. gezielt Nachtests mit vom Patienten mitgebrachtem Material bzw. vorzugsweise den vom Hersteller angeforderten Einzelinhaltsstoffen vorzunehmen. Problematisch ist in der Beurteilung nicht standardisierter Testsubstanzen, daß bei fehlender Testreaktion möglicherweise eine zu niedrige Testkonzentration des ursächlichen Allergens nicht in der Lage war, eine deutliche ekzematöse Reaktion auszulösen, das Ergebnis kann also falsch negativ sein. Andererseits ist eine Testreaktion möglicherweise auch falsch positiv; nur wenn mindestens 8 von 10 in gleicher Weise getestete Kontrollpersonen keine derartige Testreaktion aufweisen, kann von einer spezifisch immunologischen Reaktion gegen die Zubereitung beim Patienten ausgegangen werden. Ist es aus toxikologischen, hygienischen oder anderen Gründen einer Kontrollperson nicht zumutbar, in gleicher Weise mit der am Patienten zu testenden Substanz getestet zu werden, ist letztlich die Interpretation einer Testreaktion beim Patienten erschwert; es ist dann kritisch zu hinterfragen, ob unter diesen Umständen eine Testung mit nicht standardisiertem Material tatsächlich hilfreich ist.

Kommt es zwar zu einer Testreaktion gegen eine oder mehrere Substanzen, allerdings nicht gegen die dringend klinisch verdächtigten Stoffe, so ist zunächst noch einmal die Anamnese zu überprüfen. Weiter müssen dann auch ungewöhnliche Kontaktmöglichkeiten mit den identifizierten Allergenen in Betracht gezogen werden. Hierzu ist es unumgänglich, die Überprüfung sämtlicher verwendeter Körperpflegemittel, Arzneimittel und Haushaltschemikalien zu veranlassen. Ist dies fachgerecht geschehen und ebenfalls nicht weiterführend, so sind die Tests dann ggf. später zu erweitern.

Literatur

1. Brasch J, Henseler T (1992) The reaction index: a parameter to assess the quality of patch test preparations. Contact Dermatitis 27: 203–204
2. Brasch J, Henseler T, Aberer WIRD et al. (1994) Reproducibility of patch tests. J Am Acad Dermatol 31: 584–591
3. Bruynzeel DP, Andersen KE, Camarasa JG, Lachapelle J-M, Menné T, White IR (1995) The European standard series. Contact Dermatitis 33: 145–148
4. Darsow U, Vieluf D, Ring J (1999) Evaluating the relevance of aeroallergen sensitization in atopic eczema with the atopy patch test: A randomized, doubleblind multicenter study. J Am Acad Dermatol 40: 187–193
5. Dooms-Goossens A, Morren M (1992) Results of routine patch testing with corticosteroid series in 2073 patients. Contact Dermatitis 26: 181–191
6. Frosch PJ, Pilz B, Peiler D, Dreier B, Rabenhorst S (1997) Die Epikutantestung mit patienteneigenen Produkten. In: Plewig G, Przybilla B (Hrsg) Fortschritte der praktischen Dermatologie und Venerologie. Springer, Berlin Heldelberg New York Tokyo, S 166–181
7. Groot AC de (1994) Patch testing. Test concentrations and vehicles for 3700 chemicals, 2nd edn. Elsevier Amsterdam London New York Tokyo
8. Groot AC de, Frosch PJ (1997) Adverse reactions to fragrances. Contact Dermatitis 36: 57–86
9. Hoppe U (1999) The lanolin book. Edition Paul Beiersdorf. Clausen & Bosse, Leck
10. Jadassohn J (1896) Zur Kenntnis der Arzneiexantheme. Arch Dermatol Forsch 34: 103
11. Lachapelle J-M, Ale SI, Freeman S et al. (1997) Proposal for a revised international standard series of patch tests. Contact Dermatitis 36: 121–123
12. Memon AA, Friedmann PS (1996) »Angry back syndrome«: a non-reproducible phenomenon. Br J Dermatol 135: 924–930
13. Saino M, Rivara P, Guaerrera M (1995) Reading patch tests on day 7. Contact Dermatitis 32: 312–313
14. Schnuch A, Geier J, Uter W et al. (1997) National rates and regional differences in sensitization to allergens of the standard series. Contact Dermatitis 37: 200–209

Kosmetika-induzierte Erkrankungen

Epidemiologie unerwünschter Hautreaktionen auf Kosmetika

B. Huber

Kosmetische Mittel nehmen in unserer heutigen Gesellschaft einen hohen Stellenwert ein. Sie erhöhen das Wohlbefinden des Verbrauchers und tragen wesentlich zum Schutz des Körpers bei. Kosmetische Mittel umfassen ein breite Palette von Produkten. Neben den Pflege- und Reinigungsprodukten zählen auch Zahn- und Mundpflegemittel, Sonnenschutzmittel, dekorative Kosmetika, Deodorants und Parfüms zu dieser Produktgruppe.

Das Verbraucherverhalten bei der Verwendung kosmetischer Mittel ist sehr verschieden. Eine Studie des Industrieverbandes Körperpflege- und Waschmittel (IKW) hat ergeben, daß der Verbraucher durchschnittlich 20–25 min im Bad verbringt [8]. Hier wendet er eine Vielzahl von Produkten an, 20 kosmetische Mittel am Tag sind keine Seltenheit. Nur ein geringer Teil der Beschwerden konnte auf gesundheitliche Unverträglichkeiten des Produktes zurückgeführt werden. Oftmals ist es jedoch ungeklärt, ob die Beschwerde auf eine gesundheitliche Unverträglichkeit zurückzuführen ist, wie z. B. eine allergische Reaktion oder Hautirritation. Aus diesem Grund gibt es auch nur wenige Statistiken, die eine Aussage über die Zahl der Unverträglichkeiten zulassen.

Möglichkeiten zur Erfassung von Unverträglichkeiten

Grundsätzlich gibt es 3 verschiedene Ansätze. Zum einen besteht die Möglichkeit der Befragung der Bevölkerung einer bestimmten Region. Solche Befragungen sind immer sehr kritisch zu beurteilen. Sie müssen sehr sorgfältig durchgeführt werden, da die Beantwortung durch die Verbraucher in der Regel auf der Erinnerung an vor längerer Zeit vorgekommener Ereignisse basiert. Diese Art der Erfassung gibt allerdings dann die zuverlässigsten Aussagen, wenn die von der Bevölkerung gemachten Angaben hinsichtlich der gesundheitlichen Unverträglichkeit durch einen Arzt bestätigt worden sind.

Die am häufigsten durchgeführte Befragung bei Unverträglichkeiten bezieht sich auf Patienten in der dermatologischen Praxis. Hierbei handelt es sich sehr häufig um Personen, die hautärztlichen Rat suchen, weil eine Unverträglichkeit vorliegt, so daß von diesen Befragungen nicht auf die gesamte Bevölkerung geschlossen werden kann.

Die dritte Möglichkeit ist die Erfassung der bei den Firmen eingegangenen Unverträglichkeitsmeldungen durch die Verbraucher im Verhältnis zu den verkauften Pakkungen. Auch hier ist nicht sichergestellt, daß alle Verbraucher sich bei den Firmen melden, auch ist nicht immer eine Rückmeldung durch den testenden Dermatologen gegeben. Oftmals ist die vom Verbraucher gemeldete Unverträglichkeit auf ein kosmetisches Mittel auf andere Ursachen zurückzuführen, was der betroffenen Firma in der Regel nicht mitgeteilt wird.

Veröffentlichte Studien

Aus den beschriebenen Gründen gibt es auch unterschiedliche Studien mit unterschiedlichen Ergebnissen. Einige sind im folgenden zusammengefaßt:
De Groot et al. [2] stellen die verfügbaren Daten bezüglich Unverträglichkeitsreaktionen zusammen. Hiernach wurden bei 2 Studien im Vereinigten Königreich (1978) und in den USA (1974) vergleichsweise große Bevölkerungsgruppen in die Bewertung einbezogen, nämlich 11 062 Personen in Großbritannien und 35 490 in den USA. Die Ergebnisse zeigten, daß die Zahl der Unverträglichkeitsreaktionen bei 0,3 bzw. 1,7% lagen, d.h. einer äußerst geringen Rate.

Die von de Groot et al. [6] beschriebenen neueren Studien aus den Jahren 1983–1988, die in Belgien, den USA, Frankreich und den Niederlanden durchgeführt wurden, ergaben Unverträglichkeitsreaktionen in 0,2–4%, wobei diese Studien im wesentlichen an Patienten in dermatologischen Praxen durchgeführt wurden. Einen besonders hohen Wert ergab eine 1985 in den Niederlanden durchgeführte Befragung von 1600 Patienten in einer bestimmten Stadt. Hierbei wurden Personen befragt, inwieweit sie in den letzten 5 Jahren eine Unverträglichkeit auf kosmetische Mittel hatten. Das Ergebnis von 12,2% positiven Antworten ist insbesondere darauf zurückzuführen, daß hier nicht nur allergische Reaktionen erfaßt wurden, sondern auch Hautreizungen, Jucken etc. In dieser Studie wurden ebenfalls die von den Befragten gemachten Angaben nicht von Dermatologen bestätigt. Insgesamt war festzustellen, daß unter den reklamierten Produkten v.a. solche der Hautpflege, der dekorativen Kosmetik, aber auch Seife und Deodoranzien aufgeführt sind.

In einer Studie der FDA (Food and Drug Administration, Washington), die über die Jahre 1977–1983 durchgeführt wurde, berichteten Verbraucher und Dermatologen über Reaktionen auf kosmetische Mittel [14]. Die Studie ergab 210 Unverträglichkeiten pro 1 Mio. verkaufter Packungen. Inwieweit die Meldungen alle von Dermatologen bestätigt wurden und auf kosmetische Mittel zurückzuführen sind, geht aus den Berichten nicht klar hervor. Bei den beanstandeten Produkten handelte es sich um solche aus der Haut- und Haarpflege, Make-up, Nagelpflege und Parfüm. Als verantwortliche Inhaltsstoffe für Unverträglichkeitsreaktionen wurden Parfüminhaltsstoffe an erster Stelle genannt.

Der IKW führt seit 1976 eine jährliche Befragung seiner Mitgliedsfirmen durch, um festzustellen, wie hoch die Zahl der Unverträglichkeitsreaktionen bei kosmetischen Mitteln liegt. Erfaßt werden Allergien, die ärztlicherseits bestätigt sind, aber auch Hautreizungen. Der IKW hat ca. 350 Mitgliedsfirmen und deckt mit dieser Statistik einen Bereich von über 95% des deutschen Kosmetikmarktes ab [13]. Für den Zeitraum von 1976–1996 ergibt die Statistik 1 Unverträglichkeit pro 1 Mio. verkaufter Packungen. Diese Zahl dokumentiert, daß die Sicherheit der Produkte für den Verbraucher gewährleistet ist, insbesondere wenn man berücksichtigt, daß es sich nicht bei jeder Packung um ein Produkt handelt, das für die einmalige Anwendung bestimmt ist, sondern daß diese Produkte in der Regel für mehrmalige Anwendungen über einen längeren Zeitraum konzipiert sind.

Handhabung von Unverträglichkeiten

Mit der 6. Änderung der EG-Kosmetik-Richtlinie 76/768/EWG [1, 4, 9] wird die Dokumentation unerwünschter Nebenwirkungen für die menschliche Gesundheit bei Anwendung eines kosmetischen Mittels gefordert. Um die Zusammenarbeit zwischen Verbraucher, Hersteller und Dermatologen, der mit der Testung beauftragt ist, zu verbessern, hat der IKW ein Konzept erarbeitet, das der Einzelfallklärung bei Anfragen durch den Verbraucher oder Arzt dienen kann [11]. Im folgenden wird aufgezeigt, wie im Falle von Anfragen von Verbrauchern und/oder Ärzten bei Unverträglichkeiten auf kosmetische Mittel vorgegangen werden kann.

Zur Einzelfallklärung wird folgendes Vorgehen zur Handhabung vermeintlicher oder tatsächlicher Unverträglichkeiten bei Anwendung kosmetischer Mittel bei Anfragen durch Verbraucher und/oder Ärzte vorgeschlagen.

Erfassung von Informationen

Es empfiehlt sich, Name und Adresse des Verbrauchers zu erfragen. Dies ist allerdings wegen Anonymitätswahrung nicht unbedingt erforderlich. Es empfiehlt sich, das reklamierte Produktmuster anzufordern; in jedem Fall sollten die genaue Produktbezeichnung und Chargen-Nr. erfragt werden.

Art der Unverträglichkeit

Um mögliche Irritationen oder Allergien voneinander abgrenzen zu können, muß der zeitliche Zusammenhang zwischen Anwendung und Auftreten der Beschwerden erfragt werden.

Klärung der Ursachenzusammenhänge

Die Identität und Qualität des reklamierten Mittels muß geprüft werden. Es muß geprüft werden, ob die Unverträglichkeit tatsächlich im Zusammenhang mit der Anwendung des genannten kosmetischen Mittels steht.

Bestimmung der Anwendungsbedingungen

Hier gilt es Art und Ort der Applikation, Einwirkzeit, Temperatur etc. festzustellen, auch, ob zum Beispiel andere kosmetische Mttel gleichzeitig angewandt wurden. Es wird als sinnvoll erachtet, die erfaßten Daten standardisiert zu dokumentieren.

Abklärung durch den Hautarzt

Im Falle einer Hautveränderung sollte dem Verbraucher empfohlen werden, eine Abklärung durch einen Hautarzt seines Vertrauens durchführen zu lassen. Dabei müssen alle in den letzten 2–3 Tagen vor dem Auftreten der Hautreaktion privat und/oder im Friseur- oder Kosmetiksalon verwendeten Produkte mit zum Hautarzt genommen werden. Dies ist notwendig, da der Verbraucher häufig das falsche Produkt für die Hautreaktion verantwortlich macht.

Zurverfügungstellung von Mustern zur dermatologischen Testung

Zunächst sollte der Hautarzt die mitgebrachten Fertigprodukte in geeigneter Verdünnung testen, um die Reproduzierbarkeit der berichteten Hautreaktion zu überprüfen (Plausibilität) und das auslösende Fertigprodukt festzustellen [7]. Dem Verbraucher wird angeboten, über den Arzt mit der Firma in Kontakt zu treten, die die erforderliche Unterstützung zur Diagnostik zur Verfügung stellt.

Bei einem berechtigten Verdacht auf eine allergische Reaktion sollten dem behandelnden Hautarzt die verschiedenen Einzelsubstanzmuster in geeigneter Verdünnung zur Verfügung gestellt werden. Bei der Verdünnung der Prüflösung ist darauf zu achten, daß die Substanzkonzentration unterhalb der toxischen Reizschwelle des jeweiligen Inhaltsstoffes bleibt. Andererseits soll die Konzentration ausreichend sein, um eine allergische Reaktion zweifelsfrei auszulösen. Als Verdünnungsmedien kommen je nach dem Löslichkeitsverhalten der jeweiligen Einzelsubstanzen Vaseline, Wasser oder Alkohol in Frage.

In Einzelfällen bietet es sich an, zunächst sinnvolle Rezepturteile (Bausteine) zu prüfen, um die Prüfung zu vereinfachen und die Belastung für den Patienten so gering wie möglich zu halten. Der Baustein, der zu einer positiven Epikutanreaktion führt, wird in die Einzelsubstanzen aufgeschlüsselt, um in einer weiteren Prüfung die für die Hautreaktion verantwortliche Substanz zu ermitteln. Die Inhaltsstoffe sollten nach INCI mit Angabe der Verdünnungskonzentration bezeichnet werden. Rohstoffe, d. h. handelsübliche konzentrierte Stoffe ohne Vehikel, sollten nur auf Anforderung versandt werden, da es oft äußerst schwierig ist, Rohstoffe in eine Testkonzentration mit entsprechenden Vehikeln zu überführen.

Bei unklaren Diagnosen sollte das weitere diagnostische Vorgehen zwischen Hersteller und behandelndem Arzt abgesprochen werden.

Rückmeldung von Prüfergebnissen

Um die Rückmeldung zu erleichtern, sollte den Testmustern ein frankierter Briefumschlag und ein Rückantwortbrief beigefügt werden, auf denen der Arzt nur ankreuzen muß, gegen welchen Inhaltsstoff Reaktionen vorlagen und in welcher Ausprägung unter Bezug auf die von ihm angewendete Bewertungsskala. Sollte keine Antwort vom mit der Abklärung der Unverträglichkeit betrauten Hautarzt eingehen, empfiehlt es sich, nach einer angemessenen Zeit nochmals nachzufragen.

Statistische Auswertungen

Die statistische Erfassung von Unverträglichkeiten mit allen Reklamationen, die von Verbrauchern bzw. Ärzten gemeldet werden, sollte in den jeweiligen Häusern vorgenommen und ausgewertet werden. Unverträglichkeiten sollten möglichst differenziert werden nach Hautirritationen und Allergien. Als Allergie gilt in der Regel nur, was durch dermatologische Rücktestung bestätigt wurde.

Kennzeichnung kosmetischer Mittel

Um die Transparenz für den Verbraucher zu erhöhen und insbesondere dem Allergiker die Möglichkeit der Produktauswahl zu geben, wurde EU-weit in die Gesetzgebung die Kennzeichnungspflicht für kosmetische Mittel aufgenommen. Demnach müssen auf der äußeren Verpackung die Inhaltsstoffe nach einer einheitlichen Bezeichnung in absteigender Reihenfolge ihrer Konzentration angegeben werden [12]. Die derzeitige Anforderung betrifft alle Produkte, die unter die Kosmetikdefinition des Lebensmittel- und Bedarfsgegenständegesetzes fallen. Hierzu gehören auch importierte Produkte, gewerbliche Produkte, kostenlose Proben, Testmuster, Mehrkomponentenprodukte, Produkte, die über den Versandhandel vertrieben werden, sowie Produkte, die in Hotels und anderen öffentlichen Einrichtungen etc. angeboten werden [2].

Mit dieser Maßnahme soll für den Verbraucher Transparenz geschaffen werden, er soll angemessene Informationen über das Produkt erhalten. Darüber hinaus wird ihm ermöglicht, Produkte mit Inhaltsstoffen, auf die er allergisch reagiert, anhand der Deklaration des Stoffes auf der Verpackung des kosmetischen Mittels bereits beim Kauf zu vermeiden. Von wesentlicher Bedeutung ist dabei die Verwendung der gleichen Bezeichnungen für die Inhaltsstoffe kosmetischer Mittel bei der Kennzeichnung innerhalb der EU. Damit kann der Verbraucher Inhaltsstoffe in unterschiedlichen EU-Ländern anhand ihrer einheitlichen Bezeichnung erkennen [10].

Kennzeichnungsvorschriften

Ort der Kennzeichnung
Kann die Deklaration der Inhaltsstoffe aus praktischen Gründen weder auf dem Behältnis noch auf der Außenverpackung angegeben werden, so kann sie auch auf einer Produktbeilage erfolgen. Falls die Packung zu klein ist oder eine komplexe Form hat, kann die Angabe der Inhaltsstoffe auf einem Schild in unmittelbarer Nähe des Displays, in dem das Produkt zum Verkauf angeboten wird, aufgeführt werden. Das Symbol hierfür besteht aus der grafischen Darstellung einer Hand im offenen Buch (Anhang VIII der EG-Kosmetik-Richtlinie [4]). Es ist wesentlich, hier zu erwähnen, daß diese Regel nicht für Kleinstpackungen gilt, die z.B. in Produktpaletten angeboten werden.

Überschrift

Die Liste der Inhaltsstoffe sollte als Überschrift den Begriff „Ingredients" tragen. Die Verwendung dieses Begriffes ist EU-weit einheitlich möglich.

Angabe der Inhaltsstoffe

Die Inhaltsstoffe müssen in abnehmender Reihenfolge ihrer Konzentration zum Zeitpunkt der Herstellung des Erzeugnisses angegeben werden. Falls Lösungen von Inhaltsstoffen verwendet werden, sind die Inhaltsstoffe mit ihrer Konzentration als Wirkstoffe anzugeben. Die Lösungsmittel sind ebenfalls aufzuführen. Im Falle von Rohstoffen, die als Mischungen von Inhaltsstoffen eingesetzt werden, muß jeder einzelne Inhaltsstoff getrennt unter Berücksichtigung seiner Konzentration im Endprodukt deklariert werden. Farbstoffe können in ungeordneter Reihenfolge nach den anderen Inhaltsstoffen mit ihrer Colour-Index-Bezeichnung angegeben werden.

Es ist wichtig hervorzuheben, daß alle Inhaltsstoffe auf der Verpackung anzugeben sind. Eine unvollständige Auflistung ist als irreführend gemäß § 27 des Lebensmittel- und Bedarfsgegenständegesetzes bzw. § 3 des Gesetzes gegen unlauteren Wettbewerb zu betrachten. Der Gesetzgeber ermöglicht allerdings, bestimmte Stoffe nicht zu deklarieren. Hierzu zählt er Verunreinigungen von verwendeten Rohstoffen, technische Hilfsstoffe, die bei der Herstellung verwendet werden und im Fertigerzeugnis nicht mehr vorhanden sind, sowie Stoffe, die in den unbedingt erforderlichen Mengen als Lösungsmittel oder als Träger für Riech- und Aromastoffe verwendet werden.

Kennzeichnung

Die Inhaltsstoffdeklaration ist unverwischbar, gut leserlich und deutlich sichtbar auf der äußeren Verpackung anzugeben.

Nomenklatur

Das Gesetz schreibt vor, daß die Inhaltsstoffe mit einer einheitlichen Bezeichnung angegeben werden. Diese ist als International Nomenclature Cosmetic Ingredient-Bezeichnung oder als INCI-Bezeichnung bekannt [3]. Sie basiert auf einer Nomenklatur, die gemeinsam von der amerikanischen und europäischen Kosmetikindustrie entwickelt worden ist. Die INCI-Bezeichnung ersetzt die frühere CTFA-Bezeichnung. Die INCI-Bezeichnungen sind in der Liste der Inhaltsstoffe kosmetischer Mittel (Inventar) veröffentlicht [5]. Darüber hinaus sind für jede Substanz weitere Informationen wie chemische Bezeichnung, CAS-Nummer, EINECS-Nummer, Funktion im Fertigprodukt etc. angegeben. Die Verwendung der INCI-Bezeichnung in der gemeinsamen Nomenklatur ist von herausragender Bedeutung, da sie mit dazu beiträgt, Transparenz sicherzustellen. Falls eine Bezeichnung für einen Inhaltsstoff in dem Inventar aufgeführt ist, ist diese zu verwenden. Falls keine derartige Bezeichnung verfügbar ist, kann eine alternative Bezeichnung verwendet werden, dies ist jedoch nur als vorübergehende Maßnahme zu betrachten.

Der Hersteller des kosmetischen Mittels sollte die erforderlichen Maßnahmen ergreifen, um sicherzustellen, daß eine INCI-Bezeichnung vergeben wird. Hierzu muß ein Formblatt ausgefüllt und beim International Nomenclature Committee (INC) eingereicht werden. Es wurde vereinbart, alle Bezeichnungen des INC zu übernehmen [3], dessen Sekretariat sich bei der CTFA (Cosmetic, Toiletry and Fragrance

Association) in Washington befindet. Im INC sind europäische und amerikanische Delegierte paritätisch vertreten. Sobald die INCI-Bezeichnung verfügbar ist, sollte sie unverzüglich für die Inhaltsstoffdeklaration verwendet werden. Handelsnamen oder -bezeichnungen sind auf keinen Fall für die Kennzeichnung von Inhaltsstoffen zu verwenden. Für die Kennzeichnung von Farbstoffen ist die Verwendung der Colour-Index-Nummer vorgeschrieben.

Verwendung bestimmter Begriffe
Um die Deklaration möglichst europaweit einheitlich durchführen zu können, ermöglicht es der Gesetzgeber, für Stoffe, die mit sog. Sammelbezeichnungen gekennzeichnet werden müssen, z.B. Parfüm- und Aromainhaltsstoffe, eine einheitliche Verwendung wie „Parfum" und „Aroma".

Pflanzliche Inhaltsstoffe
Für aus Pflanzen gewonnene Inhaltsstoffe basiert das INCI-System auf dem Linné-System, bei dem Gattung und Spezies der Pflanze mit der lateinischen Bezeichnung angegeben werden. Eine genaue Beschreibung des jeweils verwendeten Pflanzenteils kann im Feld „chemische Bezeichnung" im Inventar gefunden werden. Für Kennzeichnungszwecke wird die vereinfachte Bezeichnung verwendet. Kosmetische Inhaltsstoffe, die aus Pflanzen gewonnen werden und eine chemische Veränderung erfahren, werden nach dem normalen INCI-System gekennzeichnet. Ihre Bezeichnungen basieren nicht auf dem Linné-System. Für die Festlegung der vom Linné-System abgeleiteten Bezeichnung für pflanzliche Inhaltsstoffe wurden Referenzhandbücher herangezogen.

Trivialnamen
Bestimmte Trivialnamen, z.B. „Wasser", sind dem Verbraucher bekannt. Die INCI-Bezeichnungen für diese Inhaltsstoffe basieren auf denen des Europäischen Arzneibuches. Damit wird Wasser als „Aqua" gekennzeichnet.

Alkohol
Für Produkte, die denaturierten Alkohol enthalten, stehen 2 Lösungen für die Kennzeichnung der Inhaltsstoffe zur Verfügung. Einerseits kann die vereinfachte INCI-Bezeichnung „Alcohol denat." verwendet werden, andererseits kann die INCI-Bezeichnung „Alcohol" für Ethanol sowie die spezifische INCI-Bezeichnung für das Denaturierungsmittel angegeben werden. Allerdings muß für den letzteren Fall die Kennzeichnung an der Stelle der Einsatzkonzentration erfolgen.

Dekorative Kosmetika
Dekorative Kosmetika werden häufig in einer Palette von Farbnuancen vermarktet. Diese Produkte unterscheiden sich in der Regel nur durch die in der Palette verwendeten Farbstoffe. Der Gesetzgeber ermöglicht eine gemeinsame Kennzeichnung der Inhaltsstoffe für eine gesamte Palette von Farbnuancen vergleichbarer Produkte. Um die Übersetzung des Begriffes „kann ... enthalten" in die nationalen Sprachen zu vermeiden, haben die europäischen Gesetzgeber eine einheitliche Lösung akzeptiert. Die Farbstoffe sind mit „[+/- CI ...]" anzugeben.

Geheimhaltung
Die Mitgliedstaaten haben ein Verfahren zur Beantragung der Vertraulichkeit für bestimmte Inhaltsstoffe festgelegt. Diese Regel soll es dem Hersteller ermöglichen, besondere Inhaltsstoffe als „vertraulich" zu kennzeichnen. Hierzu muß allerdings ein Antrag mit umfangreichen Informationen bei den nationalen Behörden in einer festgelegten Form gestellt werden. Neben einer Begründung sind umfangreiche toxikologische und dermatologische Daten für die jeweilige Substanz erforderlich. Die Substanz wird dann mit einer 7stelligen Zahl auf der Verpackung gekennzeichnet. Diese Zahl setzt sich zusammen aus der erteilten laufenden Nummer, dem Code für den Mitgliedstaat, der die Vertraulichkeit erteilt hat, sowie der Angabe des Jahres, in dem die Erlaubnis vergeben wurde. Die Vertraulichkeit gilt für 5 Jahre und kann einmal verlängert werden.

Umsetzung

Mit der Verabschiedung der 6. Änderungs-Richtlinie [9] bzw. der 25. Änderungs-Verordnung, die die 6. Änderungs-Richtlinie in deutsches Recht umsetzt, soll für den Verbraucher Transparenz geschaffen werden. Er soll die Möglichkeit erhalten, beim Kauf die Produkte zu meiden, auf die er allergisch reagiert. Für die einheitliche Kennzeichnung hat die europäische Kosmetikindustrie mit Erfolg gekämpft. Die Alternative wäre die Kennzeichnung in 11 Landessprachen auf der Verpackung kosmetischer Mittel gewesen. Insbesondere im Hinblick auf die Öffnung des europäischen Marktes zum Osten hin muß damit gerechnet werden, daß es 18 oder 20 Amtssprachen geben wird.

Die neue Deklaration ist für viele Allergiker hilfreich, denn mit einem sachgemäß ausgefertigten Allergiepaß wird dem Verbraucher und Allergiker ermöglicht, den entsprechenden Stoff zu identifizieren und das Mittel auszuwählen, das er verträgt.

Zusammenfassung

Bei der Beurteilung von Unverträglichkeitsreaktionen auf kosmetische Mittel gibt es die unterschiedlichsten Ansätze der Bewertung. Alle Statistiken zeigen, daß Reaktionen auf kosmetische Mittel sehr selten vorkommen. Berücksichtigt man, daß täglich ca. 10-25 kosmetische Mittel teilweise mehrmals angewendet werden, so ergibt sich, daß kosmetische Mittel gesundheitlich unbedenklich und für den Verbraucher sicher sind. Um die Sicherheit zu dokumentieren, wurden verschiedene Maßnahmen ergriffen, die einen zusätzlichen Beitrag für die Vertrauenssicherheit schaffen. So ist die Kennzeichnung kosmetischer Mittel in Deutschland gesetzlich ab dem 1. Juli 1998 bzw. 1. Juli 1999 unter Berücksichtigung der Übergangsfristen vorgeschrieben [2]. Mit dieser Maßnahme wird insbesondere dem Allergiker geholfen, solche Produkte zu meiden, die Inhaltsstoffe enthalten, auf die er allergisch reagiert. Sie schafft aber auch Transparenz für interessierte Verbraucher. Um dem Verbraucher, bei dem eine Unverträglichkeitsreaktion auf ein kosmetisches Mittel vorliegt, zu helfen, wurde ein Mechanismus erarbeitet, wie bei Anfragen vorgegangen werden soll.

Literatur

1. Bundesgesetzblatt, Verordnung über kosmetische Mittel vom 26. Juni 1985 (BGBl. I S 1082). Neufassung vom 7. Oktober 1997 (BGBl. I S 2410)
2. Bundesgesetzblatt. Gesetz zur Neuordnung und Bereinigung des Rechts im Verkehr mit Lebensmitteln, Tabakerzeugnissen, kosmetischen Mitteln und sonstigen Bedarfsgegenständen vom 15. August 1994 (BGBl. I S 1946), zuletzt geändert am 25. November 1994 (BGBl. I S 3538–3544)
3. CFTA, International Cosmetic Ingredient Dictionary, 8th edn, Washington, ISBN 1-882621-22-0
4. Europäische Gemeinschaften, Richtlinie des Rates zur Angleichung der Rechtsvorschriften der Mitgliedsstaaten über kosmetische Mittel (76/768/EWG) vom 27.7.1976 (Amtsblatt der EG Nr. L 262/169 vom 27.9.1976), zuletzt geändert am 29.2.2000 (EG-Abl. 56/42 vom 1.3.2000)
5. Europäische Gemeinschaften, Amtsblatt L 132 vom 1. Juni 1996. Inventar kosmetischer Mittel
6. Groot AC de, Weyland J, Nater J (1994) Unwanted Effects of Cosmetics and Drugs Used in Dermatology, Elsevier Amsterdam
7. Groot AC de (1994) Patch Testing. Test concentrations and vehicles for 3700 chemicals. 2. Aufl., Elsevier Amsterdam
8. Industrieverband Körperpflege- und Waschmittel, Frankfurt a.M. (1985) Produktnutzen-Studie Körperpflegemittel
9. Industrieverband Körperpflege- und Waschmittel, Frankfurt a.M. (1995) 6. Änderung der EG-Kosmetik-Richtlinie
10. Industrieverband Körperpflege- und Waschmittel, Frankfurt a.M. (1996) Inhaltsstoffdeklaration kosmetischer Mittel
11. Industrieverband Körperpflege- und Waschmittel, Frankfurt a.M. (1997) Leitfaden zur Handhabung vermeintlicher oder tatsächlicher Unverträglichkeiten bei kosmetischen Mitteln
12. Industrieverband Körperpflege- und Waschmittel, Frankfurt a.M. (1997) Lesen, was draufsteht – Sicher sein, was drin ist (Verbraucherfaltblatt)
13. Industrieverband Körperpflege- und Waschmittel, Frankfurt a.M. (1997) Statistik der Produktunverträglichkeiten beim Gebrauch kosmetischer Mittel 1976–1996
14. Stehlin D (1986) Cosmetic Allergies. FDA Consumer, Washington, p 28–31

Irritative Kontaktdermatitis

K.-P. Wilhelm und D. Wilhelm

Die irritative Kontaktdermatitis ist eine nichtimmunologisch vermittelte entzündliche Reaktion uneinheitlicher Pathogenese, die bereits nach dem ersten Kontakt der Haut mit Irritanzien entstehen kann. Neben der individuellen Empfindlichkeit entscheidet v. a. die Dosis des Irritans über das Ausmaß der Reaktion. Demgegenüber beruhen allergische Reaktionen auf einer immunologischen Sensibilisierung, die zumeist erst nach wiederholter Exposition auftreten und je nach Sensibilisierungsgrad des Individuums auch bereits durch sehr geringe Mengen des Allergens ausgelöst werden können.

Über lange Zeit wurde in der dermatologischen Forschung den Mechanismen der Irritation vergleichsweise wenig Aufmerksamkeit gewidmet. So klagte Kligman Anfang der achtziger Jahre: „We are scandalously ignorant about irritation." [20] Tatsächlich befaßten sich in den ersten 5 Bänden der Zeitschrift „Contact Dermatitis" nur 8% der Veröffentlichungen mit der irritativen Dermatitis [1]. Das geringe Interesse an der irritativen Kontaktdermatitis war sicherlich auch bedingt durch das Fehlen befriedigender experimenteller Modelle und durch unzureichende Untersuchungsmethoden. Im letzten Jahrzehnt nahm das wissenschaftliche Interesse an der Pathophysiologie der irritativen Kontaktdermatitis jedoch deutlich zu. Wegbereitend hierfür war sicherlich auch, daß eine von Kligmans Forderung erfüllt wurde: „Most important of all, we must invent methodologies that permit us to measure the difference in irritant potential among various substances. Quantification is an urgent requirement" [20]. Biophysikalische Meßinstrumente wie das Evaporimeter zur Messung des transepidermalen Wasserverlustes, das Laser-Doppler-Flowmeter zur semiquantitativen Bestimmung der Hautdurchblutung sowie elektrische Meßverfahren zur Ermittlung der Hornschichthydratation ermöglichen eine Quantifizierung von hautphysiologischen Parametern und stimulierten das Interesse an der Erforschung der irritativen Kontaktdermatitis enorm. So kam es 1991 in Groningen zu einem ersten, ausschließlich der irritativen Kontaktdermatitis gewidmeten internationalen Symposium (International Symposium on Irritant Contact Dermatitis, ISICD). Weitere ISICD Symposien folgten 1994 in Zürich und 1997 in Rom.

Ätiologie und Klinik der irritativen Kontaktdermatitis

Das klinische Bild der irritativen Kontaktdermatitis ist in Abhängigkeit von der Akuität durch Erythem, Ödem, Papulovesikel, Lichenifikation, Rhagaden und Schuppung gekennzeichnet [36].

Die Entzündung ist im Vergleich zu allergischen Reaktionen i. allg. schärfer auf die Kontaktfläche begrenzt, nach Expositionsende wird im Gegensatz zu allergischen Reaktionen ein früherer Abfall der Reaktion („Decrescendoreaktion") beobachtet. Von diesen Reaktionsmustern gibt es jedoch Ausnahmen. Beispielsweise kann Natriumlaurylsulfat (SLS) in der Epikutantestung aufgrund eines verzögerten Reaktionsbeginns auch eine allergische Reaktion vortäuschen [5].

Obwohl physikalische Faktoren wie Reibung, UV-Strahlung und ionisierende Strahlung ebenfalls nichtimmunologisch vermittelte Dermatitiden auslösen können, wird unter dem Begriff irritative Kontaktdermatitis zumeist eine durch chemische Irritanzien verursachte Reaktion verstanden.

Die verschiedenen chemischen Irritanzien können an unterschiedlichen Strukturen der Haut ihren Angriffspunkt haben und über verschiedene pathophysiologische Wege zu entzündlichen Reaktionen führen [26]. Um diese Vielfalt zutreffender zu charakterisieren, hat Maibach den Begriff des „Irritant dermatitis syndrome" eingeführt. Während z. B. Detergenzien primär an das Stratum corneum adsorbieren und zu einer Denaturierung von Keratinproteinen und einer Extraktion von Hornschichtlipiden führen [16, 17], induzieren Nikotinsäureester direkt eine Vasodilatation und lassen Hornschicht und Epidermis unbeeinflußt [8]. So können durch verschiedene chemische Irritanzien nahezu sämtliche dermatologischen Effloreszenzen experimentell erzeugt werden ([10] (Tabelle 1).

Die hautreizende Wirkung von stark toxisch wirkenden Chemikalien wie konzentrierten Säuren oder Laugen ist meist bekannt. Daher führen diese Stoffe, von Unfällen einmal abgesehen, nur relativ selten zu Krankheitserscheinungen. Weniger stark toxisch wirkende Stoffe hingegen verursachen häufig zunächst nur geringfügige, nichtentzündliche, auf die Hornschicht begrenzte Veränderungen [32]. Diese sind zumeist nur als diskrete Schuppung erkennbar. Erst nach wiederholtem Kontakt kommt es zu einer Dermatitis ([23]; Abb. 1). Es entsteht die chronisch-irritative Kontaktdermatitis (Synonyme: toxisch-degeneratives Ekzem, chronisch kumulativ-toxisches Kontaktekzem).

Die Ursache der chronisch-irritativen Dermatitis ist für Arzt und Patient häufig schwer zu eruieren, da bei gleichbleibenden Lebensgewohnheiten und Arbeitsbedingungen die Kontaktdermatitis scheinbar plötzlich entsteht. Auch zeigt eine chronisch-irritative Kontaktdermatitis häufig kein lehrbuchmäßig klinisches Bild, son-

Tabelle 1. Irritanzien und durch sie verursachte Reaktionen[a]

Irritans	Klinisches Bild
Detergenzien	Schuppung, Erythem, Ödem
Anorganische Lösungsmittel	Schuppung, Erythem, Ödem
Säuren	Koagulationsnekrose
Laugen	Kolliquationsnekrose
Crotonöl (Phorbolester)	Pusteln
Cantharidin	Subepidermale Blase
Nikotinsäureester	Erythem (Ödem)
Milchsäure	„Unsichtbare" subjektive Irritation
Histamin, Histaminliberatoren	Erythem, Ödem

[a] Darstellung klinisch bzw. experimentell relevanter Irritanzien und durch sie ausgelöste typische morphologische Veränderungen. Die klinische Reaktion hängt von der Dosis des Irritans ab. Daher können im Einzelfall abweichende Reaktionen beobachtet werden.

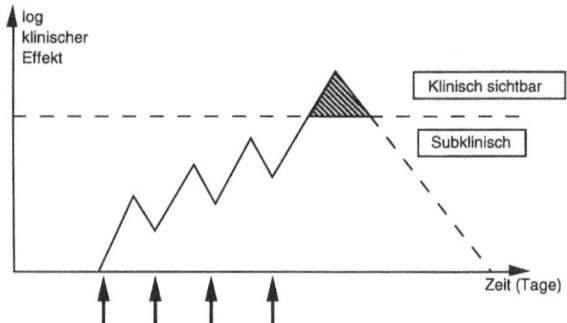

Abb. 1. Entstehung einer chronisch-irritativen Dermatitis nach Malten 1981 [23]. Irritative Stimuli sind durch Pfeile dargestellt

dern ist nicht selten durch unscharfe Begrenzung und Streuphänomene gekennzeichnet. Es kann deshalb zu Verwechslungen mit allergisch bedingten Kontaktdermatitiden kommen [8]. In irritativ geschädigter Haut können zudem leichter Sensibilisierungen gegenüber Kontaktallergenen entstehen [22], so daß Überlappungen zwischen beiden Formen – allergisch und irritativ – durchaus vorkommen.

In der Mehrzahl der Fälle sind nicht Arbeitsunfälle mit stark hautreizenden Substanzen, sondern vielmehr der wiederholte Kontakt mit schwach reizenden Substanzen, deren Reizwirkung oftmals vom Verbraucher zunächst nicht wahrgenommen wird, Ursache der verschiedenen Formen der irritativen Reaktionen. Auch hängt die Entstehung und Ausprägung einer irritativen Kontaktdermatitis von zahlreichen sowohl endogenen als auch exogenen Faktoren ab.

Faktoren, die die Irritabilität beeinflussen

Endogene Faktoren:
Alter
Geschlecht
Rasse, Pigmentierungstyp
Genetische Disposition
Erkrankungen (v. a. Atopie)
Vorgeschädigte/gesunde Haut
Anatomische Lokalisation
Hormonzyklus

Exogene Faktoren:
Konzentration und Menge des Irritans
Irritationspotential des Irritans
Lösungsmittel
Applikationsfläche und -zeit
Applikationsart (offen vs. okklusiv)
Umgebung (Temperatur und Luftfeuchtigkeit)
Jahreszeit
Beobachtungszeitpunkt
Beurteilungsparameter

Hautpflege- und Hautreinigungsmittel als Ursachen von irritativen Reaktionen

Die topische Anwendung von Kosmetika ist, ebenso wie die Anwendung von Arzneimitteln, mit dem Risiko lokaler Unverträglichkeitsreaktionen behaftet. Irritative Unverträglichkeitsreaktionen gegenüber „Leave-on-Produkten" beruhen in der überwiegenden Zahl der Fälle auf folgenden Mechanismen: Stinging (subjektiv/sensorische Irritation) oder nichtimmunologische Kontakturticaria (NICU).

Unverträglichkeitsreaktionen gegenüber „Rinse-off-Produkten", zumeist Hautreinigungsmitteln sind in der Mehrzahl der Fälle durch die darin enthaltenen und für deren Wirkung verantwortlichen Detergenzien verursacht und irritativer Genese. Das Spektrum der Unverträglichkeitsreaktionen gegenüber Detergenzien reicht von leichter Austrocknung über Schuppung bis zur manifesten Dermatitis. Da bei nahezu jeder Person durch wiederholte und/oder prolongierte Anwendung von Detergenzien irritative Reaktionen mit Dermatitischarakter ausgelöst werden können, wurde diese Art der Irritation in den letzten Jahren intensiv untersucht und häufig als Irritationsmodell schlechthin verwandt. Nachfolgend sollen oben genannte Ursachen irritativer Reaktionen näher beschrieben werden und hierbei der detergenzieninduzierten irritativen Dermatitis ein Schwerpunkt eingeräumt werden.

Stinging

Stinging ist typischerweise eine rein subjektive sensorische Hautreizung, die überwiegend bei Frauen nach Anwendung von bestimmten Gesichtspflegeprodukten, z. B. Moisturizern, Lichtschutzpräparaten oder durch bestimmte Duftstoffe, ausgelöst wird. Bei entsprechend disponierten Personen kommt es typischerweise innerhalb weniger Minuten nach Applikation bis zu einer Dauer von 15–20 min zu einem unangenehmen stechenden Brennen und/oder Juckreiz [12]. Wenngleich die Mechanismen des Stinging nach wie vor ungeklärt sind, konnten zumindest in den vergangenen Jahren zahlreiche Stinging-verursachende Substanzen identifiziert werden [12].

Nichtimmunologische Kontakturtikaria

Bei der nichtimmunologischen Kontakturticaria (NICU) kommt es ebenfalls innerhalb von wenigen Minuten nach Kontakt der Haut mit auslösenden Stoffen zu Rötung, Juckreiz und Schwellung der betroffenen Hautpartien. NICU ist durch lokalisiertes Auftreten ohne Streuung charakterisiert; systemische Symptome fehlen immer [21]. Die Intensität der Reaktion zeigt eine enge Beziehung zur Konzentration des verantwortlichen Agens und reicht über Juckreiz, Erythem zu Ödem. Im Gegensatz zur allergischen Urtikaria fehlt eine Sensibilisierungsphase. Wenngleich der genaue Mechanismus noch nicht vollständig geklärt werden konnte, ist bekannt, daß unterschiedliche Substanzen eine NICU über verschiedene Mechanismen auslösen können. Teilweise sind die Reaktionen über Mastzellen vermittelt, z. T. greifen die Substanzen aber auch direkt an der Gefäßwand an [13, 15]. Eine umfangreiche Liste mit NICU-auslösenden Inhaltsstoffen von Kosmetika findet sich in einer kürzlich veröffentlichten Übersicht von Hannuksela [15].

Von praktischer Relevanz erscheint die Tatsache, daß experimentell bei einem Teil der Probanden bereits durch die in Kosmetika durchaus üblichen Konzentrationen von z. B. Benzoesäure oder von Zimtaldehyd urtikarielle Reaktionen ausgelöst werden können.

In einer kürzlich von uns durchgeführten Studie an über 200 gesunden Probanden mit Nikotinsäuremethylester, trans-Zimtsäure und Benzoesäure als NICU-Modellsubstanzen konnten wir keine generell für NICU empfindliche Population identifizieren [2]. Vielmehr zeigten Probanden, die besonders stark auf Nikotinsäure reagierten, z. T. eine im Vergleich relativ schwache Reaktion gegenüber den anderen beiden Substanzen. Da der NICU unterschiedliche Pathomechanismen zugrunde liegen, verwundert diese Beobachtung auch nur bedingt.

Detergenzien als Ursache einer irritativen Dermatitis

Detergenzien führen nur in seltenen Fällen zu einer immunologisch vermittelten Kontaktallergie [30]. In den meisten Fällen von allergischen Reaktionen gegenüber Seifen oder Syndetpräparaten bestehen Sensibilisierungen gegen Verunreinigungen oder Zusatzstoffe, wie u. a. rückfettende Bestandteile, Schaumstabilisatoren, Antioxidanzien, Deodoranzien, Farbstoffe oder Parfüme [30]. Dagegen ist die eng mit der erwünschten Reinigungswirkung zusammenhängende, unerwünschte Irritationswirkung dieser Produkte von großer Bedeutung. Detergenzien sind neben Lösungsmitteln, die zusätzlich in Reinigungsprodukten enthalten sein können, für die Mehrzahl der chronisch-irritativen Kontaktdermatitiden verantwortlich [18, 23, 24]. Weiterhin verstärken Detergenzien durch ihren penetrationssteigernden Einfluß die Wirkung anderer Irritanzien (Abb. 2) und ebenfalls die Penetration von Kontaktallergenen [31]. Dieser Effekt wird zum Beispiel in Human- und Tierversuchen zur prospektiven Bestimmung des Sensibilisierungspotentials ausgenutzt, indem der wiederholten Applikation eines potentiellen Kontaktallergens eine 24stündige Applikation von SLS vorausgeht [19].

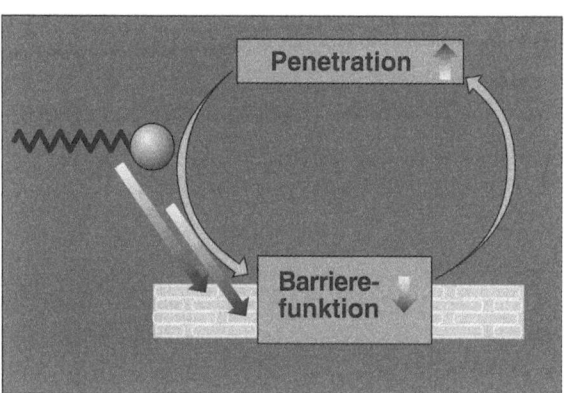

Abb. 2. Die durch Detergenzien verursachte Beeinträchtigung der Barrierefunktion der Hornschicht führt zur Penetrationssteigerung. Hierdurch sind – insbesondere anionische – Detergenzien in der Lage, als eigenständige Penetration enhancer zu wirken (s. auch Abb. 1)

Pathophysiologie der detergenzieninduzierten irritativen Kontaktdermatitis

Detergenzien induzieren vielfältige Veränderungen an menschlicher Haut. Das Ausmaß der Hautschädigung ist abhängig von den physikochemischen Eigenschaften des Detergens, der Konzentration, der Art und Weise sowie der Dauer der Exposition [3]. Die Schädigung kann zunächst auf das Stratum corneum begrenzt sein [31]. Dieser sog. Seifeneffekt besteht aus einer glänzenden Oberfläche mit zigarettenpapierartiger Fältelung. Sichtbare Nebenwirkungen an der Haut lassen sich der Schwere nach einteilen in: Rauheit (Schuppung), Erythem, Ödem und Fissuren/Rhagaden.

Detergenzien schädigen das Stratum corneum durch mehrere Mechanismen. Initial induzieren sie eine reversible Konformitätsänderung der intrazellulären Keratinproteine. Bei fortbestehender Exposition oder höheren Konzentrationen des Detergens wird die Denaturation der Keratine irreversibel [16]. Zusätzlich können Detergenzien die Korneozytenmembran schädigen und zur Herauslösung interzellulärer Lipide führen [9, 17]. Letzteres wird jedoch erst bei hohen Detergenzienkonzen-

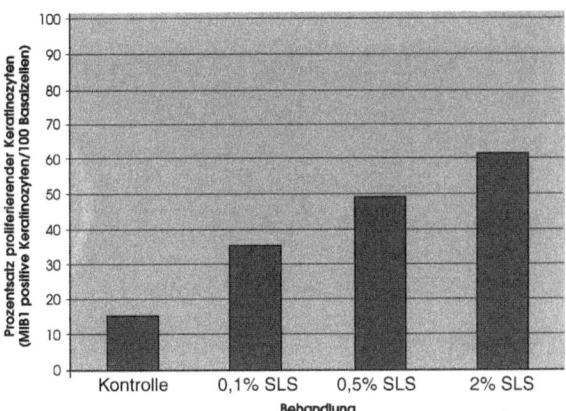

Abb. 3. Mittelwerte der proliferierenden Keratinozyten (MIB1 positive Keratinozyten/100 Basalzellen) in normaler Haut und 96 h nach Irritation mit 0,1-, 0,5- und 2%iger Natriumlaurylsulfat (SLS)-Lösung. Signifikante Unterschiede im Vergleich zu unbehandelter Haut *p < 0,05, **p < 0,01. (Mod. nach Metker et al. 1995 [25])

trationen beobachtet [9]. Bereits in niedrigen Konzentrationen werden anionische Detergenzien vom Typ der Fettalkoholsulfate in die interzellulären Lipiddoppelschichten eingefügt [7]. Hierdurch resultiert eine relative Unordnung in der Lipidstruktur mit der Folge einer erhöhten Permeabilität [7, 9].

Als reparative Antwort auf die entstehende Barrierefunktionsstörung steigt die Lipidsynthese, die über das geschwindigkeitsbestimmende Enzym der Cholesterolsynthese, die 3-Hydroxy-3-methylglutaryl-Coenzym A (HMG-CoA) Reduktase, reguliert wird [27].

In der Epidermis führen Detergenzien einerseits über einen membranschädigenden Effekt direkt zum Zelltod von Keratinozyten [34]. In subtoxischen Konzentrationen induzieren sie andererseits ödematöse Veränderungen an Keratinozyten mit prominenten Nukleoli. Im Zusammenhang mit der Barrierefunktionsstörung wird über einen bisher nicht genau bekannten Mechanismus eine Hyperproliferation der basalen Keratinozyten induziert [25, 28, 37]. Hierbei konnten wir eine deutliche Abhängigkeit zwischen der Konzentration des Modellirritans SLS und dem Ausmaß der basalen Hyperproliferation nachweisen ([25]; Abb. 3). Die Hyperproliferation ist Ursache für die akanthotische Verbreiterung der Epidermis und die parahyperkeratotische Verhornung.

In der Dermis führen Detergenzien zu einer entzündlichen Reaktion. Die Permeation in die Dermis ist jedoch keine notwendige Voraussetzung zur Auslösung inflammatorischer Reaktionen. Vielmehr kann bereits eine Schädigung von Keratinozyten über eine vermehrte Produktion und Liberation von Zytokinen und proinflammatorischen Substanzen zur Entzündung führen [11, 29]. Zusätzlich wird durch eine detergenzieninduzierte irritative Kontaktdermatitis der Lymphabfluß signifikant und anhaltend gesteigert [4].

Experimentelle Untersuchungen zur detergenzieninduzierten irritativen Kontaktdermatitis

Bereits eine einmalige Waschprozedur von 30 s Dauer mit handelsüblichen Duschgelen führt zu einer sofortigen Abnahme der Hornschichtfeuchtigkeit (Abb. 4). Dieser Effekt ist jedoch nicht sichtbar und nur mit instrumentellen Methoden, z.B. dem Corneometer zur Messung der elektrischen Kapazität, nachweisbar. 1–2 h nach der Waschprozedur sind üblicherweise wieder die Ausgangswerte für die Hornschichtfeuchtigkeit erreicht. Bei wiederholter und längerfristiger Anwendung kann jedoch eine stärkere Austrocknung der Haut, dann auch mit sichtbaren Anzeichen wie Schuppung und ggf. Fissuren, ausgelöst werden. Der Übergang zur manifesten Dermatitis ist dann fließend.

In experimentellen, an hautgesunden Probanden durchgeführten Studien zeigte sich häufig eine ausgesprochene interindividuelle Variabilität in der Empfindlichkeit der Haut gegenüber Detergenzien [10]. So fiel auch in einer unserer früheren Untersuchungen eine ausgesprochene interindividuelle Variabilität in der Intensität der Hautreaktion nach Applikation von gleicher Menge und Konzentration eines Irritans auf. So führte die höchste SLS-Konzentration (3%) bei einigen weniger empfindlichen Probanden zu einer geringeren Hautirritation als die geringste Konzentration (0,125%) bei empfindlichen Individuen. Deshalb haben wir in einer anschließenden Untersuchung die Abhängigkeit der Irritabilität vom Lebensalter und von der anatomischen Lokalisation untersucht. Hierbei zeigten sich sowohl bei jungen als auch bei älteren Erwachsenen deutliche Unterschiede in der Intensität der Irritation, wobei z.B. die Handinnenfläche und die Region am Fußinnenknöchel am wenigsten empfindlich gegenüber einer SLS-Irritation waren, während das Detergens am Oberschenkel die größte Barrierefunktionsstörung induzierte (Abb. 5a, b).

Weiterhin wurde eine signifikant abgeschwächte Irritabilität mit zunehmendem Probandenalter nachgewiesen. Im besonderen traf dies für sichtbare entzündliche Veränderungen in Form eines Erythems zu. Daß die Haut älterer Erwachsener jedoch selbst bei ausbleibender Hautrötung ebenfalls durch Detergenzien geschädigt wird, konnte durch TEWL-Messungen nachgewiesen werden. Messungen des TEWL scheinen daher insbesondere bei älteren Individuen sinnvoll zu sein, um auch möglicherweise unsichtbare Hautschäden zu erkennen.

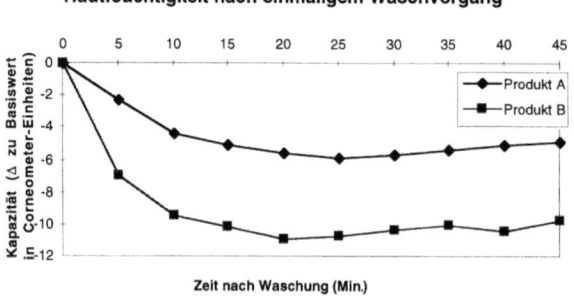

Abb. 4. Ein einmaliger, 1minütiger Waschvorgang am Unterarm mit handelsüblichen Duschgels führt zu einem deutlichen Abfall der Hornschichtfeuchtigkeit (gemessen nach dem kapazitiven Meßprinzip mit einem Corneometer), wobei signifikante Unterschiede zwischen verschiedenen Präparaten beobachtet werden können (dargestellt sind Mittelwerte von 20 Probanden, eigene unveröffentlichte Ergebnisse)

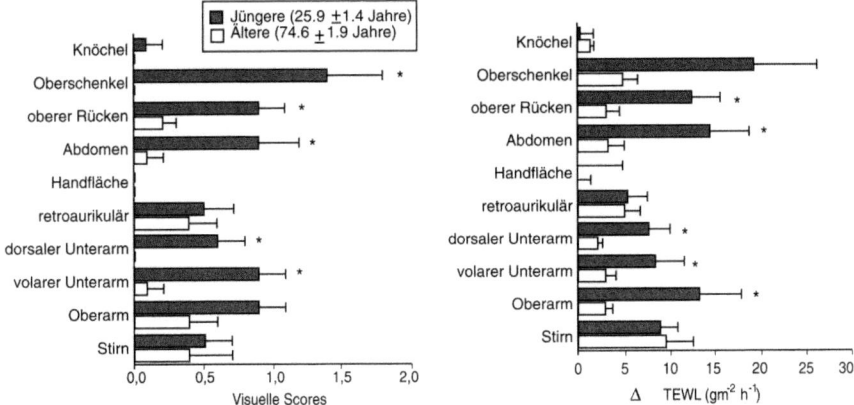

Abb. 5a, b. Altersabhängigkeit der Empfindlichkeit gegenüber einer durch Natriumlaurylsulfat (SLS) induzierten Irritation. Es zeigten sich deutliche lokalisationsabhängige Unterschiede im Ausmaß des Erythems (**a**) und des Anstiegs des transepidermalen Wasserverlustes (**b**; Δ TEWL = TEWL$_{SLS}$ – TEWL$_{Kontrolle}$). Weiterhin zeigte sich an den meisten anatomischen Lokalisationen eine geringere Hautschädigung als in der jüngeren Gruppe. (Mod. nach Cua et al. 1990 [6])

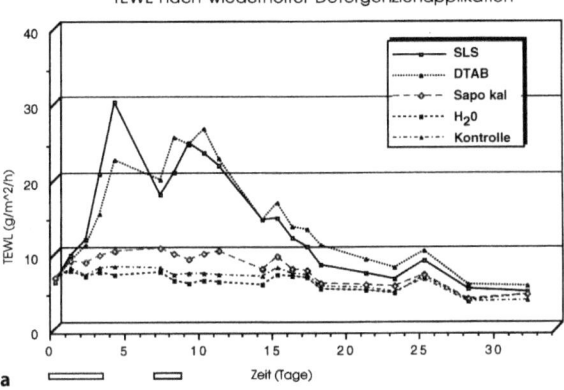

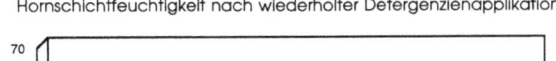

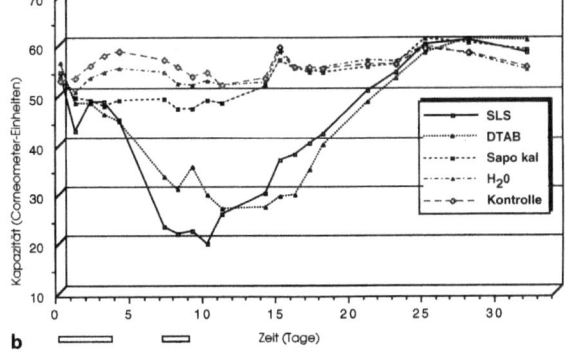

Abb. 6a, b. Entstehung und Reparatur einer durch wiederholte Applikation (20 min täglich, Applikationstage sind durch den Balken dargestellt) von verschiedenen Detergenzien induzierten irritativen Kontaktdermatitis. Während der 8tägigen Induktionsphase kommt es zu einem kontinuierlichen Anstieg des transepidermalen Wasserverlustes (**a**) und einem entgegengesetzten Abfall der Hornschichtfeuchtigkeit (**b**). Die Reparaturphase bis zur vollständigen Normalisierung von TEWL und Hornschichtfeuchtigkeit benötigt ca. 3 Wochen. SLS: Natriumlaurylsulfat (anionisches Detergens); DTAB: Dodecylbimethylammoniumbromid (kationisches Detergens); Sapo kal: Sapo kalinus; Schmierseife. (Mod. nach Wilhelm et al. 1994 [35]).

Nach Induktion einer experimentellen irritativen Kontaktdermatitis – entweder durch einmalige oder wiederholte Applikation von SLS als einem Vertreter für anionische Detergenzien oder von Dodecyltrimethylammoniumbromid als einem Vertreter eines kationischen Detergens – vergehen bis zu 3 Wochen und mehr, bevor die Integrität der Haut wieder vollständig hergestellt ist ([35]; Abb. 6a, b).

Zusammenfassung

Bei der irritativen Kontaktdermatitis handelt es sich um ein komplexes Krankheitsbild, dessen Vielfalt besser durch den Begriff „Irritant dermatitis syndrome" charakterisiert wird. Zahlreiche endogene und exogene Faktoren bestimmen, ob und in welcher Ausprägung es zu irritativen Haurreaktionen kommt. Obwohl seit Kligmans Klage über unsere „scandalous ignorance about skin irritation" beachtliche Erkenntnisse zur Pathophysiologie der irritativen Kontaktdermatitis erzielt wurden, ist unser Wissen hierüber nach wie vor auf einige wenige durch bestimmte Modellirritanzien induzierte Formen beschränkt.

Literatur

1. Andersen KE, Benezra C, Burrows D et al. (1987) Contact Dermatitis. A review. Contact Dermatitis 16: 55–78
2. Basketter DA, Wilhelm KP (1996) Studies on non-immune immediate contact reactions in an unselected population. Contact Dermatitis 35: 237–240
3. Bettley FR, Donoghue E (1960) The irritant effect of soap upon the normal skin. Br J Dermatol 72: 67–76
4. Brand CU, Hunziker T, Braathen LR (1992) Isolation of human skin-derived lymph: Flow and output of cells following sodium lauryl sulphate-induced contact dermatitis. Arch Dermatol Res 284: 123–126
5. Bruynzeel DP, van Ketel WG, Scheper RJ, von Blomberg-van der Flier BME (1982) Delayed time course of irritation by sodium lauryl sulfate: Observation on threshold reactions. Contact Dermatitis 8: 236–239
6. Cua AB, Wilhelm KP, Maibach HI (1990) Cutaneous sodium lauryl sulfate irritation potential: Age and regional variability. Br J Dermatol 123: 607–613
7. Downing DT, Abraham W, Wegner BK, Willman KW, Marshall JL (1993) Partition of sodium dodecyl sulfate into stratum corneum lipid liposomes. Arch Dermatol Res 285: 151–157
8. Foussereau J, Cavelier C (1978) Toxische Dermatitis und Pseudo-Kontaktallergie. Dermatosen 26: 156–161
9. Froebe CL, Simion FA, Rhein LD, Cagan RH, Kligman AM (1990) Stratum corneum lipid removal by surfactants: Relation to in vivo irritation. Dermatologica 181: 277–283
10. Frosch PJ (1985) Hautirritation und empfindliche Haut. Grosse Scripta 7, Grosse, Berlin
11. Frosch PJ, Czarnetzki BM (1987) Surfactants cause in vitro chemotaxis and chemokinesis of human neutrophils. J Invest Dermatol 88: 52s–55s
12. Frosch PJ, Kligman AM (1977) A method for appraising the stinging capacity of topically applied substances. J Soc Cosmet Chem 28: 197–209
13. Gollhausen R, Kligman AM (1985) Human assay for identifying substances which induce non-allergic contact urticaria: the NICU-test. Contact Dermatitis 13: 98–106
14. Guy RH, Wester RC, Tur E, Maibach HI (1983) Noninvasive assessments of the percutaneous absorption of methyl nicotinate in humans. J Pharm Sci 72: 1077–1079
15. Hannuksela M (1997) Cosmetics, cosmetic ingredients, emulsifiers and moisturizers In: Amin S, Lahti A, Maibach HI (eds) Contact Urticaria Syndrome. CRC, Boca Raton, FL, pp 111–113
16. Imokawa G, Sumura K, Katsumi M (1975) Study on skin roughness caused by surfactants: II. Correlation between protein denaturation and skin roughness. J Am Oil Chem Soc 52: 484–489
17. Imokawa G, Akasaki S, Minematsu Y, Kawai M (1989) Importance of intercellular lipids in water-

retention properties of the stratum corneum: Induction and recovery study of surfactant dry skin. Arch Dermatol Res 281: 45-51
18. Jordon JW, Dolce FA, Osborne ED (1940) Dermatitis of the hands in housewives. Role of soap in its etiology and methods for its prevention. JAMA 115: 1001-1006
19. Kligman AM, Epstein W (1975) Updating the maximization test for identifying contact allergens. Contact Dermatitis 1: 231-239
20. Kligman AM (1982) Assessment of mild irritants. In: Frost P, Horwitz SN, Principles of cosmetics for the dermatologist. Mosby, London pp 265-274
21. Lahti A, Maibach HI (1989) Immediate Contact Reactions. Immunology and Allergy Clinics North Am 9: 463-478
22. Magnusson B, Kligman AM (1977) Factors influencing allergic contact sensitization. In: Marzulli MN, Maibach HI (eds) Dermatotoxicology and Pharmacology. Hemisphere, Washington, pp 289-304
23. Malten KE (1981) Thoughts on irritant contact dermatitis. Contact Dermatitis 7: 238-247
24. Malten KE, den Arend JAC (1985) Irritant contact dermatitis. Dermatosen 33: 125-132
25. Metker C, Welzel J, Wilhelm KP (1995) Epidermal proliferation is related to the integrity of the skin permeability barrier (abstract). Allergologie 17: 262-263
26. Patrick E, Maibach HI, Burkhalter A (1985) Mechanisms of chemically induced skin irritation. Toxicol Appl Pharmacol 81: 476-490
27. Proksch E, Elias PM, Feingold KR (1990) Regulation of 3-hydroxy-3-methylglutaryl-coenzyme A reductase activity in murine epidermis. Modulation of enzyme content and activation state by barrier requirements. J Clin Invest 85: 874-882
28. Proksch E, Feingold KR, Mao-Qiang M, Elias PM (1991) Barrier function regulates epidermal DNA synthesis. J Clin Invest 87: 1668-1673
29. Reinartz J, Boukamp P, Schickel E, Fusenig NE, Kramer MD (1991) Activation of the plasminogen activator system in a keratinocyte cell line (HaCaT) by alkyl sulfates. Biomed Biochim Acta 50: 743-748
30. Ring J, Gollhausen R (1990) Allergologische Bewertung von Syndets zur Hautreinigung. In: Braun-Falco O, Korting HC (Hrsg) Hautreinigung mit Syndets. Springer, Berlin Heidelberg New York Tokyo, pp 181-188
31. Scheuplein R, Ross L (1970) Effects of surfactants and solvents on the permeability of epidermis. J Soc Cosmet Chem 21: 853-873
32. Van der Valk PGM, Nater JP, Bleumink E (1985) The influence of low concentrations of irritants on skin barrier function as determined by water vapour loss. Dermatosen 33: 89-91
33. Wilhelm KP, Surber C, Maibach HI (1989) Quantification of sodium lauryl sulfate irritant dermatitis in man. Comparison of four techniques: Skin color reflectance, transepidermal water loss, laser Doppler flow measurement and visual scores. Arch Dermatol Res 281: 293-295
34. Wilhelm KP, Samblebe M, Siegers CP (1994) Quantitative in vitro assessment of N-alkyl sulfate-induced cytotoxicity in human keratinocytes (HaCaT). Comparison with in vivo human irritation tests. Br J Dermatol 130: 18-23
35. Wilhelm KP, Freitag G, Wolff HH (1994) Surfactant-induced skin irritation and skin repair: Evaluation of a cumulative human irritation model by non-invasive techniques. J Am Acad Dermatol 31: 981-987
36. Wilkinson JD, Rycroft RJG (1992) Contact dermatitis. In: Champion RH, Burton JL, Ebling FJG (eds) Textbook of dermatology, 5th edn, Vol 1. Blackwell, Oxford, United Kingdom, pp 611-716
37. Willis CM, Stephens CJM, Wilkinson JD (1992) Differential effects of structurally unrelated chemical irritants on the density of proliferating keratinocytes in 48h patch test reactions. J Invest Dermatol 99: 449-453

Allergische Kontaktdermatitis

F. Ruëff

Grundprinzipien

Die allergische Kontakdermatitis, im deutschen Sprachraum im chronischen Stadium meist als allergisches Kontaktekzem bezeichnet, gehört zu den häufigsten Hauterkrankungen. Das klinische Bild ist im akuten Zustand gekennzeichnet durch Erythem, nässende Erosionen und Bläschenbildung, im chronischen Stadium durch Erythem, Schuppung und Hyperkeratose. Als Auslöser kommen unter anderem Duftstoffe, Salbengrundlagen, Konservierungsstoffe, Metalle, Gummihilfsstoffe und Arzneistoffe in Betracht, die mit Hilfe eines Epikutantests ermittelt werden können. Als symptomatische Therapie der Hautveränderungen werden topisch oder systemisch Glukokortikosteroide angewendet. Zur Prophylaxe ist eine Allergenkarenz erforderlich.

Pathomechanismus

Vor Auftreten von klinischen Symptomen einer allergischen Kontaktdermatitis kommt es zu einer immunologischen Sensibilisierung, der allergischen Kontaktsensibilisierung (syn. Kontaktsensibilisierung vom Spättyp; Typ IV-Reaktion nach Coombs und Gell). Eine allergische Reaktionslage kann definiert werden als eine erworbene, immunologisch vermittelte, krank machende Überempfindlichkeitreaktion [10].

Beim Sensibilisierungsvorgang der allergischen Kontaktsensibilisierung wird das Kontaktallergen nach Hautkontakt durch Bindung an epidermale Trägerproteine zum Vollantigen. Ohne Bindung an Trägerproteine wirken die Allergene wohl meist noch nicht als Vollantigene und werden als Haptene bezeichnet. Die Antigen-/Allergenpräsentation erfolgt an der Oberfläche von Langerhans-Zellen. Die folgende Aktivierung von T-Lymphozyten benötigt Interleukin-1; im weiteren kommt es zu einer Proliferation spezifisch immunisierter T-Zellen in den Lymphknoten. Spezifisch gegen das Allergen sensibilisierte Gedächtniszellklone („memory cells") zirkulieren im Organismus und reagieren bei erneutem Allergenkontakt als Effektorzellen, klinisch kommt es dann zur Entwicklung eines Ekzems. Die Sensibilisierungsphase benötigt mindestens 5–7 Tage; besteht bereits eine Sensibilisierung, kommt es u. U. bereits nach wenigen Stunden, meist innerhalb von 1–2 Tagen zu Hauterscheinungen.

Individuelle Faktoren (Schädigung der Epidermisbarriere durch Mazeration, Okklusion oder Reibung, Ort und Zeit des Kontaktes, möglicherweise genetische

Faktoren), eine Zeit-Dosis-Relation bei der Allergenexposition und stoffliche Eigenschaften der Kontaktallergene sind Risikofaktoren für die Entstehung einer allergischen Kontaktsensibilisierung. Im Tierexperiment ist gezeigt worden, daß eine hochdosierte orale Allergenzufuhr protektiv hinsichtlich der späteren Entwicklung einer allergischen Kontaktsensibilisierung wirkt [1, 13].

Die immunologische Sensibilisierung und nach neuerlicher Allergenexposition ausgelöste klinische Reaktionen können in jedem Lebensalter, auch bei Kindern [12] auftreten. Entgegen der Vorstellung, Patienten mit atopischem Ekzem würden aufgrund einer veränderten Immunreagibilität ein geringeres Risiko für eine Kontaktsensibilisierung vom Spättyp aufweisen („T-Zell-Schwächlinge"), finden sich gerade bei diesen Patienten häufig Kontaktsensibilisierungen gegen Arzneistoffe und Salbengrundlagen [7]. Die Erfordernis, ständig rückfettende bzw. Wirkstoffe enthaltende Externa bei geschädigter Epidermisbarriere anzuwenden, bedingt bei diesen Patienten eine erhöhte Exposition gegenüber Kontaktallergenen in Externa.

Kontaktallergene

Kontaktallergene weisen kein grundsätzliches gemeinsames strukturelles oder chemisches Prinzip auf bis auf die Bindungsfähigkeit an epidermale Trägerproteine. Nicht selten handelt es sich bei den Kontaktallergenen um Ionen (z. B. Nickel, Kobalt) oder chemisch definierte Moleküle mit niedrigem Molekulargewicht. Findet eine Bindung an epidermale Trägerproteine erst nach Absorption von UV-Energie statt, so spricht man von Photokontaktallergenen (Tabelle 1).

Einige Stoffe sind obligate Kontaktallergene (z. B. 2,4-Dinitrochlorbenzol); das bedeutet, daß grundsätzlich alle Kontaktpersonen mit intaktem Immunsystem bei ausreichender Allergenexposition mit Ausbildung einer allergischen Kontaktsensibilisierung reagieren. Andere Stoffe, beispielsweise Kaliumdichromat (als typisches Berufsallergen bei Maurern, weiteres Vorkommen v. a. als Ledergerbmittel), führen oft erst nach langwährendem, intensivem Kontakt zu einer Sensibilisierung.

Die Häufigkeit, mit der Testreaktionen gegen einzelne Kontaktallergene bei einer größeren Anzahl an Patienten nachweisbar sind, spiegelt nicht nur die kontaktsensibilisierende Potenz der einzelnen Stoffe wider, sondern auch deren Verbreitung. Bei

Tabelle 1. Photokontaktallergene in Kosmetika

Allergene	Vorkommen/Verwendung
Wacholder-, Buchen-, Fichten- oder Birkenholzteer	Holzteere
Moschusambrette	Synthetischer Duftstoff
6-Methylcumarin	Synthetischer Duftstoff (mit Kokusnußaroma)
P-Aminobenzoesäure	UVB-Filter
4-tert-Butyl-4'-methoxy-dibenzoylmethan (Parsol 1789)	UVA-Filter
2-Hydroxy-4-methoxybenzophenon (Eusolex 4360)	UVB-Filter
3-(4-Methylbenzyliden)-Campher (Eusolex 6300)	UVB-Filter
4-Isopropyldibenzoylmethan (Eusolex 8020)	UVA-Filter

Tabelle 2. Prozentuale Häufigkeit von Testreaktionen gegen verbreitete Kontaktallergene

Allergen	Deutschland, Österreich (Schnuch et al. 1997 [11]) 1990–1995	USA (Marks et al. 1998 [5]) 1994–1996
Nickelsulfat	15,7	14,3
Duftstoff-Mix	10,2	2,4[a]
Perubalsam	6,5	10,4
Thiomersal	5,7	n.d.
p-Phenylendiamin	5,0	6,8
Kobaltchlorid	4,7	n.d.
Kaliumdichromat	4,6	2,0
Kolophonium	3,4	2,6
Thiuram-Mix	2,8	6,8
Neomycinsulfat	2,6	11,6
Wollwachsalkohole	2,5	3,3
Quecksilber (II)-Amidchlorid	2,5	n.d.
(Chlor)-Methylisothiazolon	2,5	n.d.
Formaldehyd	2,1	9,2
Dibromdicyanobutan, Phenoxyethanol	1,7	n.d.
Benzocain	1,7	2,6
Cetylstearylalkohol	1,4	n.d.
Paraben-Mix	1,3	n.d.
Epoxidharz	1,1	2,2
N-Isopropyl-N-phenyl-p-phenylendiamin	1,1	n.d.
p-tert.-Butylphenol/Formaldehydharz	0,9	2,7
Mercapto-Mix	0,9	2,2
Zinkdiethyldithiocarbamat	0,7	n.d.
Terpentin	0,4	n.d.

n.d. nicht durchgeführt; [a] In den USA Testung von Zimtaldehyd

Auswertung von Epikutantestergebnissen zeigen sich im Vergleich zwischen den USA und dem deutschsprachigen Raum andere Gewichtungen (Tabelle 2), und auch innerhalb des deutschen Sprachraums ist festzustellen, daß manche Kontaktallergene regional in unterschiedlicher Häufigkeit als relevant gefunden werden [11].

Eine strukturelle Verwandtschaft kann eine Gruppenallergie („Kreuzallergie") bedingen: Hierbei liegt eine Kontaktsensibilisierung gegen verschiedene Stoffe mit gleicher chemischer Grundstruktur vor. Substanzgruppen, bei denen strukturelle Gemeinsamkeiten zu einer Gruppenallergie führen können, sind z.B. organische Quecksilberverbindungen (Phenylquecksilberacetat oder -borat, Thiomersal), teilweise auch mit anorganischen Quecksilberverbindungen (z.B. Amalgam, Quecksilberamidchlorid), Parastoffe (z.B. para-Phenylendiamin, Parabene, Aminoglykosidantibiotika) oder Formaldehyde bzw. Formaldehydabspalter.

Die häufigsten Kontaktallergene zeigt Tabelle 2. Es zeigt sich dabei, daß zu den häufigsten Kontaktallergenen Metalle (Nickel, Kobalt, Kaliumdichromat, Quecksilber), Naturstoffe (Duftstoffe, Perubalsam, Kolophonium), Gummihilfsstoffe (Thiuram-Mix), Salbengrundlagen (Wollwachsalkohole), Konservierungsmittel (Kathon CG, Euxyl K 400, Thiomersal, Parabene) und Arzneistoffe (Neomycin) gehören.

Hautpflege- und Hautreinigungsmittel enthalten vielfach potentielle Kontaktallergene, die bei individuell erworbener Überempfindlichkeit zu klinischen Krankheitserscheinungen führen können. Aufgrund mit ihrer Wirkung verbundenen chemischen Eigenschaften sind Konservierungsstoffe wohl die bedeutsamsten Kontaktallergene in kosmetischen Zubereitungen. Da die technische Wirkung von Konservierungsstoffen auch an bestimmte chemische Eigenschaften gebunden ist, ist nicht davon auszugehen, daß in Bezug auf die kontaktsensibilisierende Wirkung völlig unbedenkliche Konservierungsstoffe hergestellt werden können. Zwar ist bei Markteinführung neuer Konservierungsstoffe anfänglich die Häufigkeit einer Kontaktsensibilisierung gegen diese Substanzen noch gering, sie steigt allerdings mit weiterer Verbreitung allmählich an. So hat sich im deutschsprachigen Raum in den vergangenen Jahren gezeigt, daß viele Hersteller „in Verruf gekommene" Konservierungsstoffe (z. B. Formaldehyd, Parabene) ersetzten, was dann zwar zu einer allmählichen Abnahme der Häufigkeit der Kontaktsensibilisierung gegen diese Stoffe führte – allerdings im Gegenzug zu einer entsprechenden Zunahme gegen die als Ersatz eingeführten Konservierungsstoffe.

Auch wenn in Epikutantests häufig Reaktionen gegen Duftstoffe oder Wollwachsalkohole nachgewiesen werden, so scheinen diese bislang nur selten zu klinischen Reaktionen zu führen (s. auch Abschn. Beurteilung in Kap. Epikutantest bei Patienten). Allerdings ist es möglich, daß der Anstieg der Häufigkeit, mit der eine Testsubstanz bei größeren Patientengruppen Reaktionen auslöst, Folge einer Gruppenallergie sein könnte. So wurde in den vergangenen Jahren zunächst mit Verwunderung registriert, daß sich gegen das kaum mehr verwendete Terpentin zunehmend allergische Kontaktsensibilisierungen nachweisen ließen. Dies läßt sich allerdings dadurch erklären, daß eine Testreaktion gegen Terpentin eine Indikatorfunktion für eine Teebaumölallergie hat. Teebaumöl wird in der Tat zunehmend in der Naturheilkunde und -kosmetik eingesetzt und führt zunehmend auch zu Unverträglichkeitsreaktionen. Auch bei der Zunahme der Testreaktionen gegen Duftstoffe ist deren Kreuzreaktivität mit Naturstoffen und ätherischen Ölen zu beachten. Eine Liste von möglichen Kontaktallergenen in Hautpflege- und Hautreinigungsmitteln findet sich in folgender Übersicht:

Bedeutsame Kontaktallergene in Hautpflege- und Hautreinigungsmitteln (Nach Cronin 1980 [2]), de Groot u. White 1992 [3])
Konservierungsstoffe
Chlormethylisothiazolon (Kathon CG, Euxyl K 100)
Formaldehyd
Quaternium-15 (Dowicil 200)
Imidazolidinylharnstoff (Germall 115)
2-Bromo-2-nitropropan-1,3-diol (Bronopol)
Dibromdicyanobutan, Phenoxyethanol (Euxyl K 400)
Parabene (Butyl-, Ethyl-, Methyl- und Propyl-p-oxylbenzoesäure)

Antioxidanzien
Butylhydroxyanisol
Butylhydroxytoluol

UV-Filter (s. Tabelle 1)

Haarfärbe- und -bleichmittel
Aminophenol

p-Phenylendiamin
Resorcinol
Toluen-2,4-diamin
Ammoniumpersulfat

Salbengrundlagen
Wollwachsalkohole
Amerchol
Propylenglykol
Polyethylenglykol

Emulgatoren, waschaktive Substanzen
Cetylalkohol
Cetylstearylalkohol
Glycerylstearat
Natriumlaurylsulfat
Quartäre Ammoniumverbindungen
Cocamidopropylbetain

Duftstoffe, Naturstoffe, sonstige Substanzen
Panthenol (Vitamin B)
Propolis (Bienenkittharz)
Kolophonium (für verstärkte Haft)
Perubalsam
Kamille
Teebaumöl
Azo- und Anthrachinonfarbstoffe
Toluolsulfonamidformaldehydharz (in Nagellack)

Klinisches Bild

Die Allergenexposition erfolgt meist durch direkten Hautkontakt. Erfolgt der Kontakt über die Luft, spricht man von einer „airborne contact dermatitis" (Abb. 1). Sind die Hautveränderungen an nicht von Kleidung bedeckten Arealen besonders ausgeprägt, ist auch an ein photoallergisches Kontaktekzem zu denken. Seltener gelangt das Kontaktallergen auf hämatogenem Wege in die Cutis.

Ort der allergischen Reaktion ist die Cutis und seltener Konjunktiven und Mundschleimhaut. Es ist denkbar, daß allergische Kontaktreaktionen auch an anderen Organen mit dendritischen Zellen, z. B. bei Implantatunverträglichkeit, eine Rolle spielen; allerdings gibt es zu dieser Fragestellung kaum systematische Untersuchungen.

Akute allergische Kontaktekzeme manifestieren sich in Form von Erythem, Bläschenbildung und nässenden erosiven Hautveränderungen, wobei im Gesichtsbereich auch erythematöse Schwellungen im Vordergrund stehen können (Abb. 2). Bei chronischen Kontaktekzemen treten vor allem Schuppung, Hyperkeratosen und v. a. an Palmae und Plantae, schmerzhafte Rhagaden (Abb. 3) auf. Subjektiv bestehen Juckreiz und Brennen. Insbesondere die Einrisse der Hornschicht im Bereich von Handflächen oder Fußsohlen können oft sehr schmerzhaft sein. Typischerweise ist bei

Allergische Kontaktdermatitis

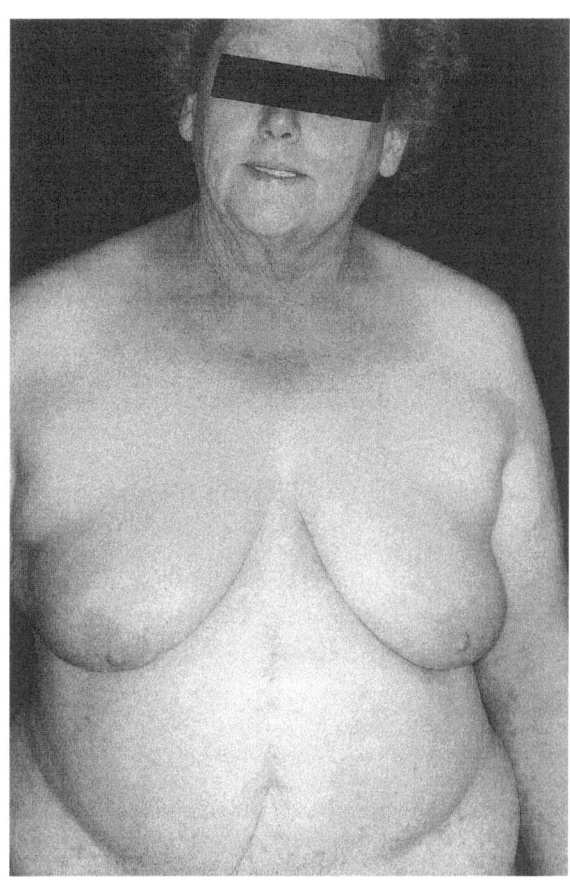

Abb. 1. „Airborne contact dermatitis" bei Kontaktallergie gegen Sequiterpenlactone (enthalten in Korbblütlern, speziell „Falsche Kamille")

der allergischen Kontaktdermatitis der primäre Kontaktort zum Allergen am stärksten befallen, jedoch bleiben Hauterscheinungen im weiteren Verlauf typischerweise nicht auf diesen beschränkt, sondern betreffen in Form von Streureaktionen auch Hautareale, an denen kein direkter Kontakt zum auslösenden Allergen bestand.

Eine Sonderform stellen hämatogene allergische Kontaktekzeme dar, bei denen es meist durch perorale oder parenterale Zufuhr, seltener auch durch kutane Resorption des Kontaktallergens, zu einer systemischen Aufnahme des Kontaktallergens kommt [6]. Dadurch können generalisierte symmetrische Ekzeme ausgelöst werden. Als Sonderformen des hämatogenen allergischen Kontaktekzems sind z. B. beschrieben das „Baboon-Syndrom", das seinen Namen der hochroten Farbe und der Lokalisation (oft gluteal und an den Beugen) der Hautveränderungen verdankt, die an den Pavian erinnern. Weiter muß auch beim schweren bzw. häufig rezidivierendem dyshidrosiformen Handekzem auch an eine hämatogene Allergenexposition gedacht werden.

Eine allergische Kontaktsensibilisierung kann auch im Sinne eines Köbner-Phänomens zu einer Triggerung von genuinen, provozierbaren Dermatosen führen. So

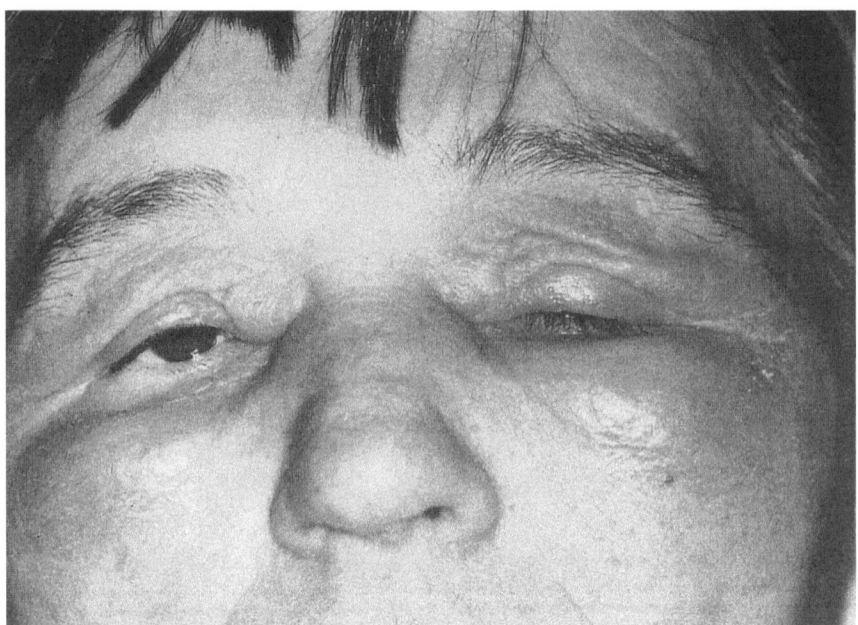

Abb. 2. Akutes allergisches Kontaktekzem orbital bei Kontaktallergie gegen Konservierungsstoff im Shampoo

kann beispielsweise ein an der Mundschleimhaut lokalisierter Lichen ruber bei Kontaktsensibilisierung gegen Zahnersatzstoffe oder Inhaltsstoffe von Mundhygieneprodukten nach Allergenkarenz komplett abheilen [4]. Auch bei lokalisierten Formen der Psoriasis vulgaris sollte gezielt nach einer allergischen Kontaktsensibilisierung gefahndet werden.

Diagnostische Verfahren

Anamnese
Insbesondere sollen folgende Gesichtspunkte bei der Anamnese erfaßt werden:

- Welche Externa, Arzneimittel oder andere Substanzen wurden vor Auftreten der allergischen Kontaktdermatitis angewendet?
- Welche sonstigen Expositionen oder Kontakte, auch zu Aeroallergenen, tierischen oder pflanzlichen Proteinen, sind erfolgt?
- Bestand eine UV-Exposition?
- Ist bereits eine Kontaktsensibilisierung bekannt? Wenn ja, gegen welche Stoffe?

Falls vorhanden, soll der Allergiepaß des Patienten überprüft werden und die dort nachgewiesenen Kontaktsensibilisierungen mit den vor Auftreten der Hauterscheinungen erfolgten Expositionsmöglichkeiten abgeglichen werden. Der Patient soll zwar alle verdächtigen Zubereitungen nicht weiter anwenden, diese allerdings möglichst asservieren. Bei der Anamneseerhebung ist zu berücksichtigen, daß bereits

Allergische Kontaktdermatitis

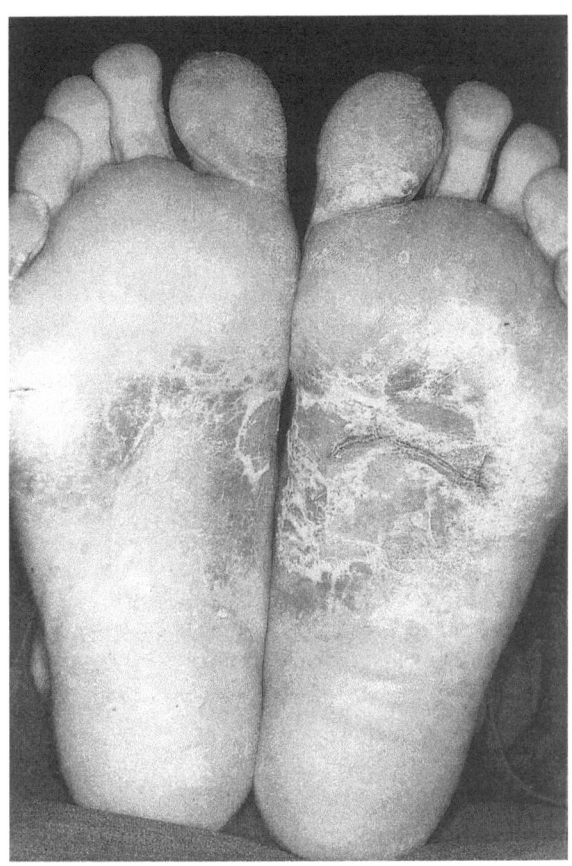

Abb. 3. Chronisches allergisches Kontaktekzem der Füße

lange ohne Reaktion verwendete Kosmetika oder andere Kontaktstoffe dem Patienten irrtümlich als unverdächtig erscheinen und vom Kontakt zu diesen Stoffen dann häufig nicht spontan berichtet wird.

Histologischer Befund

Je nach dem klinischen Stadium sind unterschiedliche morphologische Veränderungen zu erwarten.

Bei der akuten allergischen Kontaktdermatitis stehen Erweiterung der Kapillargefäße, perivaskuläres Ödem, schwammartige Epidermisauflockerung (Spongiose), Einwanderung von Lymphozyten in die Epidermis (Exozytose) und epidermale Bläschen (spongiotische Bläschen) im Vordergrund.

Das chronische allergische Kontaktekzem ist gekennzeichnet durch vorwiegend infiltrative entzündliche Vorgänge mit Verdickung der Epidermis (Akanthose) und Verhornungsstörungen (Hyperparakeratose) und durch perivaskuläre Infiltrate von Makrophagen und Lymphozyten.

In-vitro-Untersuchungen
Grundsätzlich stehen verschiedene In-vitro-Verfahren zum Nachweis einer Reagibilität von peripheren Lymphozyten auf Kontaktallergene zur Verfügung. Am häufigsten wird dazu der Lymphozytentransformationstest verwendet. Die Methode ist sehr aufwendig und bislang nicht ausreichend standardisiert. In der klinischen Diagnostik spielen In-vitro-Verfahren in der Diagnostik der allergischen Kontaktsensibilisierung keine Rolle.

Epikutantest
Mit dem Epikutantest (s. Kap. Epikutantest bei Patienten) kann eine allergische Kontaktsensibilisierung nachgewiesen werden. Die Durchführung des Epikutantests erfordert unter anderem eine klinische Erscheinungsfreiheit hinsichtlich der die Testung veranlassenden Hautveränderungen.

Diagnose

Die Diagnose wird in erster Linie anhand von Anamnese und klinischem Bild gestellt. Mittels der Ergebnisses der Epikutantests kann das auslösende Allergen identifiziert und damit die Diagnose abgesichert werden. Auf eine histologische Untersuchung kann in der Regel verzichtet werden. Ebenso werden In-vitro-Verfahren in der klinischen Praxis nicht durchgeführt.

Therapie

Symptomatische Therapie
Die Therapie erfolgt gemäß dem klinischen Bild nach den Regeln der Dermatotherapie. In aller Regel ist die äußere Anwendung von Glukokortikosteroiden in einer der Lokalisation und der Akuität der Hautveränderungen angepaßten Grundlage ausreichend. Im akuten Stadium können zusätzlich kurzfristig feuchte Umschläge hilfreich sein, bei sehr chronischen Ekzemen mit ausgeprägten Hyperkeratosen sind zusätzlich keratolytische Maßnahmen angezeigt. Schmerzhafte Rhagaden an Händen oder Füßen werden mit Silbernitrat touchiert. An den Händen empfiehlt sich das Tragen von Baumwollhandschuhen. Die systemische Gabe von Antihistaminika ist kaum wirksam, allerdings können bei starkem Juckreiz Präparate der älteren Generation mit stärker sedierendem Effekt versucht werden. Die systemische Gabe von Glukokortikosteroiden ist meist nur bei ausgeprägtem Befall und dann auch nur für einige Tage erforderlich.

Anzustreben ist das rasche Erreichen klinischer Erscheinungsfreiheit, da der durch das allergische Kontaktekzem entstehende Defekt der Epithelbarriere seinerseits als Risikofaktor für das Entstehen weiterer Kontaktsensibilisierungen betrachtet werden muß. Bis zur Epikutantestung sind alle als Auslöser verdächtigen handelsüblichen Zubereitungen zu meiden, dies gilt auch für inhaltsstoffgleiche Zubereitungen. An unspezifischen Maßnahmen ist dem Patienten zu raten, auf ekzematös veränderter Haut keine kosmetischen Zubereitungen anzuwenden, z. B. kein Überschminken von Hautveränderungen. Die Hautreinigung ist auf ein notwendiges Minimum zu beschränken (insbesondere Seifenverbot für Patienten mit chronischen Handekzemen), um damit eine zusätzliche Irritation zu vermeiden.

Allergenkarenz
Sind die Kontaktallergene im Epikutantest identifiziert, so kann eine gezielte Allergenkarenz vorgenommen werden. Problematisch dabei ist für die Betroffenen, daß die Deklaration von Inhaltsstoffen vieler Produkte unvollständig bzw. nur auf der Umverpackung aufgedruckt und gelegentlich nur mit Lesehilfe zu entziffern ist; auch wird bei Rezepturänderung fast nie auf die veränderte Zusammensetzung auf der Verpackung gesondert hingewiesen. Weiter trägt die im Rahmen europäischer Vereinheitlichung beschlossene Änderung der Nomenklatur von Kontaktallergenen momentan eher noch zusätzlich zur Verwirrung der Betroffenen bei.

Prognose

Es ist davon auszugehen, daß die einmal erworbene Änderung der Immunitätslage langfristig, möglicherweise lebenslang bestehen bleibt. Es ist zwar zu beobachten, daß eine konsequente Allergenkarenz zu einem Verschwinden früherer Epikutantestreaktionen führen kann. Allerdings muß davon ausgegangen werden, daß ein neuerlicher intensiver Allergenkontakt zu einem Wiederaufleben der Reaktionslage und damit auch zu klinischen Krankheitserscheinungen führen kann. Letztlich führt eine einmal eingetretene allergische Kontaktsensibilisierung für den Betroffenen zu der lebenslangen Erfordernis, eine Allergenkarenz zu beachten. Versuche einer Hyposensibilisierung mit schwer zu meidenden und zu ausgeprägten Krankheitserscheinungen führenden Kontaktallergenen haben bislang keine Erfolge zeitigen können [8, 9].

Literatur

1. Chase MW (1946) Inhibition of experimental drug allergy by prior feeding of the sensitivity agent. Proc Soc Exp Biol Med 61: 257–259
2. Cronin E (1980) Contact Dermatitis. Churchill Livingstone, Edinburgh
3. Groot AC de, White IR (1992) In: Rycroft RJG, Menné T, Frosch PJ, Benzra C (eds) Contact Dermatitis. Springer, Berlin Heidelberg New York Tokyo, S 459–475
4. Hausen BM (1986) Zahnpasta-Allergie durch L-Carvon. Akt Dermatologie 12: 23–24
5. Marks JG, Belsito DV, DeLeo VA et al. (1998) North American Contact Dermatitis Group patch test results for the detection of delayed-type hypersensitivity to topical allergens. J Am Acad Dermatol 38: 911–918
6. Menné T, Veien NK, Maibach HI (1989) Systemic contact-type dermatitis due to drugs. Semin Dermatology 8: 144–148
7. Morren M-A, Janssens V, Dooms-Goossens A et al. (1993) α-Amylase, a flour additive: An important cause of protein contact dermatitis in bakers. J Am Acad Dermatol 29: 723–728
8. Morris DL (1998) Intradermal testing and sublingual desensitization for nickel. Cutis 61: 129–132
9. Reginella RF, Fairfield JC, Marks JG (1989) Hyposensitization to poison ivy after working in a cashew nut shell oil processing factory. Contact Dermatitis 20: 274–279
10. Ring J (1991) Angewandte Allergologie. MMV-München
11. Schnuch A, Geier J, Uter W et al. (1997) National rates and regional differences in sensitization to allergens of the standard series. Contact Dermatitis 37: 200–209
12. Sevila A, Romaguera C, Vilaplana J, Botella R (1994) Contact dermatitis in children. Contact Dermatitis 30: 292–294
13. Sulzberger MB (1929) Hypersensitiveness to urophenamin in guinea pigs. I. Experiments in prevention and in desensitization. Arch Dermatol Syphilol 20: 669–677

Photoreaktionen

P. Lehmann, N.J. Neumann und B. Homey

Epidemiologie und Pathogenese

Photoreaktionen der Haut sind das Resultat von Interaktionen zwischen UV-Strahlung und chemischen Substanzen, die zu einer pathologischen Reaktion des Organismus führen.

Die zu Photoreaktionen führenden pathogenetischen Mechanismen können phototoxischer oder photoallergischer Natur sein. Phototoxische Reaktionen sind wahrscheinlich sehr viel häufiger als photoallergische, die genaue Inzidenz und Prävalenz von Photoreaktionen ist jedoch nicht bekannt.

Nach Jung u. Maurer [25, 45] betrug der Anteil der Photoallergien zwischen 1960 und 1965 etwa 4% aller Kontaktallergien, während dieser Anteil in den darauffolgenden Jahren abnahm und schließlich nur noch 1% betrug. Diese Berechnungen basieren auf positiven Photopatch-Testresultaten verglichen mit den positiven Epikutantestergebnissen in einem bestimmten Zeitraum an einer Klinik. In der Gesamtbevölkerung wird das Vorkommen kontaktallergischer Reaktionen mit ca. 1% angegeben, so daß man auf diesen Daten basierend mit 0,01% photoallergischen Reaktionen, also einem Patienten auf 10 000 Personen rechnen könnte.

Eine Evaluation eigener Daten ergab von 1984-1994 das Auftreten 6402 klinisch relevanter positiver Epikutantestreaktionen (Kontaktallergien). Demgegenüber ergaben die Photopatch-Testungen 82 relevante positive Testreaktionen (Photokontaktallergien). Der Anteil photoallergischer Reaktionen betrug also in diesem Zeitraum 1,3%. Auch wenn diese Relation mit den Angaben in der Literatur gut übereinstimmt, ist eine Übertragung auf die Gesamtbevölkerung nicht ohne weiteres möglich. Während der Epikutantest ein standardisiertes und allgemein gebräuchliches Verfahren darstellt, das auch häufig von allergologisch tätigen, niedergelassenen Ärzten angewandt wird, stellt der Photopatch-Test ein spezialisiertes Testverfahren dar, das nur in wenigen Zentren routinemäßig durchgeführt wird [32]. Daher ist zu erwarten, daß Photoallergien in Relation zu Kontaktallergien in der Gesamtbevölkerung noch seltener vorkommen.

Magnus (in [43]) analysierte retrospektiv die von 1964-1971 gemeldeten Fälle von Photoreaktionen auf systemisch eingenommene Arzneistoffe. Insgesamt kam es bei einer von 212 000 Verordnungen zu einer Photoreaktion, wobei die Substanzen Protriptylin, Desmethylchlortetracyclin und Nalidixinsäure in einer von 14 000 Verordnungen vorwiegend phototoxische Reaktionen auslösten.

Eine scharfe Trennung zwischen Photoallergie und Phototoxizitätsreaktion ist klinisch, histologisch und auch durch eine Testung nicht immer möglich. Bezeichnenderweise haben viele photoreaktive Substanzen sowohl photosensibilisierende als auch phototoxische Eigenschaften [50]. Da die Entscheidung, ob im Einzelfall eine photoallergische oder eine phototoxische Reaktion vorliegt, häufig schwer zu treffen ist, wird der Terminus „Photosensitivitätsreaktion" gelegentlich als Arbeitshypothese gebraucht.

Der Photoallergie liegen als pathogenetischer Mechanismus immunologische Vorgänge zugrunde. Die photoallergische Reaktion ist eine T-Zell-vermittelte Reaktion vom Spättyp, die als Typ-IV-Reaktion nach Coombs und Gell klassifiziert wird. Zuerst wird ein Prohapten durch Interaktion mit UV-Strahlung zum Hapten. Die Allergenpräsentation und -prozessierung erfolgt v. a. durch Langerhans-Zellen, die von der Epidermis zum lokal drainierenden Lymphknoten der Haut migrieren. Hier werden relevante Determinanten des Antigens über MHC-Moleküle T-Zellen präsentiert (Signal 1). Darüber hinaus wird über kostimulierende Moleküle (ICAM-1, B7-1, B7-2) ein zweites Signal an die T-Zelle übermittelt, dies induziert eine antigenspezifische T-Zellproliferation und die Bildung von Memory-T-Zellen [5].

Der Hauptunterschied zwischen kontaktallergischen und photokontaktallergischen Reaktionen ist, daß zur Auslösung und Unterhaltung der Dermatitis zusätzlich zur chemischen Substanz die Einwirkung elektromagnetischer Wellen erforderlich ist. In erster Linie liegen die verantwortlichen UV-Strahlen im UVA-Bereich (320–400 nm).

Die Grundlage einer phototoxischen Reaktion ist eine nicht-immunologische, d. h. nicht antigenspezifische Entzündungsreaktion der Haut [2]. Voraussetzung für diese Reaktion ist die Absorption elektromagnetischer Strahlungsenergie durch eine chemische Substanz, durch den Photosensibilisator (Chromophor). Phototoxische Substanzen sind in ihrer unbestrahlten Form inaktiv, entwickeln jedoch in Zusammenhang mit UV-Strahlung ihre (photo)toxischen Eigenschaften. Einer von mehreren möglichen Mechanismen ist, daß elektromagnetische Strahlung den Photosensibilisator in ein angeregtes Stadium überführt. Im angeregten Singulettstadium werden die Elektronen auf ein energiereicheres Molekülorbital promoviert. Die durch das Chromophor absorbierte Strahlungsenergie kann dann auf Biomoleküle übertragen werden, so daß es zu direkten zytotoxischen Effekten auf Keratinozyten und Langerhans-Zellen kommt. In der weiteren Abfolge werden Zytokine von Keratinozyten gebildet, die wiederum T-Zellen und Makrophagen aktivieren. Die aktivierten T-Zellen sezernieren Zytokine, die eine erhöhte Expression von ICAM-1 auf Endothelzellen und Keratinozyten verursachen. Weiterhin werden Makrophagen durch TNF-α aktiviert und sezernieren vermehrt proinflammatorische Zytokine. Auch Mastzellen können durch TNF-α zusammen mit IL-13 zur Differenzierung, Proliferation und Degranulation angeregt werden. Chemotaktische Faktoren führen zur Migration von Entzündungszellen in die Haut, so daß es letztlich zur Ausbildung einer phototoxischen Reaktion in der Haut kommt.

Klinisches Bild

Das klinische Bild einer Photoallergie entspricht dem einer Kontaktallergie mit den charakteristischen Symptomen eines Ekzems. In akuten Stadien finden sich an sonnenexponierten Arealen Rötung und Schwellung der Haut mit Papeln und Papulovesikeln. Chronische Formen, bei denen die Patienten über längere Zeit der Allergenzufuhr und Sonnenbestrahlung ausgesetzt waren, zeigen Lichenifikation und Schuppung sowie gelegentlich eine Generalisation auch in nicht lichtexponierte Areale. Sowohl akute als auch chronische Formen der Photoallergie sind durch quälenden Juckreiz gekennzeichnet. Die Unterscheidung zwischen Photoallergie und aerogener Kontaktdermatitis, die beispielsweise durch Kompositenbestandteile ausgelöst wird, kann schwierig sein. Das bei der Lichtreaktion nicht befallene Kinndreieck, die Haut hinter den Ohrmuscheln oder die Falten im Nacken (Abb. 1) können bei der Differenzierung der aerogenen von der UV-induzierten Kontaktdermatitis hilfreich sein. Die klinischen Manifestationen phototoxischer Reaktionen sind abhängig von der Substanz, deren Konzentration und der Intensität der UV-Strahlung und daher unterschiedlich. Allgemein äußert sich eine phototoxische Reaktion als verstärkte Sonnenbrandreaktion (Abb. 2) mit Erythem und Ödem sowie einem brennenden Schmerz innerhalb von wenigen bis 24 h nach UV-Einwirkung, gefolgt von persistierenden Hyperpigmentierungen. Charakteristischerweise kann eine derartige Reaktion durch Teere, Farbstoffe, Benaxoprofen oder Amiodaron in Kombination mit hohen UV-Dosen (UVA) induziert werden. Ein starkes brennendes Erythem nach relativ geringen UV-Dosen und kurzer Latenzzeit kann z.B. in Zusammenhang mit der Einnahme von Desmethychlortetracyclin oder Chlorpromazin folgen. Furokumarine als Pflanzeninhaltsstoffe (Phytophotokontaktdermatitis, Abb. 3) oder Bergapten als Bestandteil von Parfüms (Berloque-Dermatitis, Abb. 4) führen nach UV-Bestrahlung zu einem typischen, verzögert auftretenden schmerzhaften Erythem, häufig mit Blasenbildung und einer konsekutiven intensiven Pigmentierung, die jahrelang persistieren kann.

Eine Sonderform phototoxischer Reaktionen stellt die Photoonycholyse dar (Abb. 5), die nach Einnahme von 8-Methoxypsoralen, Tetrazyklinen und Benoxaprofen beschrieben wurde. Diese pathogenetisch nicht geklärte, distal beginnende Ablösung des Nagels tritt protrahiert erst nach längerer Zufuhr des Photosensibilisators auf.

Blasen und Milien mit erhöhter Verletzlichkeit der Haut treten als Ausdruck chronischer phototoxischer Reaktionen im Rahmen einer Porphyria cutanea tarda auf. Die erythropoetische Protoporphyrie (EPP) führt hingegen eher zu akuten Symptomen mit brennenden Schmerzen nach UV-Bestrahlung, die einhergehen mit einer Rötung und Schwellung der Haut. Erst nach Jahren führen die wiederholten phototoxischen Reaktionen zu den Hyalinosis-cutis-artigen Hautveränderungen, die für EPP-Patienten von der Pubertät an typisch sind [38].

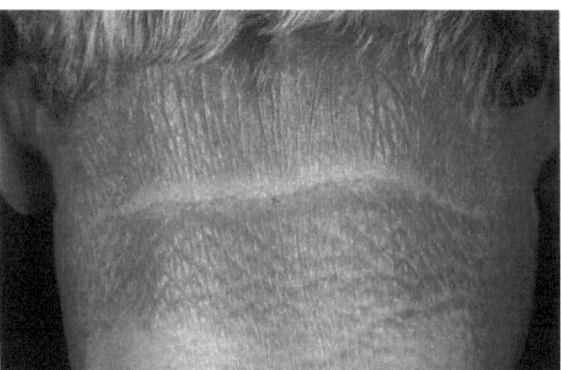

Abb. 1. Photoallergie auf Olaquindox. Die Nackenfalten bleiben charakteristischerweise frei, da sie vor UV-Strahlung geschützt sind

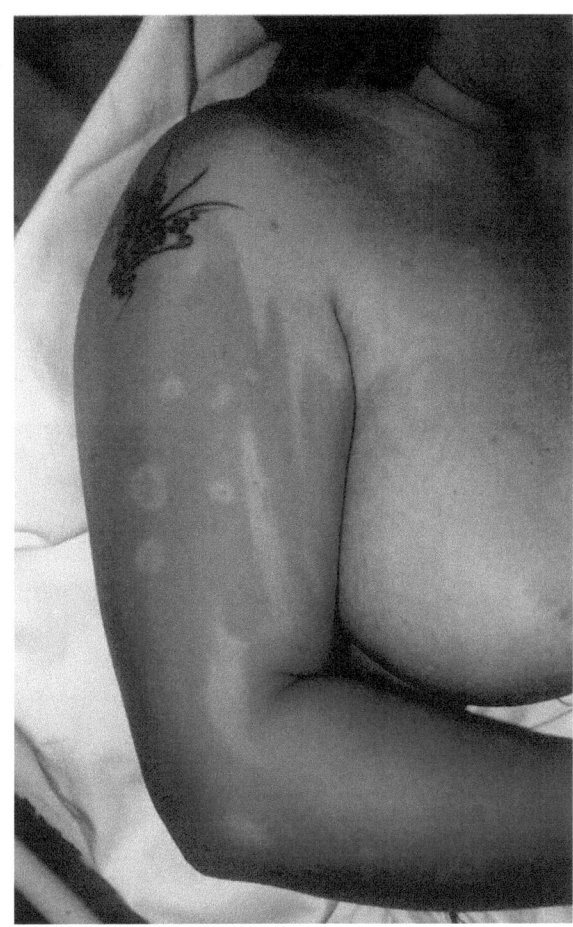

Abb. 2. Phototoxische Reaktion nach externer Applikation von 8-Methoxypsoralen und konsekutiver Bestrahlung mit zu hohen Dosen UVA

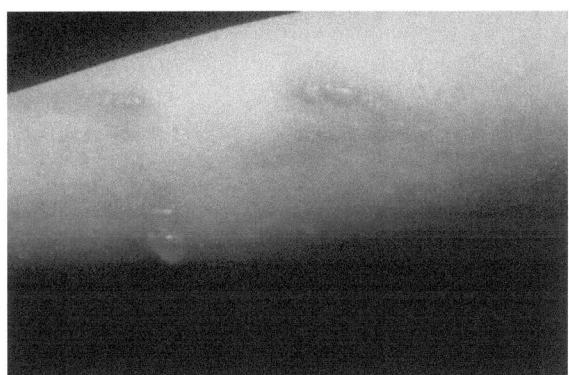

Abb. 3. Phytophotodermatitis. Erythem mit deutlicher bullöser Reaktion

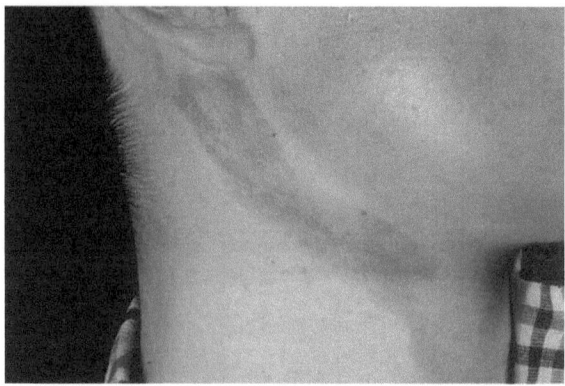

Abb. 4. Berloque-Dermatitis. Nach der erythematösen Phase kann eine intensive langanhaltende Hyperpigmentierung folgen

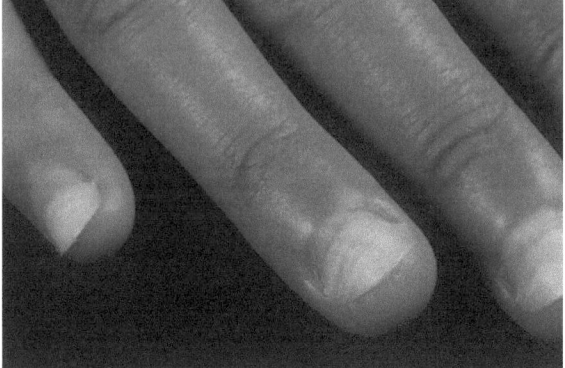

Abb. 5. Photoonycholyse nach Einnahme von Tetrazyklinen im Sommer

Diagnostik

Die Diagnostik von Photoreaktionen beruht auf Anamnese, Klinik, Histologie und insbesondere photodiagnostischen Testverfahren [17, 22-26, 32-37]. Bei phototoxischen und photoallergischen Reaktionen spielen der Photopatchtest und die systemische Photoprovokationstestung zur Diagnosesicherung und Identifikation des Photosensibilisators eine entscheidende Rolle. Stephan Epstein, der Erstbeschreiber der Photoallergie, hat die besondere Bedeutung dieses Tests herausgestellt und in zahlreichen Veröffentlichungen über mehrere Jahrzehnte zu methodischen Fragen Stellung genommen [6-9]. Trotzdem wurde das Verfahren über viele Jahre nicht überall einheitlich gehandhabt, wie eine internationale Umfrage ergeben hat [16]. Für eine Standardisierung sollten einheitliche Richtlinien hinsichtlich Auswahl und Konzentration der Testsubstanzen, Strahlenquellen sowie Ablesung und Bewertung der Testergebnisse gelten. Ein erster Ansatz zur Vereinheitlichung erfolgte 1982 durch die Kooperation der skandinavischen Länder [22]. Auf Initiative der Universitätshautklinik Düsseldorf sind seit 1984 45 Kliniken in Deutschland, Österreich und der Schweiz im Rahmen der Deutschsprachigen Arbeitsgemeinschaft Photopatch-Test (DAPT) zusammengeschlossen [15]. In den folgenden Übersichten ist das vorgeschlagene einheitliche Testverfahren skizziert.

Photopatch-Test
- Applikation der Testsubstanzen mit kleinen Finn-Chambers 24 h okklusiv am Rücken
- Bestrahlung mit 10 J/cm² UVA (320-400 nm)
- Kontrollen: Unbestrahlter Patchtest
  UVA-Bestrahlung ohne Patchtest

Bewertung des Photopatch-Tests
0   Keine Reaktion
1+ Erythem
2+ Erythem und Infiltrat
3+ Erythem und Papulovesikel
4+ Erythem, Blasen oder Erosion

Klassifikation der Testreaktionen

Kontaktreaktion
Jede positive Reaktion im Kontrollfeld mit Ausnahme von 1+ sofort nach Abnahme der Pflaster

Phototoxische Reaktion
1+ oder 2+, sofort oder verzögert, als Decrescendoreaktion

Photoallergische Reaktion
3+ oder 4+, verzögert, als Crescendoreaktion sowie die Reaktion 0, 1+, 2+

Die getesteten Substanzen sind in den Tabellen 1 und 2 aufgelistet. Die bislang ermittelten relevanten Photoallergene sind im folgenden Kapitel dargestellt.

Tabelle 1. Substanzliste Photopatch-Test von 1985-1990

Substanzen	Konzentrationen [%]	Substanzen	Konzentrationen [%]
1. Tetrachlorsalicylanilid	0,10	18. ªMethylcumarin	1,00
2. Monobromsalicylchloranilid	1,00	19. Paraaminobenzoesäure	5,00
3. Tribromsalicylanilid	1,00	20. Hydrochlorothiazid	1,00
4. Buclosamid	5,00	21. Furosemid	1,00
5. Fenticlor	1,00	22. 2-Hydroxy-4-Methoxybenzophenon	2,00
6. Hexachlorophen	1,00		
7. Bithionol	1,00	23. 3-(4-Methylbenzyliden)-Campher	5,00
8. Triclosan	2,00		
9. Sulfanilamid	5,00	24. 4-Isopropyldibenzoylmethan	5,00
10. Chlorpromazin	0,10	25. ªZyklamat	1,25
11. Promethazin	1,00	26. ªSaccharin	0,40
12. Carprofen	5,00	27. ªHolzteer	3,00
13. ªTiaprofensäure	5,00	28. ªKolophonium	20,00
14. Chinidinsulfat	1,00	29. Perubalsam	25,00
15. Moschus Ambrette	5,00	30. Kompositen-Mix	6,50
16. ªMoschus Mix	5,00	31. ªTolbutamid	5,00
17. ªParfüm Mix	8,00	32. ªThiourea	0,10

ªSubstanzen wurden 1990 aus dem Testblock entfernt, da sie häufig nicht relevante Reaktionen hervorriefen oder nie zu Reaktionen führten.

Tabelle 2. Substanzliste Photopatch-Test von 1991–1996

Substanzen	Konzentrationen [%]	Substanzen	Konzentrationen [%]
1. Tetrachlorsalicylanilid	0,10	18. Paraaminobenzoesäure	5,00
2. Monobromsalicylchloranilid	1,00	19. 2-Hydroxy-4-Methoxybenzophenon	2,00
3. Tribromsalicylanilid	1,00	20. 3-(4-Methylbenzyliden)-campher	5,00
4. Buclosamid	5,00		
5. Fenticlor	1,00		
6. Hexachlorophen	1,00	21. 4-Isopropyldibenzoylimethan	10,00
7. Bithionol	1,00	22. [a]4-tert-Butyl-4'methoxydibenzolmethan	10,00
8. Triclosan	2,00		
9. Sulfanilamid	5,00	23. [a]2-Ethylhexyl-p-Dimethylaminobenzoat	10,00
10. Chlorpromazin	0,10		
11. Promethazin	0,10	24. [a]2-Ethylhexyl-p-Methoxyzinamat	10,00
12. Carprofen	5,00		
13. Chinidinsulfat	5,00	25. [a]Phenylbenzimidazolsulphonsäure	10,00
14. Moschus Ambrette	5,00		
15. Hydrochlorothiazid	1,00	26. [a]p-Methoxyzimtsäure-Isoamylester	10,00
16. Perubalsam	25,00		
17. Kompositen-Mix	6,50		

[a] Substanzen wurden 1990 neu in den Testblock aufgenommen.

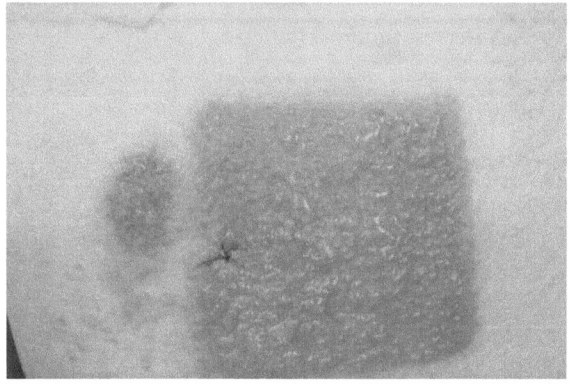

Abb. 6. Photoallergie auf Chinidinsulfat. Testreaktion nach systemischer Photoprovokationstestung

Vor allem bei systemisch eingenommenen Substanzen ist der Photopatch-Test auch bei Vorliegen einer Photosensibilisierung häufig negativ, da vermutlich erst die Metaboliten der verdächtigten Substanz als Photosensibilisatoren wirken. In diesen Fällen muß eine systemische Photoprovokationstestung durchgeführt werden [36, 58, 59]: Nach Bestrahlung eines Kontrollfeldes am Rücken wird das Medikament oral verabreicht. Die Dosis sollte möglichst das 2fache der üblichen Medikation betragen. Unter Berücksichtigung der Pharmakokinetik des Medikamentes wird eine UVA-Exposition zu verschiedenen Zeitpunkten, z.B. nach 1, 2, 3, 5, 8 und 12 h, mit je 10 J/cm^2 UVA an verschiedenen Testfeldern wiederholt. Die Ablesung erfolgt sofort, 24, 48 und 72 h nach Bestrahlung. In Abb. 6 ist das Beispiel einer positiven systemischen Photoprovokationstestung nach Einnahme von Chinidin dargestellt.

Auslösende Substanzen

Auch wenn Photoallergien insgesamt selten sind, ist eine differenzierte Diagnostik wichtig, um auch neue Photosensibilisatoren frühzeitig zu erfassen und ggf. eliminieren zu können. Der steigende Gebrauch von Kosmetika und Toilettenartikeln sowie die externe und die systemische Verabreichung von Medikamenten bedingt die Gefahr der Exposition mit potentiell photosensibilisierenden Substanzen. Ein bekanntes Beispiel hierfür ist das epidemieartige Auftreten von Photoallergien in England zwischen 1960 und 1963 durch halogenierte Salizylanilide, die als Antiseptika in Seifen und anderen Toilettenartikeln zu dieser Zeit weit verbreitet waren.

Ein weiteres wichtiges Beispiel aus dem Hautpflegebereich sind Photoallergien auf Moschus Ambrette. Dies ist ein synthetischer Duftstoff, der in den letzten Jahrzehnten weite Verbreitung in kosmetischen Produkten gefunden hatte. Als Duftstoff und Konservierungsmittel war es in zahlreichen After-Shave-Produkten, Rasiercremes, Haarsprays, Gesichtswässern, Parfüms u. a. enthalten. Die Jahresproduktion dieser preiswerten Substanz betrug in den 70er Jahren mehrere hundert Tonnen, Moschus Ambrette wurde zu einem der am häufigsten verwendeten synthetischen Duftstoffe. In der abschließenden Publikation einer skandinavischen Multicenterstudie [61] zeigte Moschus Ambrette 1984 die höchste Rate an Photosensibilisierungen unter den getesteten Substanzen.

Nachdem die International Fragrance Association 1985 restriktive Empfehlungen zum Gebrauch dieser Substanz erlassen hat[1], ist die Sensibilisierungsrate deutlich abgefallen; in den neueren Photopatch-Testreihen ist Moschus Ambrette nur noch als sog. „historisches Photoallergen" zu finden [56]. Die Ergebnisse der DAPT ergaben, daß z. Z. die wichtigsten phototoxischen und photoallergischen Substanzen zur Gruppe der nichtsteroidalen Antiphlogistika, Desinfektionsmittel, UV-Filtersubstanzen, Phenothiazine und Duftstoffe gehören (s. Tabellen 3 und 4).

Tabelle 3. Häufigkeit der phototoxischen Reaktionen (1991)

Substanzen	Konzentrationen [%]	Substanzen	Konzentrationen [%]
1. Tiaprofensäure	30,41	18. Kolophonium	1,60
2. Promethazin	21,33	19. Bithionol	1,60
3. Carprofen	8,50	20. 3-(4-Methylbenzyliden)-Campher	1,60
4. Chlorpromazin	8,00		
5. Parfüm Mix	5,54	21. Monobromsalicylchloranilid	1,53
6. Holzteer	5,16	22. Buclosamid	1,52
7. Hexachlorophen	4,36	23. Furosemid	1,47
8. Perubalsam	3,38	24. Sulfanilamid	1,33
9. Fenticlor	3,29	25. Hydrochlorothiazid	1,27
10. Triclosan	2,93	26. Moschus Mix	1,26
11. 4-Isopropyldibenzoylmethan	2,58	27. Thiourea	1,11
12. 6-Methylcumarin	2,17	28. Tribromsalicylanilid	1,10
13. Tetrachlorsalicylanilid	1,98	29. Moschus Ambrette	1,08
14. Kompositen-Mix	1,97	30. Chinidinsulfat	1,07
15. Tolbutamid	1,86	31. Paraaminobenzoesäure	0,80
16. Zyklamat	1,72	32. 2-Hydroxy-4-Methoxybenzophenon	0,62
17. Saccharin	1,61		

---

1 Verfahrenskodex, International Fragrance Association. Richtlinien der Industrie zur Beschränkung von Verwendung von Riechstoffen. Ambrette moschus, Oktober 1985

Tabelle 4. Häufigkeit der photoallergischen Reaktionen (1991)

Substanzen	Konzentrationen [%]	Substanzen	Konzentrationen [%]
1. Tiaprofensäure	3,15	17. Zyklamat	0,09
2. Fenticlor	1,60	18. Chinidinsulfat	0,09
3. Carprofen	1,34	19. Buclosamid	0,09
4. 4-Isopropyldibenzoylmethan	0,89	20. Paraaminobenzoesäure	0,09
5. 2-Hydroxy-4-Methoxybenzophenon	0,71	21. Holzteer	0,09
		22. Monobromsalicylchloranilid	0,00
6. Promethazin	0,71	23. Tribromsalicylanilid	0,00
7. Tetrachlorsalicylanilid	0,54	24. Sulfanilamid	0,00
8. Moschus Ambrette	0,54	25. Hydrochlorothiazid	0,00
9. Parfüm Mix	0,37	26. Furosemid	0,00
10. Moschus Mix	0,36	27. 3-(4-Methylbenzyliden)-Campher	0,00
11. Chlorpromazin	0,36		
12. Bithionol	0,27	28. Saccharin	0,00
13. Triclosan	0,27	29. Kolophonium	0,00
14. 6-Methylcumarin	0,18	30. Perubalsam	0,00
15. Hexachlorophen	0,18	31. Tolbutamid	0,00
16. Kompositen-Mix	0,10	32. Thiourea	0,00

Eine Besonderheit stark photosensibilisierender Substanzen besteht darin, daß sie meist rasch aus den Alltag oder der Therapie effektiv verbannt werden können, sobald deren lichtsensibilisierende Potenz erkannt ist. Dies kann anhand von klassischen, mittlerweile historischen Beispielen gezeigt werden: halogenierte Salizylanilide, Moschus Ambrette, Phenothiazine (Megaphen), Triacetyldiphenolisantin, Tetrazyklinderivate (Ledermycin) oder nichtsteroidale Antiphlogistika (Carprofen, Imadyl).

Neben diesen kommerziell hergestellten Photosensibilisatoren gibt es auch natürlich vorkommende exogene und endogene phototoxische Substanzen. Exogen bedeutsam sind pflanzliche Sensibilisatoren der Gattungen Leguminaceae, Moraceae, Rotaceae und Umbilliferae. Wichtige endogene Photosensibilisatoren sind Porphyrine, die bei Enzymstörungen in verschiedenen Geweben kumulieren und in Zusammenhang mit UV-Strahlung zu klinisch manifesten Symptomen führen [38].

Prädiktive Tests

Zur Zeit gibt es keine offiziellen Richtlinien zur Risikoabschätzung der photoreaktiven Potenz neu entwickelter Chemikalien. Trotzdem wird neuerdings für die Registrierung von neuen Hautpflegemitteln, Kosmetika, Waschlotionen und UV-Filter eine Abschätzung des phototoxischen und photoallergischen Potentials (s. unten) gefordert.

Während die OECD [53] zur Erfassung der kontaktimmunisierenden und irritativen Eigenschaften von Chemikalien dezidierte Testsysteme vorgeschlagen hat (Bühler-Test, Guinea Pig Maximisation-Test, Optimisation-Test nach Maurer, Mouse Ear Swelling Test und Local Lymph Node Assay), existieren entsprechende Vorschriften für Phototoxizitäts- und Photoimmunisierungstestungen noch nicht [3, 4, 10, 39, 40, 42, 60, 62].

Für Hautpflegemittel hat sich 1997 eine wesentliche Änderung ergeben. In den Richtlinien zum „safety assessment" eines kosmetischen Produktes innerhalb der

Europäischen Union[2] werden Testungen und Dokumentationen zum phototoxischen und photoallergenen Potential des Produktes gefordert. Kompliziert wird dies durch die gleichzeitg erlassene Bekundung, bei Testung dieser Produkte auf Tierversuche zu verzichten. Darüber hinaus existieren z. Z. keine dezidierten und verbindlichen Vorschriften.

Insbesondere für UV-Filter wird hervorgehoben, daß eine genaue Evaluierung ihrer photoreaktiven Potentiale durchgeführt werden sollte, da diese Produkte besonders lange auf der Haut verbleiben, intensiver UV-Bestrahlung ausgesetzt werden und aufgrund ihrer UV-absorbierenden Eigenschaften für die Induktion von Photoreaktionen prädestiniert erscheinen. Die Ergebnisse der DAPT bestätigen diese theoretischen Überlegungen, Lichtschutzfilter haben klinisch manifeste Photokontaktallergien verursacht.

Bereits in den 60er Jahren wurden als In-vivo-Testsysteme Erythemtests entwickelt, die biphasische Testprotokolle mit einer Induktions- und einer Challengephase beinhalten. Die Evaluation der Photoreaktivität erfolgt durch Erythemscores [63]. Eine erste Erweiterung erfuhren diese Testsysteme durch zusätzliche Vorbehandlungen, die durch Penetrationserhöhung und Steigerung der immunologischen Reaktivität zu einer Erhöhung der Sensitivität führen. Diese Vorbehandlungen beinhalten mechanische Hautreizungen (brushing), Tesafilmabrisse, Adjuvansinjektionen (z. B. Freund Adjuvans) und Vorbehandlungen mit Irritanzien (z. B. Natriumlaurylsulfat). Diese erweiterten biphasischen Testsysteme zeichnen sich durch hohe Sensitivität aus, auch schwache Photoallergene werden detektiert. Allerdings sind diese Testsysteme sehr aufwendig, langwierig (bis zu 63 Tage, Methode nach Maurer [44, 46-48]), benötigen hohe Versuchstierzahlen und verwenden weiterhin subjektive Auswertungskriterien (Erythemscores). Eine Objektivierung des Bewertungssytems konnte durch Einführung des „Mouse Ear Swelling Test" (MEST) erreicht werden [11-13]. Vorteile dieses biphasischen Systems sind eine relativ kurze Versuchsdauer (8 Tage), geringe Versuchstierzahlen (8 Tiere pro Gruppe) und ein objektiver Bewertungsparameter (Ohrdicke). Nachteilig ist, daß die Zunahme der Ohrdicke ein unspezifischer Parameter ist, der keine Differenzierung zwischen photoallergischen und phototoxischen Reaktionen erlaubt.

Der UV-abhängige Lymph-Node-Assay

Die Berücksichtigung der Immunpathogenese der Kontaktsensibilisierung führte zur Entwicklung eines monophasischen objektiven Testsystems, dem Local Lymph Node Assay (LLNA) nach Kimber [29, 30]. Grundlage für dieses Testsystem ist die hapteninduzierte Lymphknotenzellproliferation.

In unserem Labor konnte der LLNA in Kooperation mit dem forschungstoxikologischen Labor der Bayer AG (Dr. Vohr) weiterentwickelt werden. Dies ermöglichte den Verzicht auf radioaktive Substanzen zur Erfassung der Lymphknotenzellzahl und, durch Implementierung von UV-Strahlung, die Überprüfung der photoirritativen und photoallergischen Potenz einer Substanz [18-21, 57].

---

2 Commission of the European Community, Scientific Committee on Cosmetology, 6th Amendment to the Cosmetics Directive (EC), Guidelines For Safety Assessment of a Cosmetic Product 1997. The European Cosmetic Toiletry and Perfumery Association (COLIPA).

Im Rahmen einer Validierungsstudie wurden die photoallergischen Referenzsubstanzen TCSA, TBSA, Chlorpromazin, Promethazin sowie die phototoxischen Standards 8-MOP, Acridin und Anthrazen getestet. Alle Substanzen zeigten im UV-LLNA deutlich positive Reaktionen, wobei in weiteren Untersuchungen anhand des Zytokinexpressionsmusters in lokal drainierenden Lymphknoten der Haut photoallergische von phototoxischen Reaktionen differenziert werden konnten. Nur nach Applikation von Photokontaktallergenen und anschließender Bestrahlung folgte die Induktion von sowohl Th1(IL-2, IFN-g)- als auch Th2(IL-4)-Zytokinen. Im Verlauf von phototoxischen Reaktionen konnte lediglich eine marginale Erhöhung von Th1-Zytokinen festgestellt werden. Der monophasische UV-LLNA bietet somit eine zuverlässige, objektive (LK-Aktivierung), schnelle (4 Tage) und kostengünstige Alternative zu den vorher beschriebenen Testsystemen.

In weiteren Untersuchungen konnte anhand einfach meßbarer Parameter in der Haut und im lokal drainierenden Lymphknoten ein integriertes Modell zur Differenzierung von durch Chemikalien induzierten photoallergischen und photoirritativen Reaktionen erarbeitet werden. Ein Differenzierungsindex ermöglicht hier eine klare Unterscheidung von primär photoallergischen und primär phototoxischen Potentialen. Der Quotient berechnet sich aus dem Verhältnis von Hautdickenzunahme zu LK-Zellzahlerhöhung. Gerade bei photoreaktiven Substanzen, die häufig sowohl photosensibilisierende als auch phototoxische Eigenschaften besitzen, ist die Erfassung dieses Quotienten besonders wertvoll.

Phototoxizitätstests

Während zur Testung der Photosensibilisierungspotenz aufgrund der Komplexizität des Immunsystems weiterhin auf Tierversuche kaum zu verzichten sein wird, sind für Phototoxizitätstests verschiedene In-vitro-Testsysteme beschrieben:

Häufig verwendete biologische In-vitro-Testsysteme zur Untersuchung phototoxischer Eigenschaften von Substanzen
- Photohämolyse-Test mit Erythrozyten
- Photo-Basophilen-Histamin-Freisetzungstest
- Fibroblasten-Indolrot-Aufnahme-Test
- Candida-albicans-Wachstums-Hemmtest
- Paramecium-aurelia-Letalitätstest
- Photo Hen's Egg Test

Der Photohämolysetest beruht auf Veränderungen der Form und Funktion von Zellmembranen, die durch phototoxische Effekte induziert werden. Erste Photohämolysetests wurden bereits vor Jahrzehnten durchgeführt, eine systematische Evaluation und Etablierung des Testsystems erfolgte durch Kahn 1971 [27]. Beim Candida-albicans-Hemmtest werden phototoxisch induzierte Änderungen des Hefewachstums ausgewertet [14, 31]

Weitere In-vitro-Testverfahren benutzen Änderungen an Fibroblasten oder Leukozyten nach Inkubation mit der Testsubstanz und konsekutiver UV-Bestrahlung zur Überprüfung phototoxischer Eigenschaften [1, 43].

Auf der Suche nach komplexeren Testsystemen, die jedoch noch nicht als Tierversuche gelten, wurde in unserem Labor der bestrahlte Hühnereitest (PHET, Photo-Hen's Egg-Test) entwickelt. Ursprünglich von Toxikologen als Alternative zur Testung am Kaninchenauge für mukokutane Irritabilität eingeführt [49, 52, 55], wurde dieser Test durch die Kombination mit UV-Bestrahlung zur Überprüfung von Phototoxizität weiterentwickelt [51]. Im ersten Schritt werden zur Bestimmung des Nontoxiceffect-level Veränderungen der Dottersackgefäßmembran nach Inkubation mit der Substanz erfaßt. Anschließend wird mit 5 J/cm^2 UVA bestrahlt, die phototoxische Potenz der Testsubstanz wird anhand morphologischer Klassifikationsparameter dargestellt. Es lassen sich in relativ einfacher Form verschiedene semiquantitative Parameter einer Schädigung des Gefäßsystems (Hämorrhagien, Membraneintrübungen) und – als letzte Konsequenz der Schädigung – die Letalität ermitteln (Abb. 7–9). Die Parameter Hämorrhagie, Membraneintrübung und Letalität können in eine mathematische Formel zu einem Morphologie- und Letalitätsfaktor zusammengefaßt werden und erlauben so eine Graduierung des phototoxischen Potentials. Wie aus Tabelle 5 ersichtlich, ergibt die Auswertung des PHET mittels dieser Formel eine sehr genaue Möglichkeit zur Beurteilung des phototoxischen Potentials einer vorgegebenen Substanz. So zeigte 8-MOP, eine Substanz mit Modellcharakter für starke phototoxische Aktivität ohne nennenswerte photosensibilisierende Potenz, die stärkste phototoxische Aktivität, während Olaquindox, ein bekanntes Photoallergen

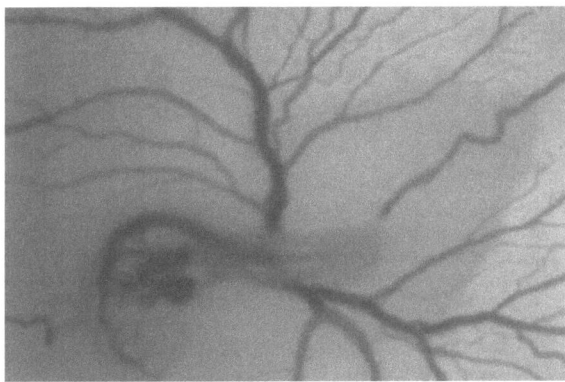

Abb. 7. PHET. Dottersackgefäßsystem des bebrüteten Hühnereis, unbehandelt

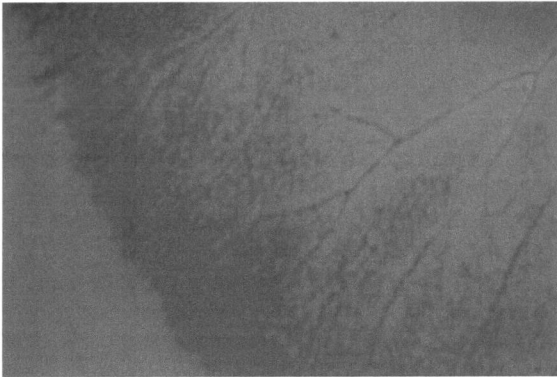

Abb. 8. Schwere Hämorrhagie 24 h nach Inkubation mit 8-MOP und nachfolgender Bestrahlung mit 5 J/cm^2 UVA

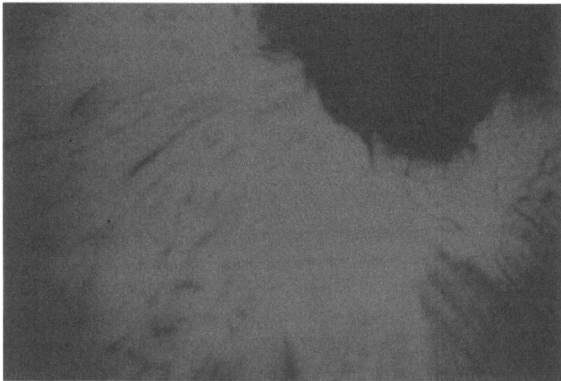

Abb. 9. Membraneintrübungen und Hämorrhagien 24 h nach Inkubation mit Promethazin und nachfolgender Bestrahlung mit 5 J/cm² UVA

Tabelle 5. Vergleichende Phototoxizitätsrangliste nach dem PHET[a]

Substanz	Relativer Letalitätsfaktor[b] [%]	Relativer Morphologiefaktor[c] [%]
1. 8-MOP	100,00	67,60
2. Promethazin	94,50	54,64
3. Protoporphyrin IX	94,50	64,82
4. Sparfloxacin	58,33	50,90
5. Acridin	58,33	49,54
6. TCSA	44,50	32,42
7. Haematoporphyrin	41,67	58,81
8. Lomefloxacin	30,58	35,67
9. Ciprofloxacin	0,00	62,50
10. Tetracyclin	0,00	2,79
11. Olaquindox	< 0	< 0

[a] Beobachtungszeitraum: 24 h nach Applikation bzw. nach Bestrahlung der Testsubstanzen.
[b] Relativer Letalitätsfaktor: Letalitätsrate der Interaktionsgruppe (L_i) abzüglich der durchschnittlichen Letalitätsrate der Kontrollgruppen $L_k = (I_{k1} + I_{k2} + I_{k3})/3$. Rel. Letalitätsfaktor $L = L_i - L_k$.
[c] Relativer Morphologiefaktor: Summe der morphologischen Ausprägungsrate (m + h) der Interaktionsgruppe (M_i) abzüglich der Summe der durchschnittlichen morphologischen Ausprägungsrate (m + h) der Kontrollgruppen (M_k).
$M_k = [(m_{k1} + h_{k1}) + (m_{k2} + h_{k2}) + (m_{k3} + h_{k3})]/3$
Rel. Morphologiefaktor $M = M_i - M_k$
Rel. Morphologiefaktor M [%] = M ppp 100)/12.

mit kaum phototoxischen Eigenschaften, keine phototoxische Aktivität aufwies. Der PHET ist einfach und schnell durchzuführen, sofern das Testsystem im Labor etabliert ist.

Zusammenfassend erlaubt der PHET als Screeningverfahren, mögliche phototoxische Eigenschaften von chemischen Substanzen schnell, kostengünstig, zuverlässig und reproduzierbar zu erfassen. Ein weiterer Vorteil des PHET ist, daß es eine Alternative zu Tierversuchen darstellt.

Sollen jedoch weitergehend auch allergisierende Eigenschaften von Substanzen getestet werden, so kann man unserer Ansicht nach aufgrund der Komplexität des Immunsystems nicht auf Tierversuche verzichten. Hierbei hat sich in unseren Händen der UV-LLNA am besten bewährt.

Die Testung am Menschen sollte aus ethischen Gründen klinischen Situationen vorbehalten bleiben, d.h. der Diagnosesicherung möglicher Photoreaktionen und Eruierung der auslösenden Substanz. Für die sehr unterschiedlichen klinischen Situationen wurden mittlerweile gut evaluierte Testprotokolle erarbeitet, die es in den allermeisten Fällen erlauben, eine eindeutige Diagnose zu stellen und das auslösende Agens zu ermitteln [33-35].

Literatur

1. Bauer L, Gräf W, Mueller LG (1985) Über die phototoxische Wirkung polyzyklischer Aromaten (PAK) auf menschliche Fibroblasten-Kulturen. Zbl Bakt Hyg I. Abt Orig B 181: 281-294
2. Bergner Th, Przybilla B (1992/1993) Phototoxizität. In: Jahrbuch der Dermatologie, Licht und Haut, Biermann, Zülpich, S 101-133
3. Bühler EV (1965) Delayed contact hypersensitivity in the guinea pig. Arch Dermatol 91: 171
4. Draize HJ (1959) Intracutaneous sensitization test on guinea pigs. In: Appraisal of the Safety of Chemicals in Food, Drugs and Cosmetics. Association of Food and Drug Officials of the United States, Austin, Texas
5. Enk AH, Katz SI (1995) Contact sensitivity as a model for T-cell activation in skin. J Invest Dermatol 105: 80
6. Epstein S (1939) Photoallergy and primary photosensitivity to sulfanilamide. J Invest Dermatol 2: 43-51
7. Epstein S (1963) »Masked« photopatch tests. J Dermatol 41: 369-370
8. Epstein S (1964) The photopatch test. Its technique, manifestations, and significance. Ann Allergy 22: 1-11
9. Epstein S (1966) Simplified photopatch testing. Arch Dermatol 93: 216-220
10. Freeman RG, Murtishaw W, Knox JM (1970) Tissue culture techniques in the study of cell photobiology and phototoxicity. J Invest Dermatol 54: 164-169
11. Gad SC (1994) The mouse ear swelling test (MEST) in the 1990s. Toxicology 93: 33
12. Gad SC, Dunn BJ, Dobbs DW, Reilly C, Walsh RD (1986) Development and validation of an alternative dermal sensitization test: the mouse ear swelling test (MEST). Toxicol Appl Pharmacol 84: 93
13. Gerberick GF, Ryan CA (1990) A predictive mouse ear swelling model for investigating topical photoallergy. Food Chem Toxicol 28 (5): 361
14. Gibbs NK (1987) An adaption of the Candida albicans phototoxicity test to demonstrate photosensitizer action spectra. Photodermatol 4: 312-316
15. Hölzle E, Neumann N, Hausen B, Przybilla B, Schauder S, Hönigsmann H, Bircher A, Plewig G (1991) Photopatch testing: The 5-year experience of the German, Austrian, and Swiss Photopatch Test Group. J Am Acad Dermatol 25: 59-68
16. Hölzle E, Plewig G, Hofmann C, Braun-Falco O (1985) Photopatch testing. Results of a survey on test procedures and experimental findings. Z Hautkr 151: 361-366
17. Hölzle E, Plewig G, Lehmann P (1987) Photodermatoses - diagnostic procedures and their interpretation. Photodermatol Photoimmunol Photomed 4: 109-114
18. Homey B, Neubert T, Arens A, Schuppe HC, Vohr HW, Ruzicka T, Lehmann P (1997) Sunscreen and Immunosuppression. J Invest Dermatol 109: 395
19. Homey B, Schuppe H C, Assmann T, Vohr HW, Lauerma AI, Ruzicka T, Lehmann P (1997) A local lymph node assay to analyse immunosuppressive effects of topically applied drugs. Eur J Pharmacol 325: 199
20. Homey B, Vohr HW, Schuppe HC, Kind P (1995) UV-dependent local lymph node reactions: photoallergy and phototoxicity testing. In: Curr Probl Dermatol 22: 44
21. Ikarashi Y, Tsukamoto Y, Tsuchiya T, Nakamura A (1993) Influence of irritants on lymph node cell proliferation and the detection of contact sensitivity to metal salts in the murine local lymph node assay. Contact Dermatitis 29: 128
22. Jansén CT, Wennerstein G, Rystedt I, Thune P, Brodthagen H (1982) The Scandinavian standard photopatch test procedure. Contact Dermatitis 8: 155-158
23. Jung EG (1974) Die photoallergische Testung. Ther Umsch 31: 313-316
24. Jung EG (1979) In-vitro-Untersuchungen zur Chlorpromazin (CPZ)-Photoallergie. Arch Klin Exp Dermatol 237: 501-506
25. Jung EG (1980) Photoallergien. Zbl Hautkr 144: 169-176
26. Jung EG (1981) Die belichtete Epikutantestung. Akt Dermatol 7: 163-165

27. Kahn G, Fleischaker B (1971) Evaluation of phototoxicity of salicylanilides and similar compounds by photohemolysis. J Invest Dermatol 56: 91–97
28. Kaidbey KH, Kligman AM (1980) Photomaximization test for identifying photoallergic contact sensitizers. Contact Dermatitis 6: 161–169
29. Kimber I, Dearman R J, Scholes EW, Basketter DA (1994) The local lymph node assay: developments and applications. Toxicology 93: 13
30. Kimber I, Weisenberger C (1989) A murine local lymph node assay for the identification of contact allergens. Assay development and results of initial validation study. Arch Toxicol 63: 274
31. Knudson EA (1985) The Candida phototoxicity test. The sensitivity of different strains of Candida, standardization attempts and analysis of the dose-response curves for 5- and 8-methoxypsoralen. Photodermatol 2: 80–85
32. Lehmann P (1990) Die deutschsprachige Arbeitsgemeinschaft Photopatch-Test (DAPT). Hautarzt 41: 295–297
33. Lehmann P (1992) Photodiagnostische Testverfahren in der Dermatologie. In: Macher E, Kolde G, Bröcker B (Hrsg) Jahrbuch der Dermatologie 1992/1993. Biermann, Zülpich, S 81–100
34. Lehmann P (1993) Principles of photo testing and photopatch testing: A European perspective. Retinoids Today and Tomorrow 31, pp 36–42
35. Lehmann P (1997) Principles of phototesting and photopatch testing. In: Altmeyer P, Hoffmann K, Stücker M (eds) Skin Cancer and UV Radiation. Springer, Berlin Heidelberg
36. Lehmann P, Hölzle E, Plewig G (1988) Photoallergie auf Neotri mit Kreuzreaktion auf Teneretic, Nachweis durch systemische Photoprovokation. Hautarzt 39: 38–41
37. Lehmann P, Hölzle E, von Kries R, Plewig G (1986) Übersicht – Neue Konzepte. Lichtdiagnostische Verfahren bei Patienten mit Verdacht auf Photodermatosen. Zbl Hautkr 152: 667–682
38. Lehmann P, Scharfetter K, Kind P, Goerz G (1991) Erythropoetische Protoporphyrie: Synopsis von 20 Patienten. Hautarzt 42: 570–574
39. Magnusson B, Kligman AM (1969) The identification of contact allergens by animal assay. The guinea pig maximization test. J Invest Dermatol 52: 268
40. Maguire HC (1973) The bioassay of contact allergens in the guinea pig. J Soc Cosmet Chem 24: 51
41. Maguire HC, Chase Jr and MW (1972) Studies of the sensitization of animals with simple chemical compounds. 13. Sensitization of guinea pigs with picric acid. J Exp Med 135: 357
42. Maurer T (1986) Experimentelle Modelle des photoallergischen Ekzems. Allergologie 9: 3–7
43. Maurer T (1987) Phototoxicity testing – in vivo and in vitro. Fd Chem Toxic 25: 407–414
44. Maurer T, Thomann P, Weirich EG, Hess R (1975) The optimization test in the guinea pig. Agents and Actions 5: 174
45. Maurer T, Weirich EG, Hess R (1980) The optimization test in the guinea pig in relation to other predictive sensitization methods. Toxicology 15(3): 163–171
46. Maurer T, Weirich EG, Hess R (1980) Photokontaktallergie. Zur Epidemiologie und prädiktiven tierexperimentellen Erfassung. Derm Beruf Umwelt 28: 70–81
47. McKenzie RC, Sauder DN (1990) The role of keratinocyte cytokines in inflammation and immunity. J Invest Dermatol 95: 105
48. Moissen P, Yu CL, Ziff M (1984) Lymphocyte chemotactic activity of human interleukin-1. J Immunol 133: 2007
49. Neumann NJ, Fritsch C, Goerz G, Ruzicka T, Lehmann P (1997) δ-Aminolevulinic Acid in the Photo Hen's Egg Test. Arch Dermatol Res 289 (suppl): A49
50. Neumann NJ, Hölzle E, Lehmann P et al. (1994) Pattern analysis of photopatch test reactions. Photodermatol Photoimmunol Photomed 10(2): 65–73
51. Neumann NJ, Hölzle E, Lehmann P, Rosenbruch M, Klaucic A, Plewig G (1997) Photo hen's egg test: A model for phototoxicity. Br J Dermatol 136: 326–330
52. Neumann NJ, Klaucic A, Hölzle A, Lehmann P (1995) Evaluation of the phototoxic potential of ciprofloxacin in the photo hen's egg test. Arch Dermatol Res 287: 384
53. OECD (Organisation for Economic Cooperation and Development) (1992) Guideline 406 for Testing Chemicals. Adopted 1992
54. Przybilla B, Schwab-Przybilla U, Ruzicka T, Ring J (1987) Phototoxicity of non-steroidal anti-inflammatory drugs demonstrated in vitro by a photo-basophil-histamine-release test. Photodermatol 4: 73–78
55. Rosenbruch M (1990) Toxizitätsuntersuchungen am bebrüteten Hühnerei. Derm Beruf Umwelt 38: 5–11
56. Rünger TM, Lehmann P, Neumann NJ, Matthies C, Schauder S, Ortel B, Münzberger C, Hölzle E (1995) Empfehlung einer Photopatch-Test Standardreihe durch die deutschsprachige Arbeitsgruppe „Photopatch-Test". Hautarzt 46: 240–243
57. Schilling C, Homey B, Ruzicka T, Lehmann P, Schuppe HC, Vohr HW (1996) Characterization of the induction phase of contact hypersensitivity in murine epidermal and local draining lymph node cells. JEADV 7: A37

58. Schürer NY, Hölzle E, Plewig G, Lehmann P (1992) Photosensitivity induced by quinidine sulfate: experimental reproduction of skin lesions. Photodermatol Photoimmunol Photomed 9: 78–82
59. Schürer NY, Lehmann P, Plewig G (1991) Chinidininduzierte Photoallergie. Eine klinische und experimentelle Studie. Hautarzt 42: 158–161
60. Shivji GM, Gupta AK, Suder DR (1994) Role of cytokines in irritant contact dermatitis In: Alternative Methods in Toxicology Series, Vol 10: In: Rougier A, Goldberg AM, Maibach HI (eds) Vitro Skin Toxicology: Irritation, Phototoxicity, Sensitization. Mary Ann Liebert, New York, pp 13–21
61. Thune A, Jansén C, Wennersten G, Rystedt I, Brodthagen H, McFadden N (1988) The Scandinavian multicenter photopatch study 1980–1985: final report. Photodermatology 5: 261–269
62. Vinson LJ, Borselli VIF (1966) A guinea pig assay of photosensitizing potential of topical germicides. J Soc Cosmet Chem 17: 123
63. Vinson LJ, Borselli VF, Singer EF (1968) Realistic methods for determining photosensitization potential of topical agents. Am Perfum Cosmet 83: 37

Acne venenata und Acne cosmetica

Ch.C. Zouboulis

Acne venenata

Der Begriff Acne venenata (venenum = Gift) faßt eine Gruppe von Sonderformen der Acne vulgaris mit ähnlicher Ätiologie zusammen.

Formen der Acne venenata
- Acne cosmetica
- Pomadenakne
- Acne occupationalis

Es handelt sich um eine follikuläre Reaktion nach Kontakt mit einer Vielzahl von chemischen Verbindungen, die initial zu einer Komedonenbildung führen [3]. Patienten mit Seborrhoe und aktiver oder abgelaufener Akne neigen am häufigsten zu Acne venenata [7, 11]. Differentialdiagnostisch kann aufgrund des häufigen Auftretens der Acne venenata nach der Pubertät eine Acne tarda in Betracht gezogen werden; auch sind eine periorale Dermatitis und eine akneiforme Arzneimittelreaktion auszuschließen [3, 6]. Allerdings gehen die 3 letztgenannten Erkrankungen im Gegensatz zur Acne venenata eher mit entzündlichen Effloreszenzen einher [3, 13]. Die Häufigkeit der Acne venenata nimmt neuerdings kontinuierlich ab.

Acne cosmetica

Die Acne cosmetica gehört zum Formenkreis der Acne venenata. Es handelt sich überwiegend um eine milde Acne comedonica, die insbesondere bei Frauen im Alter zwischen 20 und 50 Jahren, meistens zwischen 20 und 30 Jahren, nach der Anwendung von kosmetischen Präparaten auftritt [7, 11]. In wenigen Fällen können Kosmetika auch eine entzündliche Akne auslösen [2, 10]. Die Assoziation zwischen Anwendungshäufigkeit und -dauer von Kosmetika und dem Ausmaß der Akne ist umstritten. Das Zusammenspiel mehrerer Faktoren, z. B. Hydratationseffekte und Okklusion der Follikelausführungsgänge, wird für die Acne cosmetica verantwortlich gemacht. Typisch für diese Akneform ist einerseits das Wiederauftreten einer leichten Akne bei Patienten mit Neigung zur Akne und nachdem die Akne einige Jahre vorher abgeklungen war oder die Aggravation einer bestehenden leichten Akne. Andererseits ist eine lange aktive Acne comedonica bei Frauen nach der Pubertät eher auf Kosmetika zurückzuführen [3, 5, 6, 10]. Die Hautveränderungen der Acne cosmetica bestehen vorwiegend aus geschlossenen, unterschiedlich dicht angeordne-

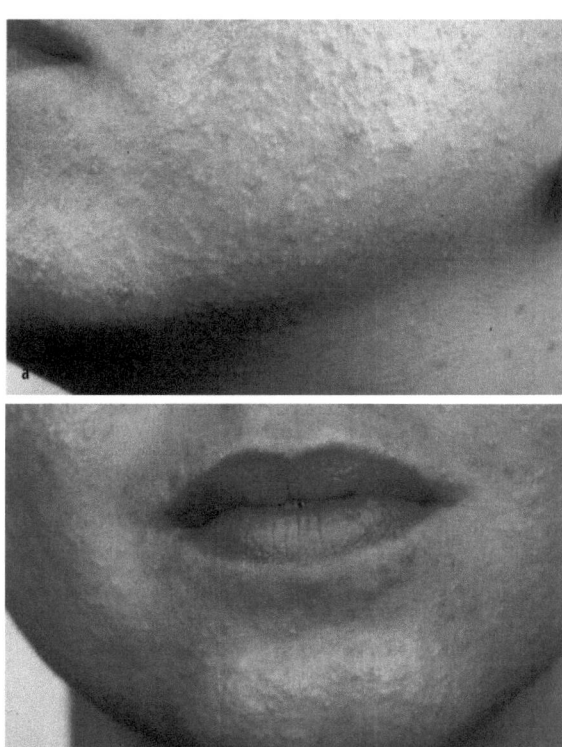

Abb. 1. Acne cosmetica mit geschlossenen Komedonen an Wangen und Kinn bei einer 22jährigen Patientin

ten Komedonen; Prädilektionsstellen sind das Kinn und die Wangen (Abb. 1a, b). Vereinzelt können Papulopusteln auftreten; eine Acne papulopustulosa ist allerdings in der Regel nicht auf Kosmetika zurückzuführen. Die Acne cosmetica führt nicht zu Vernarbung.

Auslöser der Acne cosmetica

Kosmetika, Toiletten- und Haarpflegeartikel können komedogen wirken [1, 11]. Die häufigsten Auslöser der Acne cosmetica sind Gesichtscremes, z.B. Basiscremes, Nachtcremes und Feuchtigkeitcremes. Rouge, Lippenstift und Gesichtswässer sind eher harmlos. Das akneigene Potential einer lokal zu applizierenden Substanz ist nicht nur von ihren chemischen Eigenschaften sondern auch von ihrem Reinheitsgrad abhängig. Bekannte akneigene Verbindungen sind in Tabelle 1 dargestellt.

Die meisten unverdünnten pflanzlichen Öle, vorwiegend Olivenöl und Kakaobutter, sind komedogen [13]. Diese komedogene Potenz nimmt bis zum Verschwinden ab, wenn die pflanzlichen Öle mit Mineralöl bis auf eine 25%ige Konzentration verdünnt werden. Von den Erdölderivaten sind Mineralöle nicht akneigen. Vaseline (Weichparaffin) weist eine gewisse komedogene Wirkung auf. Rote Veterinärvaseline, die nicht gereinigte Vorstufe, ist besonders akneigen. Interessanterweise hat die gereinigte und gebleichte weiße Vaseline die gleiche komedogene Potenz wie die

Tabelle 1. Komedogenität verschiedener chemischer Verbindungen nach ihrer Testung mit Hilfe des Kaninchenohrmodells

Verbindung	Kligman and Mills [7] Gradierung 0–3	Fulton et al. [4] Gradierung 0–5
Lanoline		
Lanolin (acetyliert)		4
Lanolin (ethoxyliert)		3
Lanolin (anhydriert)		2
Lanolinalkohol		2
Lanolinwachs (alkoholisch)		1
Surfactants und Detergentien		
Isopropylisostearat		5
Myristyllactat		5
Myristylmyristat		5
Propylenglycol-2-Myristylpropionat		5
Butylstearat (10–50%)	2–3	4
Isopropylpalmitat		4
Decyloleat		3
Isopropyllanolat		3
Isopropylneopentanoat		3
Isopropylmyristat	1	5
Natriumlaurylphosphat	0	3–5
Stearinsäure	1	1–2
Glycerolmonostearat		1
Bienenwachs (25% in Mineralöl)	0	
Cholesterol	0	
Zinkstearat		0
Pigmente		
D & C Rotpigmente (verschiedene)		2–4
Chromhydroxid		0–1
Eisenoxid		0–1
Karminrot		0–1
Methylenblau		0–1
Titandioxid		0–1
Andere Bestandteile		
Kakaobutter	3	5
Kohlenteer (1–5% in Mineralöl)	3	5
Ölsäure	3	
Oleylalkohol		4
Propylenglycolmonostearat		4
Olivenöl	2–3	
Rote Veterinärvaseline	2–3	
Tetradecan	2–3	
Weiße Vaseline	1–3	
Kolloidaler Schwefel		3
Kastoröl-Sulfat		3
Cetylalkohol	0	3
Methyloleat (50% in Mineralöl)	1–2	
Octanol	0–3	
Hexan	0–2	
Mineralöle (verschiedene)	0–2	
Gelbe Vaseline	0–2	
Stearylalkohol	0	2–3
Laurylalkohol (50% in Mineralöl)	1	
Margarine	1	
Stearinsäure (50% in Mineralöl)	1	1–2
Hydroxypropylzellulose		1–2
Sulfur precipitatum		0–2
Myristylalkohol (50% in Mineralöl)	0–1	

(Fortsetzung Tabelle 1)

Verbindung	Kligman and Mills [7] Gradierung 0-3	Fulton et al. [4] Gradierung 0-5
Kaolin		1
Polyethylenglycol 300		1
Benzylalkohol	0	
Ethylenglycol-Monomethylester	0	
Paraffinöl	0	
Propanol	0	
Polyethylenglycol 200	0	
Benzen (25% in Mineralöl)	0	
Perubalsam (10% in Mineralöl)	0	
Tween 20	0	
Tween 80	0	
Xylol (75% in Mineralöl)	0	
Glyzerin		0
Methylparaben		0
Octyldimethyl PABA (5-10%)		0
Propylenglycol	0	0

nicht gebleichte gelbe Vaseline. Wollwachse (25–30% H_2O) entfalten eine mäßige Komedogenität. Ihre 4fache Verdünnung führt zur Inaktivierung der komedogenen Wirkung. Während Wollwachssterine inaktiv sind, können azetylierte Wollwachsalkohole und die Fettsäurefraktion oder ihre Ester erhebliche Komedogenität aufweisen. Zu den wichtigen komedogenen Verbindungen, die in Kosmetika verwendet werden, gehören Fettsäureester (Butylstearat, Isopropylmyristat, u. a.), Fettsäure (Stearinsäure), Fettalkohole und Benzophenonderivate, wobei die letzten in Sonnenschutzmitteln zu finden sind. Nicht allein der Inhaltsstoff, sondern seine Konzentration und die Wechselwirkung mit anderen Verbindungen definieren die Komedogenität eines Präparates.

Das inzwischen umfassende Wissen über die häufigsten akneigenen Substanzen und die Anwendung experimenteller Modelle zum Nachweis der akneigener Potenz neuer Substanzen haben dazu geführt, daß die kosmetischen Firmen die Anwendung solcher Substanzen heute meiden können. Darüber hinaus wurde die Acne cosmetica früher häufig überdiagnostiziert [2, 6]. Aus diesen Gründen ist die Acne cosmetica neuerdings – überproportional zu den anderen Formen der Acne venenata – seltener geworden [5].

Testmodelle

Das komedogene Potential verschiedener Chemikalien kann am etablierten Kaninchenohrmodell getestet werden [7, 8, 15]. Die Substanzen werden im äußeren Gehörkanal von erwachsenen, 12 Wochen alten, männlichen Albinokaninchen einmal täglich mindestens 5 Tage wöchentlich über 3 Wochen lang aufgetragen [2]. Ein Testareal von 2 x 2 cm wird mit 0,25 ml Creme oder Salbe bzw. 0,1 ml Lösung oder Lotio behandelt. Propylenglycol wird in der Regel als Lösungsmittel für Trockensubstanzen verwendet. Anschließend kann das komedogene Potential einer chemischen Verbindung durch das Auftreten einer follikulären Keratose nachgewiesen werden, das irritative Potential durch das Auftreten von Rötung und Desquamation. Die Beurteilung erfolgt klinisch und/oder histologisch an horizontalen Serienschnitten. Das Kaninchenohrmodell kann von Fall zu Fall spezifisch und hochempfindlich sein, unterliegt allerdings dem Nachteil der eingeschränkten Reproduzierbarkeit der Ergebnisse an der menschlichen Haut. Die Ergebnisse werden mit einer positiven Kontrolle (0,1% Dimethylbenzanthracen in Azeton/Propylenglycol 80/20 oder 0,1% Kohlenteer in hydrophiler Salbe) verglichen. Die Komedonenbildung ist direkt proportional zur akneigenen Potenz der getesteten Substanz zu bewerten. Die komedogene Wirkung verschiedener Substanzen nach ihrer Testung mit Hilfe des Kaninchenohrmodells sind in Tabelle 1 dargestellt. Grad 1 und 2 nach Fulton et al. [4] repräsentieren eine sichtbare Hyperkeratose. Grad 3 und 4 sind mit der signifikanten Entwicklung von Komedonen vereinbar. Grad 5 ist eine schwere Komedonenbildung über das ganze Kaninchenohr. Reaktionen von Grad 3–5 werden als positiv bewertet. Negativität oder Positivität 1. Grades nach Kligman u. Mills [7] im Kaninchenohrmodell haben in der Regel für den Menschen keine klinische Relevanz. Im Gegensatz dazu begründen Reaktionen 2. und 3. Grades einen starken Verdacht für eine komedogene Wirkung auch am Menschen.

Als Bestätigungstest des komedogenenen Potentials einer Substanz beim Menschen gilt der Epikutantest am menschlichen Rücken mit anschließender nicht-invasiver follikulärer Biopsie mittels des Cyanoacrylatklebers [9, 15]. Das Testmaterial, das vorher im Kaninchenohrmodell positiv bewertet sein sollte, wird 4 Wochen unter Okklusion appliziert.

Andere Varianten der Acne venenata: Pomadenakne und Acne occupationalis

Pomadenakne kommt bei der häufigen Anwendung von Fetten und Ölen zur Haarpflege und im Gesicht vor [9, 14]. Die Erkrankung wurde initial bei Franzosen nach Anwendung von Brillantine am behaarten Kopf beobachtet und bei schwarzen Amerikanern, die häufig Pomaden im Bereich des behaarten Kopfes und des Gesichts benutzten. Die verantwortlichen Kosmetika waren entweder verunreinigte billige Produkte oder komplexe Produkte mit Bestandteilen hohen Reinheitsgrades [13]. Die Erkrankung wird klinisch von dicht angeordneten, geschlossenen Komedonen hauptsächlich an der Stirn und an den Schläfen charakterisiert.

Für die Acne occupationalis (Berufsakne) wird der Kontakt mit Chlor (z.B. bei Elektroindustriearbeitern), Industrie- und Schmierölen (z.B. bei Schlossern, Ölfeld- und Raffineriearbeitern) und verschiedenen Dämpfen beschuldigt.

Varianten der Acne occupationalis
- Chlorakne
- Ölakne
- Akne durch andere Chemikalien
- Akne durch Dämpfe oder versehentliches Einnehmen akneigener Chemikalien

Ausgedehnte und schwere Fälle kamen früher in der Industrie vor [13]. Darüber hinaus können Industriekatastrophen durch Freisetzung von toxischen Dämpfen oder durch Vergiftung von Erdböden eine Akneepidemie auslösen [3]. Die letzte bekannte industriebedingte Akneepidemie war 1976 in Seveso, Italien, wo durch eine Explosion

Natrium-2,4,5-Trichlorophenol und 2,3,7,8-Tetrachlordibenzo-p-Dioxin freigesetzt wurden. Es kam nicht nur zur Akne in ungewöhnlichen Körperlokalisationen, die mit tiefen atrophischen Narben abheilten, sondern auch zu systemischen Manifestationen mit Leberzirrhose, neurologischen Zeichen und letalem Ausgang.

Die Chlorakne wird durch einen Kontakt oder eine Vergiftung mit halogenierten aromatischen Verbindungen verursacht [3]. Die Stärke der Halogenierung ist nicht notwendigerweise mit einer verstärkten Toxizität verbunden, hingegen ist die Position der Halogenierung am Molekül entscheidend. Die Sensibilität gegenüber chlorakneigenen Substanzen konnte in einem Bereich von 0,001–0,005% am Kaninchenohrmodell festgestellt werden. Bekannte Substanzgruppen, die in Verbindung mit einer Chlorakne gebracht wurden, sind Chlorphenole (2,3,7,8-Tetrachlordibenzo-p-Dioxin, Hexachlordibenzo-p-Dioxin, Tetrachlordibenzofuran), Chlorbenzene (reines Trichlorbenzen, reines Benzenhexachlorid, 3,4,3',4'-Tetrachloroxybenzen), Chlornaphthaline, polychlorierte Biphenyle, polychlorierte Dibenzofurane (besonders Tri-, Tetra-, Penta- und Hexachlordibenzofuran) und – seltener – bromierte Biphenyle. Chlorphenole kommen insbesondere bei in der Agrarindustrie verwendeten Produkten vor, nämlich in Insektiziden, Fungiziden und Herbiziden. Chlorbenzene sind in Insektiziden enthalten. Chlornaphthaline wurden bei der Isolierung von elektrischen Kabeln und als Hochdruckflüssigkeitszusätze für Gleitmittel und Holzschutzmittel verwendet. Heute sind Chlornaphthaline weitestgehend durch Plastik und Silikon ersetzt. Polychlorierte Biphenyle waren als dielektrische Flüssigkeiten für Kondensatoren und Transformatoren, als Hydraulikflüssigkeiten und in der Kunststoffindustrie eingesetzt. Sie werden heute kaum, meist nur noch in geschlossenen Systemen angewendet. Die sehr toxischen polychlorierten Dibenzofurane sind nicht mehr in Anwendung [3]. Die polychlorierten Dibenzofurane und Hexachlornaphthaline können als Verunreinigungen in einigen PCB-Verbindungen erscheinen.

Die Chlorakne manifestiert sich v. a. im Gesicht und an den Extremitäten mit offenen Komedonen (Abb. 2a, b). Bemerkenswerterweise bleibt die Nase weitgehend ausgespart, da offensichtlich die diese Follikel auskleidenden Hornzellagen eine wirksame Barriere darstellen. Läsionen können an allen Körperstellen auftreten, wo Terminalhaarfollikel vorkommen. Häufig treten Zysten, selten stark entzündliche Effloreszenzen und eine Hypertrichose (im Rahmen einer hepatischen Porphyrie) auf. Charakteristisch ist die Gruppierung der auftretenden Läsionen. Der Heilungsprozeß kann abhängig vom Schweregrad der Akne von 4 bis zu 30 Jahren dauern. Zum Teil heilt die Akne mit schweren atrophischen Narben ab. Die Veränderungen im Haartalgdrüsenapparat können gelegentlich von einem Hauterythem in der akuten Phase, später von Hyperpigmentierung und Phrynoderm, selten von palmarer und plantarer Hyperhidrose sowie Konjuktivitis und Blepharitis begleitet werden. Als systemische Manifestationen treten gegentlich Bronchitis und Nervenerkrankungen auf, selten ist die Leber beteiligt (hepatische Dysfunktion, Triglyzeridanstieg, hepatische Porphyrie). Das Krebsrisiko im Rahmen einer Chlorakne ist fraglich und Aussagen zur Mortalität sind nicht eindeutig [3].

Ölakne wird bei Patienten gesehen, die in regelmäßigem Kontakt mit Schneideölen (eine Mischung von Paraffinölen), Rohölen und Petroleum kommen [13]. In den 70er Jahren stellte sie die häufigste Form der Acne occupationalis dar, heute ist die Ölakne eher selten geworden. Unlösliche Schneideöle verursachen eine mechanische Obstruktion des Follikelausführungsganges und führen so zu Komedonenbildung.

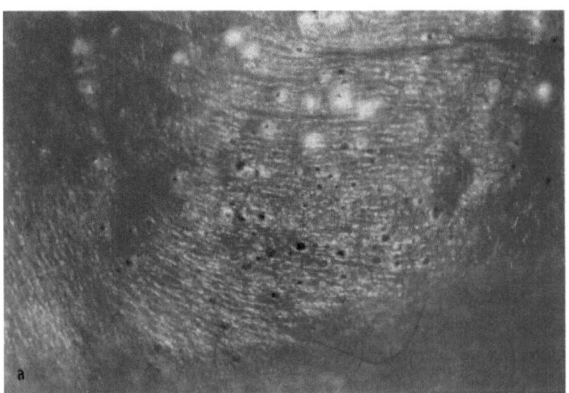

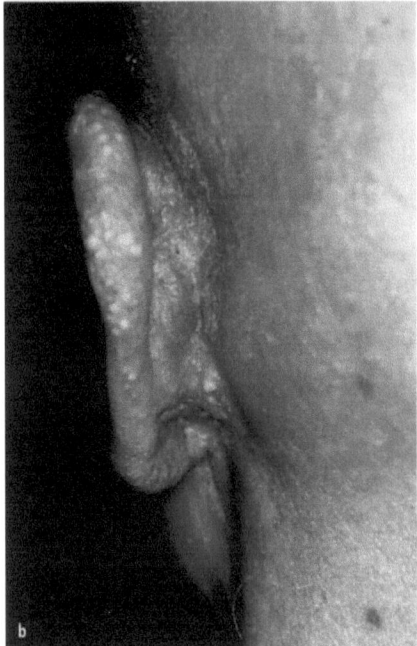

Abb. 2. Chlorakne mit gruppierten offenen Komedonen und Erythem am Hals und retroaurikulär bei einem Patienten, der über Jahre im Rahmen seines Hobbys Ausdünstungen von Kleber ausgesetzt war

Allerdings beherrschen bei Ölakne entzündliche Effloreszenzen das klinische Bild im Gegensatz zu den anderen Formen der Akne venenata. Die Läsionen treten an Kontaktstellen oder an den Scheuerstellen der ölgetränkten Kleidung ca. 6 Wochen nach dem Kontakt auf.

Andere Chemikalien, die eine Acne occupationalis induzieren können, sind DDT, Asbest, Pechdestillate, Kresol, Teer (z. B. bei Straßenarbeitern), Schwerwasserdestillate, Farben, Lacke und Polituren.

Therapie der Acne cosmetica

Vor einer wirksamen Therapie der Acne cosmetica muß zunächst mit dem Patienten (Frauen:Männer 10:1) über ein neues Pflegeprogramm für ihre Haut gesprochen und der vorherige oder zu erwartende häufige Wechsel der Kosmetikpräparate beendet werden [12]. Empfehlenswert ist ein Ausweichen auf Präparate mit Inhaltsdeklaration, die keine komedogene Verbindungen enthalten. Ein mildes alkoholisches adstringierendes Gesichtswasser und eine nichtparfümierte Seife ohne Rückfettung dürfen abends angewandt werden. Das Absetzen des komedogenen Agens kann zu einer vollständigen Remission 6–8 Monate später führen. Darüber hinaus sollten die Komedonen mit topischen Retinoiden oder Azelainsäure behandelt werden. Eine Aknetoilette mit Komedextraktion ist empfehlenswert. Benzoylperoxid und Alpha-Hydroxysäuren können zusätzlich als schälende Medikamente eingesetzt werden. CO_2-Laser-Skin-Resurfacing oder Dermabrasio können nach der Remission der Akne oberflächliche Narben bessern.

Literatur

1. Andersen K (1986) Testing of cosmetics and toiletries. Acta Physiol Scand 554 (suppl.): 180–190
2. Anonymous (1989) American Academy of Dermatology invitational symposium on comedogenicity. J Am Acad Dermatol 20: 272–277
3. Cunliffe WJ (1993) Akne. Klinik, Differentialdiagnose, Pathogenese, Therapie. Übersetzt durch Gollnick HPM und Orfanos CE, Hippokrates, Stuttgart
4. Fulton JE Jr, Pay SR, Fulton JE (1984) Comedogenicity of current therapeutic products, cosmetics, and ingredients in the rabbit ear. J Am Acad Dermatol 10: 96–105
5. Goulden V, ClarkSM, Cunliffe WJ (1997) Post-adolescent acne: a review of clinical features. Br J Dermatol 136: 66–70
6. Kligman AM (1991) Postadolescent acne in women. Cutis 48: 75–77
7. Kligman AM, Mills OH (1972) »Acne cosmetica«. Arch Dermatol 106: 843–850
8. Kligman AM, Kwong T (1979) An improved rabbit ear model for assessing comedogenic substances. Br J Dermatol 100: 699–702
9. Mills OH, Kligman AM (1982) A human model for assessing comedogenic substances. Arch Dermatol 118: 903–905
10. Mills OH, Berger RS (1991) Defining the susceptibility of acne-prone and sensitive skin populations to extrinsic factors. Dermatol Clin 9: 93–98
11. Nelson FP, Rumsfield J (1988) Cosmetics. Content and function. Int J Dermatol 27: 665–672
12. Orfanos CE, Garbe C (1995) Therapie der Hautkrankheiten. Springer Verlag, Berlin
13. Plewig G, Kligman AM (1978) Akne. Pathogenese, Morphologie, Therapie. Springer, Berlin
14. Plewig G, Fulton JE, Kligman AM (1970) Pomade Acne. Arch Dermatol 101: 580–584
15. Tucker SB, Flannigan SA, Dunbar M, Drotman RB (1986) Development of an objective comedogenic assay. Arch Dermatol 122: 660–665

Pigmentstörungen durch Kosmetika

W. Stolz

Biologie der Melaninpigmentierung

Die Farbe der normalen Haut hängt von der Anzahl, Größe, Typ und Verteilung der melaninhaltigen zytoplasmatischen Pigmentgranula (Melanosomen) ab. Diese Zellorganellen werden von den Melanozyten gebildet; sie befinden sich in der basalen Epidermis und reichen mit ihren Ausläufern bis in die mittleren Lagen der Epidermis. Die Melanozyten transferieren die Melanosomen in die Keratinozyten. Da die Keratinozyten während ihrer Differenzierung in der Epidermis aufsteigen, sind auch die Melanosomen nicht nur in den Basalzellen zu finden. Die Menge des Melanins und dessen Verteilung in den Keratinozyten bestimmt die Pigmentierung der Haut und der Haare. Die Melanozyten und die assoziierten Keratinozyten bilden die epidermale Melanineinheit. Ein Melanozyt versorgt etwa 30 umliegende Keratinozyten. Die Hautfarbe hängt nicht von der Zahl der Melanozyten ab, sondern von der Größe und der Verteilung der Melanosomen in den Keratinozyten. Bei dunklen Rassen sind die Melanosomen etwa 1,0 x 0,5 µm groß und liegen in den Keratinozyten einzeln vor, wogegen sie beim Mitteleuropäer mit etwa 0,5 x 0,3 µm kleiner und weniger stark melanisiert sind und aufgrund ihrer geringeren Größe Melanosomenkomplexe bilden [11].

Arten der Pigmentstörungen

Es lassen sich 3 Arten von melaninassoziierten Pigmentstörungen unterscheiden:
- braune Hypermelanose
- schmutzig-graue Hypermelanose
- Hypomelanose

Die braune Hypermelanose ist auf eine Vermehrung von Pigment v. a. in der Epidermis zurückzuführen. Bei der schmutzig-grauen Hypermelanose findet sich eine dermale Ablagerung von Melanin, die auf eine sog. Pigmentinkontinenz aus der Epidermis zurückzuführen ist. Eine Hypomelanose (Pigmentverlust) kann durch eine Verminderung der Zahl der Melaningranula oder durch den Untergang von Melanozyten bedingt sein. Bei Hyperpigmentierungen durch Kosmetika sind folgende Formen am wichtigsten.

Formen der Hypermelanose durch Externa

Berloque-Dermatitis
Bei dieser Erkrankung kommt es nach Aufbringen von phototoxischen Substanzen mit nachfolgender UVA-Bestrahlung zu einer Hyperpigmentierung [2]. Auslöser können vor allem Duftstoffe in Kosmetika und Bergamotte-Öle (Bergapten, 5-Methoxypsoralen) sowie ähnliche Substanzen sein. Offenbar reichen für die Auslösung sehr niedrige Mengen aus: etwa 12 ppm (0,4 ml/100 ml) 5-Methoxypsoralen [21]. Bei der akuten Form der Berloque-Dermatitis kommt es zu scharf begrenzten Rötungen mit Blasenbildung. Häufiger ist jedoch die chronische Form, die Freund 1916 als Photodermatitis pigmentaria zum ersten Mal beschrieb [8, 16] und die wahrscheinlich für die meisten Fälle von Chloasma cosmeticum verantwortlich ist, möglicherweise sind sogar beide Krankheitsbilder identisch [9]. Für die Ausprägung der Reaktion wesentlich ist nach Frain-Bell [6] die Konzentration des 5-Methoxypsoralens, das Vehikel, in dem die Substanz appliziert wurde, das Intervall zwischen Anwendung und Bestrahlung der Körperregion, die Stärke der Lichtexposition, die Anzahl der Lichtexpositionen, die Lokalisation, das Ausmaß der Hydratation der Haut und die Ausprägung der Hintergrundpigmentierung sowie die Frage, ob die Präparate regelmäßig und wiederholt angewandt wurden. Die Auslösung einer Berloque-Dermatitis nach Genuß von Feigen [10] und auch bei Kontakt mit Sellerie und anderen Früchten wurde kasuistisch beschrieben [5].

Chloasma cosmeticum
Grundsätzlich kommen als Ursachen für ein Chloasma (Melasma) in Betracht: Gravidität (40%), Kontrazeptiva (16%), Kosmetika (Chloasma cosmeticum; 40%) und seltenere (z. B. postinflammatorisch, nach Medikamenten, wie Hydantoin, Chlorpromazin, Isotretinoin (reversibel nach oraler Einnahme [3]), Streß [20], Ovarialtumore und Kachexie [9].

Beim Chloasma cosmeticum imponieren teils scharf, teils unscharf begrenzte, mitunter bizarre bräunliche Flecken. Diese sind meist zentrofazial an den Wangen unter Einbeziehung der Stirn und des Kinns lokalisiert. Es können jedoch auch selten die Nase sowie die Mandibularregion betroffen sein. Das Chloasma cosmeticum kommt zu etwa 90% bei Frauen vor [19].

Aufgrund der histopathologischen Befunde läßt sich eine epidermale Form (braun, Pigment in der Epidermis), eine dermale Form (blau-grau, infolge einer Pigmentinkontinenz in die Dermis) und eine gemischte Form (braun-grau) unterscheiden [18]. Die Pigmentstörung ist auf eine vermehrte Melanozytenaktivität (Melanisierung, Transfer) und Melanozytenzahl zurückzuführen. Als Auslöser werden vaselinhaltige Hautcremes sowie Bergamotte-Öle und ähnliche Substanzen beschrieben. Ätiopathogenetisch handelt es sich um eine chronische phototoxische Dermatitis, wobei die chloasmaartige Hyperpigmentierung im Vordergrund steht.

Melanosis peroralis et peribuccalis (Brocq)
Hierbei handelt es sich um ein Chloasma cosmeticum mit perioraler Prädilektion, manchmal auch nur an der Oberlippe. Die Pathogenese ist identisch mit der des Chloasma cosmeticum. Es tritt vorzugsweise bei Frauen in mittlerem Lebensalter auf. Die Hyperpigmentierung bleibt über viele Jahre bestehen [2].

Melanodermitis toxica
Als Auslöser kommen vorwiegend Schmieröle und deren Derivate sowie Teerprodukte in Betracht. Die Hyperpigmentierung entsteht aufgrund der photodynamischen Wirkung von Anthrazen und Phenanthren. Klinisch ähnelt die Melanodermitis toxica dem Chloasma, kann aber darüber hinaus Atrophie, Teleangiektasien und lichenoide Papeln aufweisen.

Poikilodermie réticulée pigmentaire du visage et du cou
Bei diesem Krankheitsbild zeigen sich Beziehungen zur Erythrosis interfollicularis colli. Es findet sich eine rötliche bis bräunliche Verfärbung mit Teleangiektasien und leichter Atrophie unter Aussparung der Submentalregion, was auf einen deutlichen ätiologischen Faktor des Sonnenlichtes schließen läßt. Diskutiert wird, ob dieses Krankheitsbild nicht das Endstadium einer chronischen Berloque-Dermatitis am Hals in Kombination mit einer Erythrosis interfollicularis colli darstellt. Differentialdiagnostisch abzugrenzen sind flächenhafte Hyperpigmentierungen bei Patienten mit atopischer Diathese („dirty neck").

Differentialdiagnosen von Pigmentstörungen

Bei einer Reihe von Arzneimitteln, wie z. B. Hydantoin, Chlorpromazin, Minozyklin, Amiodaron, Phenothiazin und Antimalariamitteln kann es zu Hyperpigmentierungen kommen [14, 15]. Bei Minozyklin [12] und Amiodarone [13] sind Ablagerungen des Medikamentes für die Verfärbung verantwortlich. Auch eine exogene Ochronose nach Anwendung von 6- bis 8%iger Hydrochinonlösung, die eigentlich zum Bleichen von störenden Hyperpigmentierungen v. a. von Südafrikanern eingesetzt wird, führt zu schmutzig-grauen Hyperpigmentierungen [4]. Hyperpigmentierungen können auch beim M. Addison beobachtet werden. Hier sind neben den Gesichtsveränderungen Pigmentierungen der Handlinien und an den Schleimhäuten typisch. Postinflammatorische Hyperpigmentierungen können unter anderem auch bei fixen Arzneireaktionen, Lichen ruber planus (v. a. Lichen ruber actinicus [1, 17]) und atopischem Ekzem gesehen werden. Periokuläre Hyperpigmentierungen besonders im Medialbereich der Augenlider und im Augenwinkel sollen als Jellinek-Zeichen auf Hyperthyreose hinweisen [2].

Postinflammatorische Hypo- oder Depigmentierungen

Hypo- oder Depigmentierungen können auch postinflammatorisch nach Applikation von Medikamenten (z.B. Hydrochinon, Monobenzyläther des Hydrochinons, Glukokortikosteroidunterspritzungen etc.) beobachtet werden. Differentialdiagnostisch muß an eine Vitiligo oder an Pityriasis versicolor alba gedacht werden.

Therapie der Hyperpigmentierungen

Wichtig ist die therapeutische Tetrade Ausschalten der Noxe, Sonnenschutz, Bleichen und Zeit. Zum Bleichen kann eine Kombination aus Hydrochinon 2-4%, Tretinoin (0,025-0,1%) und Hydrokortison (1%) eingesetzt werden. Positive Berichte gibt es auch mit 20% Azelainsäure. Tretinoin allein ist wenig effektiv, der Effekt des Glykolsäure-Peelings ist umstritten. Möglicherweise ist die Kombination von Fruchtsäure und Hydrochinon hilfreich. Mit dem Rubin-Laser läßt sich beim Chloasma cosmeticum keine Besserung des Krankheitsbildes erzielen [7].

Zusammenfassung

UVA-Licht in Kombination mit schwach phototoxisch oder photoirritativ wirkenden Externa oder stark lipophile Kosmetika mit und ohne UVA-Licht können bei entsprechender genetischer Disposition und insbesondere beim Hauttyp IV, V und VI zu subklinischen inflammatorischen Reaktionen im Sinne einer chronischen Berloque-Dermatitis führen und entsprechend der Lokalisation zu unterschiedlichen Krankheitsbildern: im Gesicht zum Chloasma cosmeticum oder zur Melanosis perioralis et peribuccalis Brocq, am Hals zum Bild der Poikilodermie réticulée pigmentaire du visage et du cou (Abb. 1). Die Therapie muß entsprechend der Tetrade Ausschalten der Noxe, Sonnenschutz, Bleichen und Zeit erfolgen, wobei rasche Erfolge nur selten zu erzielen sind.

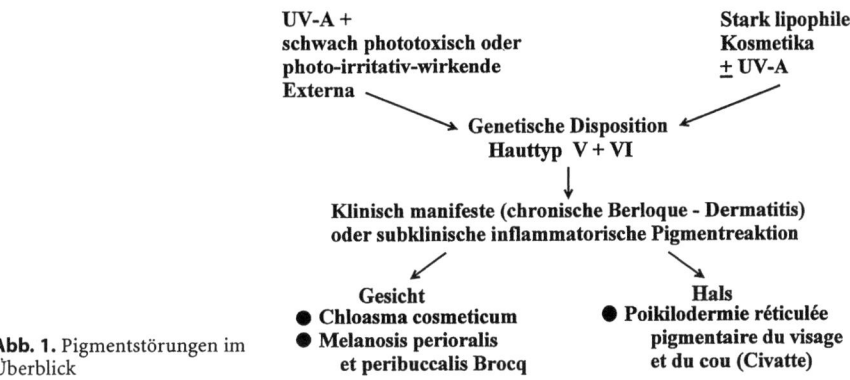

Abb. 1. Pigmentstörungen im Überblick

Herrn Prof. Dr. Dr. h.c. mult. O. Braun-Falco danke ich sehr für seine wertvollen Anregungen für diese Arbeit.

Literatur

1. Aloi F, Solaroli C, Giovannini E (1997) Actinic lichen planus simulating melasma. Dermatology 195: 69-70
2. Braun-Falco O, Plewig G, Wolff HH (1995) Dermatologie und Venerologie. 4. Aufl. Springer, Berlin Heidelberg New York Tokyo

3. Burke H, Carmichael AJ (1996) Reversible melasma associated with isotretinoin. Brit J Dermatol 135: 862
4. Burke PA, Maibach HI (1997) Exogenous ochronosis: an overview. J Dermatol Treat 8: 21–26
5. Fitzpatrick TB, Eisen AZ, Wolff K, Freedberg W, Austen KF (1993) Dermatology in General Medicine. 4th edn, pp 969–973
6. Frain-Bell W (1985) Cutaneous Photobiology. Oxford Univ Press, Oxford, pp 88–105
7. Grimes PE (1995) Melasma. Etiologic and therapeutic considerations. Arch Dermatol 131: 1453–1457
8. Ippen H, Tesche S (1971) Zur Photodermatitis pigmentaria Freund („Berloque-Dermatitis", „Eau de Cologne-Pigmentierung"). Hautarzt 12: 535–536
9. Ippen H, Tesche S (1972) Das „Chloasma" außerhalb der Gravidität.Untersuchungen zur Klinik und zur ursächlichen Bedeutung von oralen Anticonceptiva und von Kosmetika. Hautarzt 23: 21–25
10. Ippen H (1982) Phototoxische Reaktion auf Feigen. Hautarzt 33: 337–339
11. Jimbow M, Jimbow K (1989) Pigmentary disorders in oriental skin. Clin Dermatol 7: 11–27
12. Karrer S, Szeimies RM, Pfau A, Schröder J, Stolz W, Landthaler M (1998) Minozyklin-induzierte Hyperpigmentierung. Hautarzt 49: 219–223
13. Korting HC, Kolz R, Schmoeckel C, Balda BR (1981) Amiodarone-Pigmentierung: Eine seltene, aber typische Nebenwirkung. Hautarzt 32: 301–305
14. Marzulli FN, Maibach HI (1991) Phototoxicity of topical and systemic agents. In: Marzulli FN, Maibach HI (eds) Dermatotoxicology. 4th edn. Hemisphere pp 581–594
15. Marzulli FN, Maibach HI (1996) Photoirritation, Phototoxicity. In: Van der Valk PGM, Maibach HI (eds) The Irritant Contact Dermatitis Syndrome, CRC pp 221–226
16. Nolting S, Koch-Schulte U (1975) Ein Beitrag zum Bild der Berloque-Dermatitis. Z Hautkr 50: 721–723
17. Salman SM, Kibbi AG, Zaynoun S (1989) Actinic lichen planus. A clinicopathologic study of 16 patients. J Am Acad Dermatol 20: 226–231
18. Sanchez NP, Pathak MA, Sato S, Fitzpatrick TB, Sanchez JL, Mihm MC (1981) Melasma: a clinical, light microscopic, ultrastructural, and immunofluorescence study. J Am Acad Dermatol 4: 698–710
19. Vázquez M, Madonado H, Benmamán C (1988) Melasma in men. A clinical und histologic study. Int J Dermatol 27: 25–27
20. Wolf R, Wolf D, Tamir A, Politi Y (1991) Melasma: a mask of stress. Brit J Dermatol 125: 192–193
21. Zaynoun ST, Aftimos BA, Tenekjjan KK, Kurban AK (1981) Berloque dermatitis – a continuing cosmetic problem. Contact Dermatitis 7: 111–116

Bewertung von Komponenten von Kosmetika und Topika

Neuartige Vehikelbestandteile

M.J. Parnham

Phospholipide sind die wichtigsten Bestandteile der Zellmembranen. In ihrer natürlichen Form bestehen sie aus langkettigen Fettsäuren und einer polaren Kopfgruppe (z.B. Cholin oder Ethanolamin). In kristallinem Zustand haben Phospholipide einen schichtartigen lamellaren Aufbau, wobei die Kohlenwasserstoffketten der Fettsäuren parallel ausgerichtet sind. Die polaren Kopfgruppen sind dabei üblicherweise nach außen gerichtet. Phospholipide bilden im Wasser spontan verschiedene sphärische lamellare Formen, abhängig vom jeweiligen Phospholipid, der Temperatur und dem pH-Wert der Umgebung. Die polar nach außen gerichtete Kopfgruppe gewährleistet die Wasserlöslichkeit der Teilchen. So können Mizellen Phospholipiddoppelschichten bilden, durch Schütteln oder Ultraschallbeschallung können aber auch kugelförmig angeordnete Phospholipiddoppelschichten entstehen. Diese biomolekularen Lipidschichten, genannt Liposomen, wechseln sich im Falle der multilamellaren Liposomen mit den wäßrigen Zwischenräumen ab. Im Falle eines unilamellaren Liposoms umhüllt eine einzige Doppelschicht ein wäßriges Kompartiment (Abb. 1). Werden Phospholipide in eine Wirkstofflösung gebracht, so können Liposomen als Träger für diese Wirkstoffe benutzt werden, um die Hautpenetration zu verbessern. Diese Eigenschaften der Liposomen finden zunehmend Anwendung in der Kosmetik und in der Formulierung von Arzneimitteln. Die Phospholipide besitzen aber eigene biologische Wirkungen, was für die normale Funktion der Haut eine wichtige Bedeutung hat. Aus diesem Grund finden „leere" Liposomen ohne Inhaltsstoffe ihren Platz als Feuchtigkeitsspender in der Kosmetik [3]. In den letzten Jahren wurden auch

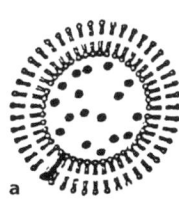 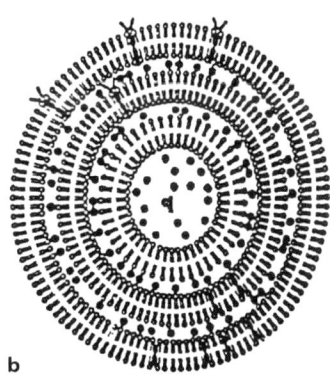

Abb. 1. Unilamellare (**a**) und multilamellare (**b**) Vehikel. Lipophile Wirkstoffe sind zwischen die Doppelschichten geschaltet, hydrophile Wirkstoffe sind in die innere Phase eingekapselt. (Aus Bouwstra 1993 [2a])

andere Lipidbestandteile der normalen Haut (z. B. Ceramide) und synthetische Produkte, wie nichtionische Tenside, in Liposomen oder liposomartige Vehikel eingebaut, um als Träger bzw. als Wirkstoffe selbst in die Kosmetik eingeführt zu werden. Die Eigenschaften dieser Phospholipide und die anderer Bestandteile werden in diesem Kapital kurz besprochen.

Phospholipide

Wirkung auf der gesunden Haut

Das meist verwendete und preiswerteste Phospholipid ist Phosphatidylcholin, das aus rohem Sojabohnenlecithin gewonnen wird. Dieses Phospholipid ist durch einen hohen Anteil an einer mehrfach ungesättigten Fettsäure, der Linolsäure (ca. 60%) gekennzeichnet. Letztere ist eine essentielle Fettsäure, die für die physiologische Regulierung der transdermalen Wasserdurchlässigkeit unentbehrlich ist [16].

Aufgrund ihrer wasserbindenden Eigenschaften wird häufig angenommen, daß alle Phospholipide in der Lage sind, der Haut langanhaltend Feuchtigkeit zu spenden. Diese Annahme ist die Grundlage für den Verkauf vieler unterschiedlicher kosmetischer Präparate, die Liposomen enthalten. Aber auch unverarbeitetes Sojalecithin enthält neben Phosphatidylcholin auch andere Phospholipide sowie kleinere Mengen von Sterolen und Kohlenhydraten. Das heißt mit anderen Worten, daß nicht alle natürlichen liposomalen Phospholipide die gleiche Zusammensetzung haben.

Eine Untersuchung des Einflusses auf den Feuchtigkeitsgrad der Haut von 4 liposomalen Präparationen mit unterschiedlichen Phospholipidenzusammensetzungen ergab, daß nur Präparate mit einem hohen Phosphatidylcholingehalt imstande waren, den Feuchtigkeitsgrad der Haut zu erhöhen [1]. Präparate, die das negativ geladene Phosphatidylinositol enthielten, trockneten die Haut aus (Abb. 2). Auch die Anwendung von Phosphatidylcholin über einen längeren Zeitraum bewirkt eine Zunahme der Hydration der Haut, die nach einer Woche ein Maximum erreicht [18]. Hieraus kann man schlußfolgern, daß die optimale Wirkung von Sojaphospholipiden auf den Feuchtigkeitsgrad der Haut nicht nur von der enthaltenen Linolsäure, sondern auch vom Phosphatidylcholingehalt abhängt. Entscheidend hierbei ist wahrscheinlich die Tatsache, daß ein Cholinmolekül in der Lage ist, 3 Wassermoleküle zu binden.

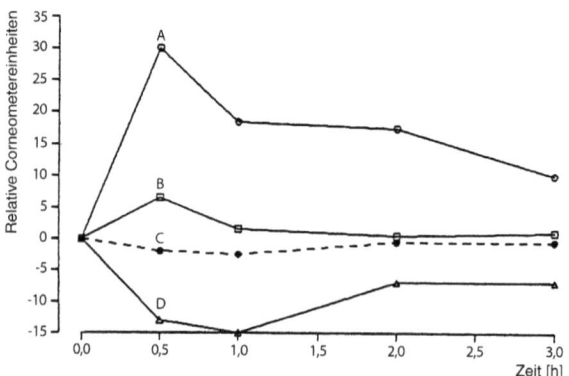

Abb. 2. Hautfeuchtigkeit nach einmaliger Applikation folgender liposomaler Suspensionen: **A** Phosphatidylcholin (PC) 80%, Phosphatidylethanolamin (PE) 9%, Phosphatidsäure (PA) und N-Acetylphosphatidylethanolamin (N-APE) 4%; **B** PC 28%, PE 2%, Phosphatidylinositol (PI) und PA 11%, N-APE 22%; **C** Kontrolle (0,9%iges NaCl); **D** PC 10%, PE 25%, PI 20%, PA 20%, N-APE 4%. (Mod. nach Artmann 1990 [1])

Um die Stabilität der Vehikel zu gewährleisten, werden für die Formulierung von Liposomen als Trägerstoffe verschiedene Phospholipide und Cholesterin verwendet [3]. Für die Applikation auf der Haut sollte eine hohe Konzentration an Phosphatidylcholin vorhanden sein.

Nicht nur der Feuchtigkeitsgehalt, sondern auch die Glätte der Haut wird durch Sojaphosphatidylcholin verbessert. In einem Vergleich mit einem normalen Basishautcremepräparat führte Sojaphosphatidylcholin bei gesunden Frauen nach 4wöchiger Applikation zu einer deutlich stärkeren Reduzierung der Hautrauhigkeit [8]. Dieser Unterschied wurde auf den erhöhten flüssigen Zustand des Stratum corneum nach der Absorption der ungesättigten Phospholipide zurückgeführt.

Liposomen können nur bis zum Stratum corneum intakt aufgenommen werden. Unabhängig von der Zusammensetzung zerfällt die Struktur des Vehikels nach dem Kontakt mit dem Stratum corneum, das die Phospholipide aufnimmt [2, 21]. Dennoch können die enthaltenen Phospholipide bis in die tieferen Schichten der Haut eindringen, wo sie die tieferliegenden Blutgefäße beeinflussen können [7]. Die in den Liposomen enthaltenen aktiven Wirkstoffe können deswegen tiefer in die Haut eindringen. Dioleylphosphatidylethanolamin dringt am tiefsten in das Stratum corneum ein [13].

Wirkung auf der geschädigten Haut

Sojaphosphatidylcholin kann man auf geschädigter Haut ohne Bedenken anwenden. Zwar hemmt es die Proliferation von Keratinozyten in vitro, wahrscheinlich wegen der erhöhten Synthese von Prostaglandinen, hat aber keine toxische Wirkung auf die Zellen [4]. Beim Patch-Test zeigt Sojaphosphatidylcholin keine Hautirritation und hemmt das UVB-induzierte Hauterythem [20]. Die Anwendung kleiner Liposomen aus Sojaphosphatidylcholin und Sphingolipiden hat sich sogar in der Therapie von Psoriasis und atopischem Ekzem bewährt, da diese Liposomen tief in die Haut eindringen und die Hautschutzbarriere verbessern können [15].

Ein für die Anwendung des Sojaphosphatidylcholins in der Kosmetik wichtiger neuer Befund ist seine anti-aknegene Wirkung. Dank seiner hohen Konzentration an Linolsäure führt die lokale 8-wöchige Applikation von Sojaphosphatidylcholin auf die mit Akne befallene Haut zu einer Normalisierung des Linolsäuregehalts der Haut und zu einer Senkung des Squalengehalts [9]. Darüber hinaus wurden die Anzahl der Komedonen um 65%, die der Effloreszenzen um 75% reduziert. Die Anwendung Sojaphosphatidylcholin enthaltender kosmetischer Präparate für die Pflege von schnell fettender Haut wurde deshalb empfohlen.

Sojalecithin wird von der amerikanischen Food and Drug Administration als „generally regarded as safe" (GRAS) eingestuft und allgemein als ein gut vertragener kosmetischer Rohstoff angesehen. Diese Einstufung schließt alle in Sojalecithin enthaltenen Phospholipide ein, setzt aber nicht voraus, daß alle anderen Phospholipide ebenso unbedenklich sind. Die allgemeine Verwendung auch aller synthetischen Phospholipide kann nicht unter dem Schutzschirm der FDA-Empfehlung erfolgen.

Andere Vehikelbestandteile

Die Phospholipide in den Liposomen können durch eine Vielzahl anderer Lipide ersetzt werden [17]. Grundsätzlich weisen diese Vehikel ähnliche Eigenschaften wie Liposomen auf.

Ceramide

Ceramide, die eine Untergruppe der Sphingolipide darstellen, kommen vor allem im Stratum corneum in hoher Konzentration vor. Ihre Zusammensetzung bestimmt sowohl den Wirkungsgrad der Schutzmembranen der Hornschicht, als auch den Reifungsprozeß der Hornzellen. Sie können in Phospholipid-Vehikel eingebaut werden, benötigen aber andere Lipide, wie Cholesterin, um selbst Doppelschichten bilden zu können. Sie penetrieren allein auch kaum die Epidermis. Ein möglicher Vorteil, den Ceramide gegenüber den Phospholipiden haben, ist, daß sie eher in der Lage sind, den extrazellularen Raum zwischen den Keratinozyten auszufüllen [19]. Im Vergleich zu den Vehikeln allein verringert Ceramid-3 in einer O/W-Emulsion den transepidermalen Wasserverlust von normaler und geschädigter Haut [5]. Es ist aber fragwürdig, ob es sich hier um intakte Vehikel handelt. Insbesonders bei geschädigter Haut scheint die komplette Formulierung von Ceramiden mit Cholesterin und Fettsäure die optimale Zusammensetzung zur Herstellung der Schutzbarriere zu sein [14]. Auf der mit Aceton ausgetrockneten Mäusehaut konnte nur mit der Applikation der Mischung, nicht jedoch mit den einzelnen Bestandteilen eine Wirkung erzielt werden. Liposomen, die Ceramide enthalten, sind auch in der Lage, Wirkstoffe tiefer in die Epidermis hineinzutragen als es diejenigen, die nur Phospholipide enthalten, zu tun vermögen [6]. Diese Befunde deuten darauf hin, daß Liposomen aus Phospholipiden und Ceramiden die wahrscheinlich optimale Pflegezusammensetzung für die Haut darstellen. Ceramide allein eignen sich aber kaum als Träger für kosmetische Wirkstoffe.

Heute werden sowohl Ceramide und Sphingolipide natürlichen Ursprungs als auch synthetische Pseudoceramide in der Kosmetik eingesetzt. Jeder dieser Stoffe ist in der Lage, den Feuchtigkeitsgehalt der Haut zu erhöhen und die Barrierefunktion der Haut zu verbessern. Metaboliten von Ceramiden und Sphingolipiden werden weiter als intrazelluläre Botenstoffe bei den zellulären Signalübertragungsprozessen beschrieben. Ob solche Prozesse durch das topische Auftragen von Ceramiden und Sphingolipiden beeinflußt werden, ist noch nicht bekannt.

Nichtionische Tenside

Ein Nachteil von Lipidvehikeln, insbesonders von ungesättigten Fettsäuren, ist deren chemische Instabilität. Die Fettsäurereste können leicht an der Luft oxidiert werden, was meistens durch Zusatz von Vitamin E verhindert wird. Aber auch die Struktur der Liposomen ist für Störeinflüsse anfällig.

Vehikel aus nichtionischen Tensiden, Niosomen genannt, haben den Vorteil, über eine hohe chemische und eine sehr hohe physikalische Stabilität zu verfügen. Zwei Formen der Niosomen sind möglich: eine flüssigphasige und eine gelartige Doppelschicht. Die flüssige Doppelschicht besitzt eine höhere Flexibilität, die notwendig ist, um ein stabiles Vehikel zu bilden. Die Niosomen bestehen meistens aus Polyglycerol- oder Polyoxyethylen-Alkylethern mit variablen Alkylkettenlängen und einer unterschiedlichen Anzahl von Polyglycerol- oder Polyoxyethylen-Einheiten [11]. Es sind aber auch andere nichtionische Tenside als Bestandteile von Niosomen beschrieben worden:

- Polyglycerolalkylether,
- Polyoxyethylenalkylether,
- Polyoxyethylenalkylester,
- Glucosyldialkylether,
- Carbonsäurediester der Saccharose,
- Kronether.

Nach Applikation auf die Haut dringen Niosomen bis in das Stratum corneum ein, wo sie schmelzen. Ebenso wie Liposomen verbessern Niosomen die Hautbarriere und vermindern somit den Wasserverlust [12]. Sie können auch dazu benutzt werden, aktive Substanzen in die Haut zu transportieren. Niosomen werden sehr gut von der Haut vertragen, obwohl Unterschiede in der Zusammensetzung leichte Veränderungen im Irritationspotential verursachen können [10].

Schlußbemerkungen

Neue Vehikelbestandteile sind hauptsächlich entwickelt worden, um die Penetration von Wirkstoffen wie Vitamin E und Hyaluronsäure zu verbessern. Darüber hinaus besitzen die Hauptbestandteile der leeren Vehikel, wie Phospholipide oder nichtionische Tenside, selbst biologische Wirkungen, die zu einer verbesserten Schutzbarriere und zum verminderten Wasserverlust der Haut führen. Man kann jedoch nicht von allen Liposomen und Niosomen erwarten, daß sie alle auf die gleiche Weise zur Hautpflege beitragen, denn je nach Zusammensetzung besitzen sie beispielsweise unterschiedliche Effekte auf die Feuchtigkeit oder die Glätte der Haut. Unterschiedliche Irritationspotentiale sind auch beschrieben worden, obwohl die Verträglichkeit der Vehikelbestandteile i. allg. sehr gut ist.

Aus kommerzieller Sicht werden meistens einzelne Vehikelprodukte hervorgehoben. Objektive Vergleiche der unterschiedlichen Vehikel sind aber Mangelware, lediglich in Verbrauchertests der Endprodukte sind Unterschiede festgestellt worden.

Liposomen und Niosomen können nicht als solche das Stratum corneum penetrieren. Dennoch sind Effekte auf die tieferliegenden Blutgefäße beschrieben worden. Ob hierdurch, außer einer besseren Hautpenetration und Stabilität von getragenen Wirkstoffen, weitere Vorteile in der Hautpflege gegenüber klassischen Hautpflegemitteln zu erreichen sind, bleibt nach wie vor unbeantwortet.

Literatur

1. Artmann C, Röding J, Ghyczy M, Pratzel HG (1990) Influence of various liposome preparations on skin humidity. Parfümerie Kosmetik 5: 326–327
2. Artmann C, Röding J, Ghyczy M, Pratzel HG (1990) Liposomes from soya phospholipids as percutaneous drug carriers. 2nd Communication: Quantitative in vivo investigations with radioactively labelled liposomes. Arzneim Forsch/Drug Res 40: 1365–1368

2a. Bouwstra JA (1993) Niosomes-Change in permeation rate of drugs through human skin. J Skin Care Forum 7: 3–8
3. Billek DE (1987) Liposomen und ihre Bedeutung für kosmetische Präparate. SÖFW J 113: 469–473
4. Bonnekoh B, Mahrle G (1990) Die kutane Applikation von Liposomen – Eine Literaturübersicht unter besonderer Berücksichtigung der Befunde von Keratinozytenkulturen, Tierexperimenten sowie klinischen Studien. Z Hautkrankh 65: 99–105
5. Farin F, Lambers H, Keuning W, Van der Wilden W (1995) Human skin-identical ceramides. Cosmet Toiletries 3: 126–132
6. Fresta M, Puglisi G (1996) Application of liposomes as potential cutaneous drug delivery systems. In vitro and in vivo investigations with radioactively labelled vesicles. J Drug Target 4: 95–101
7. Gehring W, Ghyczy M, Gloor M, Heitzler Ch, Röding J (1990) Significance of empty liposomes alone and as drug carriers in dermatotherapy. Arzneim Forsch/Drug Res 40: 1368–1371
8. Ghyczy M, Gareiss J, Kovats T (1994) Liposomes from vegetable phosphatidylcholine. Their production and effects on the skin. Cosmet Toiletries 109: 75–80
9. Ghyczy M, Nissen H-P, Biltz H (1996) The treatment of acne vulgaris by phosphatidylcholine from soyabeans, with a high content of linoleic acid. J Appl Cosmetol 14: 137–145
10. Hofland HEJ, Bouwstra J, Ponec M, Boddé HE, Spies F, Verhoef J, Junginger HE (1991) Interactions of non-ionic surfactant vesicles with cultured keratinocytes and human skin in vitro: a survey of toxicological aspects and ultrastructural changes in stratum corneum. J Control Rel 16: 155–168
11. Junginger HE, Hofland HEJ, Bouwstra JA (1991) Liposomen und Niosomen-Herstellung und Prüfung. Pharm Z 136: 1631–1641
12. Junginger HE, Hofland HEJ, Bouwstra JA (1991) Wirkmechanismen von Liposomen und Niosomen mit Zellmembranen. Pharm Z 136: 1707
13. Kirjavainen M, Urtti A, Jaaskelainen I et al. (1996) Interaction of liposomes with human skin in vitro – the influence of lipid composition and structure. Biochim Biophys Acta 1304: 179–189
14. Man MQ, Feingold KR, Elias PM (1993) Exogenous lipids influence permeability barrier recovery in acetone-treated murine skin. Arch Dermatol 129: 728–738
15. Neugebauer D (1994) Therapeutische Liposome. Ein neues Behandlungsprinzip bei Ekzemen und Psoriasis. TW Dermatologie 24: 38–44
16. Prottey C (1977) Investigation of functions of essential fatty acids in the skin. Br J Dermatol 97: 29–38
17. Raab W (1991) Liposome in Dermatologie und Kosmetik – Erwartungen und Realität. Pharm Z 136: 2129–2142
18. Röding J, Ghyczy M (1991) Beeinflussung der Hautfeuchtigkeit durch Liposomen. Stabilisierung von pflegenden Ölen und lipophilen Wirkstoffen mit Liposomen. SÖFW J 117: 372–378
19. Schmid MH, Korting HC (1993) Liposomes for atopic dry skin: the rationale for a promising approach. Clin Investig 71: 649–653
20. Thiele B, Ghyczy M, Lunow C, Teichert HM, Wolff HH (1993) Influence of phospholipid liposomes (PLL) on UVB-induced erythema formation. Arch Dermatol Res 285: 428–431
21. Zellmer S, Pfeil W, Lasch J (1995) Interaction of phosphatidylcholine liposomes with the human stratum corneum. Biochim Biophys Acta 1237: 176–182

Alkylpolyglykoside – Prüfstrategie zur Wirkungsweise an der Haut

H. Tesmann, J. Kahre und W. Pittermann

Marktanforderungen, gesetzliche Regelungen und technologische Möglichkeiten regulieren das Qualitäts- und Anwendungsprofil von Konsumgütern. Für kosmetische Produkte bildet in erster Linie die Kosmetikrichtlinie des Europäischen Rats von 1976 (76/768/EEC) und ihre Aktualisierung in der 6. Änderungsrichtlinie von 1993 (93/35/EEC) den gesetzlichen Rahmen für die Eignungs- und Sicherheitsanforderungen. Methodische Standards und Prüfstrategien wurden entwickelt, um für chemische Rohstoffe und daraus hergestellte kosmetische Fertigformulierungen eine toxikologische und dermatologische Sicherheitsbewertung durchzuführen [7, 13, 13a]. Der Kosmetikhersteller ist heute gehalten, in einem Dossier alle Befunde zur Evaluierung der Anwendungssicherheit des von ihm hergestellten Produktes zusammenzustellen. Das umfaßt die toxikologische Bewertung der einzelnen Rezepturkomponenten nach In-vitro- und/oder In-vivo-Methoden ebenso wie Prüfungen der Fertigformulierung im Probanden Panel und die Überwachung der Rückmeldungen aus dem Markt.

Seit den systematisch vergleichenden Untersuchungen von Kästner u. Frosch im Jahre 1981 zur Hautirritation durch anionaktive Tenside [5] haben sich mit dem wissenschaftlichen Erkenntnisfortschritt über Struktur und Funktion der Haut, insbesondere der Epidermis, die Methoden zur subjektiven und objektiven Erfassung einer Wechselwirkung mit kosmetischen Produkten verfeinert. Zur Charakterisierung ihrer Eigenschaften und als Beleg von Auslobungen wurden über die Erfordernisse der reinen Sicherheitsbewertung hinaus biophysikalische, dermatologische, biochemische und morphologische In-vivo- und In-vitro-Methoden entwickelt, um die Milde und die pflegende Wirkung auf die Haut zu beschreiben [1, 2, 4, 8, 9]. Die in diesem Sinne anwendungsorientierte Bewertung eines kosmetischen Rohstoffs bzw. Verbraucherproduktes versteht unter der „Milde" mehr als nur eine schwache Wechselwirkung mit den lebenden Zellen der Basalschicht. Die Bewertung erfaßt alle Aspekte der Verträglichkeit eines Produktes in Wechselwirkung mit der Physiologie und Funktion der Haut.

Der Nutzen in der Anwendung, nämlich die Reinigung, Pflege, Vorbeugung und Bewahrung des natürlichen Zustandes, sowie das Hervorheben erlebter ästhetischer Erscheinungsweisen der Haut, ist in unserer Gesellschaft mit einem sehr empfindlichen subjektiven Befinden verbunden. Die kosmetische Wirkung, grundsätzlich als schwacher Effekt eingestuft, kann (wenn überhaupt) nur von schwachen Nebenwirkungen begleitet sein, eine Erwartung, die der kritische Verbraucher an die Produkte knüpft, insbesondere auch wegen der langzeitigen und häufigen Anwendung von Kosmetika.

Alkylpolyglykoside

Alkylpolyglykoside stellen eine im Markt noch recht junge Produktklasse nichtionischer Tenside dar, die für den Einsatz in Körperreinigungs- und Pflegepräparaten ausgezeichnete Eigenschaften aufweisen (Abb. 1 [3, 6]).

Das dermatologische Eigenschaftsprofil wird mittels einer Teststrategie beschrieben, in der neuere In-vitro- und biochemische Methoden in Beziehung zu In-vivo-Prüfungen am Probandenkollektiv gesetzt werden.

Neue Prüfstrategien vermeiden in dieser Weise tierexperimentelle Prüfungen von Rohstoffen, die nur noch dann durchgeführt werden, wenn sie aufgrund rechtlicher Bestimmungen (Chemikaliengesetz) und behördlicher Anforderungen an wissenschaftlich anerkannte Methoden (Guidelines) zur Sicherheitsbewertung unumgänglich sind. Die Strategie, Tierexperimente durch eine Kombination von In-vitro- und Humanprüfungen zu ersetzen, ist insbesondere da vertrauenswürdig, wo neue oder variierte chemische Rohstoffe in struktureller Nachbarschaft zu bekannten Rohstoffen gesehen werden können (Analogieschluß).

HET-CAM

Die Prüfung einer Substanz in ihrer Wirkung auf die Chorionallantoismembran befruchteter Hühnereier HET-CAM hat sich in vielen Studien als brauchbare Screeningmethode zur Bestimmung der Schleimhautverträglichkeit alternativ zum Test am Kaninchenauge nach Draize erwiesen. Der HET-CAM nahm teil an einem europäischen Validierungsprogramm [11, 12, 12a]. Das hier benutzte Testprotokoll bezieht die analog zum Draize-Schema benotete Reizwirkung einer Substanz (3% AS) auf 5% AS Texapon ASV, einem langkettigen, hochethoxylierten Alkylethersulfat (special alkyl ether sulfate), dessen sehr gute Verträglichkeit für Haut und Schleimhaut in vielfältigen Tests belegt ist (Abb. 2). Die Rangfolge der Reizwirkungen der geprüften Substanzen steht in guter Korrelation mit bekannten, tierexperimentellen Befunden. Die Alkylpolyglykoside Lauryl Glucoside (Plantacare 1200) und Decyl Glucoside (Plantacare 2000) ordnen sich unterhalb $Q_{rel} = 1$ in den Bereich sehr milder schleimhautverträglicher Tenside ein.

Gaschromatographie						
x	0	1	2	3	4	5
area-%	60-62	19-20	8.5-9.5	5-6	2.5-3.5	0.5-1.0
DP = 1.40-1.45						

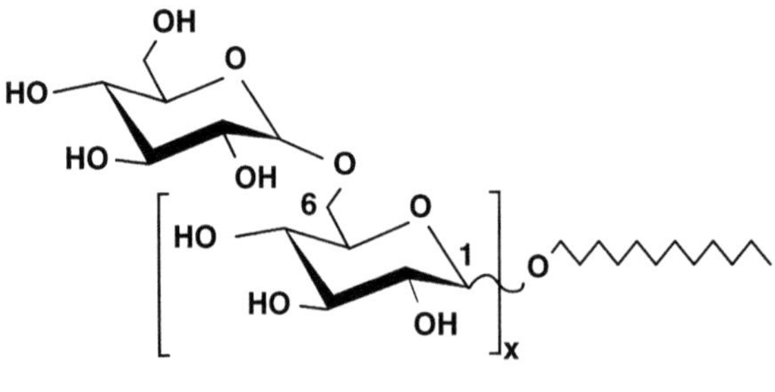

Abb. 1. Struktur und Zusammensetzung von Alkylpolyglykosiden (Plantacare)

Alkylpolyglykoside – Prüfstrategie zur Wirkungsweise

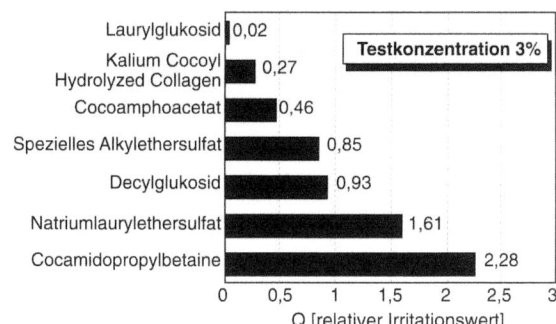

Abb. 2. HET-CAM Hühnereitest an der Chorionallantoismembran (Referenzwert 5% AS Texapon ASV)

Fragestellung: A		Fragestellung: B	
Komponente	[%]	Komponente	[%]
Plantacare PS 10 Natriumlaurylethersulfat (und) Laurylglukosid	12.0	**Texapon ASV** Spezielles Alkylethersulfat	16.0
Dehyton K Cocamidopropylbetaine	14.0	**Plantacare 1200 UP** Laurylglukosid	4.8
Gluadin WQ Laurdimoniumhydroxypropyl Hydrolysierte Weizenproteine	3.0	**Dehyton K** Cocamidopropylbetaine	14.0
Polymer JR 400 Polyquaternium-10	0.1	**Gluadin WQ** Laurdimoniumhydroxypropyl Hydrolysierte Weizenproteine	3.0
		Arlypon F Laureth-2	1.0
Wasser und Konservierung	bis 100	**Wasser und Konservierung**	bis 100
AS pH	11.0 6.5	AS pH	11.0 6.5

Abb. 3. Milde Reinigungspräparate

Es soll darauf hingewiesen werden, daß die in diesem Test zur Schleimhautverträglichkeit als irritierend eingestuften Rohstoffe Sodium Laureth Sulfate und Cocamidopropylbetaine in kosmetischen Produkten durchaus breit einsatzfähig sind, zumal ihre Kombination zu deutlichen synergistischen Wechselwirkungen unter Reduktion des Irritationspotentials führt. Dieser Effekt wird auch für die Kombination von Sodium Laureth Sulfate mit anderen Rohstoffen (insbesondere Proteinderivaten) häufig beobachtet. Daher ergibt sich die Verträglichkeit einer Fertigformulierung nicht aus der Summe der Verträglichkeiten der einzelnen Komponenten, sondern muß abschließend an der Gesamtformulierung geprüft werden. Antagonistische Wechselwirkungen irgendwelcher Rohstoffkombinationen sind bisher nicht bekannt.

Der HET-CAM läßt sich mit Erfolg beim Screening in der Entwicklung schleimhautverträglicher, aber auch hautmilder Reinigungspräparate einsetzen. Ein Beispiel geben die milden Reinigungspräparate nach Abb. 3, die die Kombination verschiede-

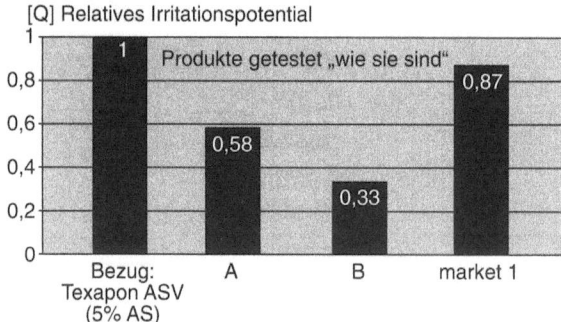

Abb. 4. HET-CAM von Reinigungspräparaten

ner Rohstoffe in Kenntnis ihrer synergistischen Effekte in sich vereinen und schaumstarke, auf der Haut angenehme Formulierungen darstellen. Im Test sind die Formulierungen mengengleich verwendet, verglichen werden sie mit einem anerkannt milden Marktprodukt („market 1") als Standard (Abb. 4). Die Modellformulierungen erweisen sich in diesem Vergleich als sehr mild (schleimhautverträglich) und können damit nach Würdigung aller In-vitro-Befunde mit den unten beschriebenen Paneltests am Menschen überprüft werden.

Duhring-Kammer-Test und Ellenbeugenwaschtest

Wie in der Reihe der In-vitro-Untersuchungen beginnt eine Bewertung im Probandentest mit der Prüfung einzelner Komponenten und wendet sich dann der Prüfung der Gesamtformulierung zu. Der Duhring-Kammer-Test ist ein Maximierungstest am Menschen, der bei einmaliger Applikation auf dem Rücken unter okklusiven Bedingungen eine grundsätzliche Differenzierung des Irritationspotentials von Rohstoffen und Formulierungen erlaubt. Die dermatologische Beurteilung der Effekte erfolgt in der Regel nach dem Draize-Schema für Erythem, Schuppung und Ödembildung und kann durch biophysikalische Messungen zum Hautzustand (z. B. Oberflächenrauhigkeit, transepidermaler Wasserverlust, Feuchtigkeitsgehalt der Haut) ergänzt werden.

Der Gebrauchssituation eines Reinigungspräparates näher kommt ein einfacher standardisierter Waschtest in der Ellenbeuge von Probanden. Das Testprotokoll beschreibt eine offene wiederholte Anwendung unter Festlegung der Konzentration, Anwendungszeit und Menge. Die Waschungen erfolgen unter akzelerierten Bedingungen 2mal am Tag über 2 Wochen bei ständiger dermatologischer Überwachung [4]. Die dermatologische und biophysikalische Beurteilung der Wirkung im Ellenbeugenwaschtest erfolgt in der gleichen Weise wie beim Duhring-Kammer-Test. Im Ergebnis zeigen die dermatologischen Befunde die gleiche Rangordnung der geprüften Produkte in beiden Verfahren. Die tägliche Anwendung und dermatologische Kontrolle im Ellenbeugenwaschtest ermöglichen jedoch zusätzlich die Registrierung subjektiver Beobachtungen der Probanden, die das Hautgefühl und mögliche Mißempfindungen (Brennen, Juckreiz, Spannung der Haut) betreffen (Abb. 5).

Im Beispiel der Kombination von Sodium Laureth Sulfate (SLES) mit Decyl Glucoside (Plantacare 2000) ist der Draize-Score relativ zum Effekt von SLES angegeben. Es ist zu erkennen, daß die Irritationseffekte mit zunehmendem Anteil Decyl Glucoside redu-

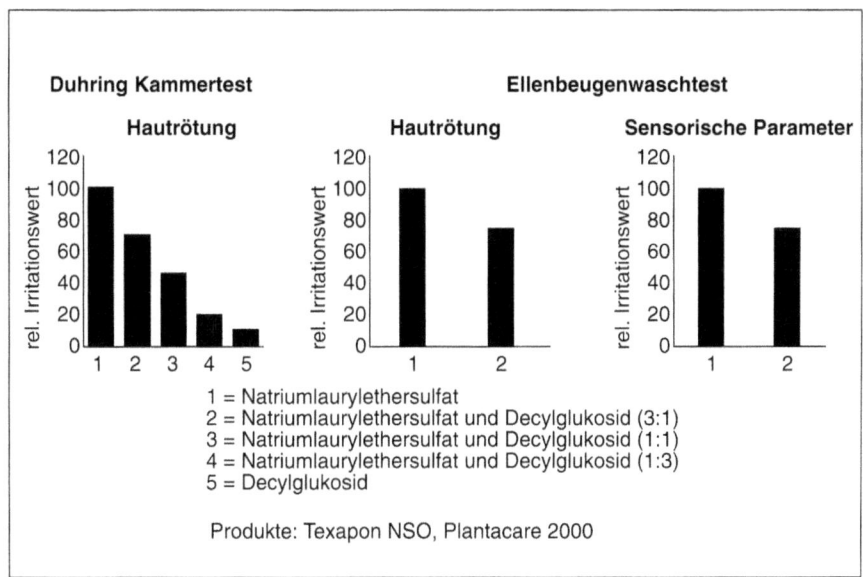

Abb. 5. Duhring-Kammer-Test mit dermatologischer Evaluierung und Ellenbeugenwaschtest mit sensorischer Evaluierung

ziert werden. Ein synergistischer Mischungseffekt wird dabei nicht beobachtet. Der Ellenbeugenwaschtest zeigt darüber hinaus, daß bereits bei einem Mischungsverhältnis von 3:1 die subjektiven Mißempfindungen im Probandenkollektiv um ca. 60% vermindert werden. Der gemessene transepidermale Wasserverlust (bezogen auf SLES) wird zugleich um ca. 20% abgesenkt. Die Hautoberfläche, charakterisiert und dokumentiert durch Aufnahmen mit dem Auflichtmikroskop vor und nach der Behandlung, erweist sich bei Zusatz von Decyl Glucoside nach 2 Wochen deutlich weniger verändert [4].

Die Überprüfung einer Modellformulierung (A, s. Abb. 3) im Duhring-Kammer-Test bestätigt die Erwartungen an die Verträglichkeit, die an die In-vivo-Resultate bei den einzelnen Komponenten wie auch an die In-vitro-Befunde (HET-CAM) der

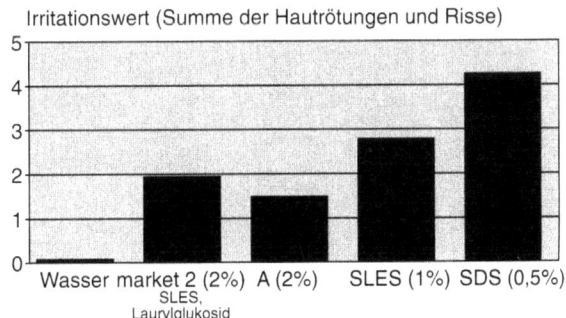

Abb. 6. Duhring-Kammer-Test eines sehr milden Reinigungspräparates

Rezeptur geknüpft werden können (Abb. 6). Die Rezeptur erweist sich in 2% WAS-Anwendung als sehr gut hautverträglich, wobei als Vergleich Sodium Laureth Sulfate (SLES mit 1%) und Sodium Dodecyl Sulfate (SDS mit 0,5%) eingesetzt werden. Die abgestufte Einsatzkonzentration bei zunehmendem Irritationspotential ist sinnvoll, da bei relativ hohem Irritationspotential die Bewertungsskala nicht mehr linear mit der Konzentration verläuft, sondern einem Grenzwert zustrebt. Andererseits zeigt der Vergleich sehr deutlich die Milde der Formulierung, die bei 4facher Anwendungskonzentration nur ungefähr ein Viertel der Irritation von SDS bewirkt.

Artifizielle und natürliche Hautmodelle

In den letzten Jahren haben neue Erkenntnisse über die physiologischen und biochemischen Zusammenhänge in der Haut zur Entwicklung neuer In-vitro-Modelle beigetragen und umgekehrt. Artifizielle Hautmodelle wurden kommerziell verfügbar. Ausgehend von humanen Hautzellen können auf einem Trägermaterial Zellverbände kultiviert werden, die sich unter Ausbildung mehrfacher epidermaler Schichten bis zum Stratum corneum differenzieren.

Die nachfolgenden Untersuchungen wurden mit dem Modell Skin^2 ZK 1301 (ATS, La Jolla, USA) vorgenommen. Als Träger dient ein Nylonnetz von ca. 1 cm^2 Ausmaß in der Nährlösung. Auf einer Schicht von Fibroblasten werden bis zum Stratum corneum ausdifferenzierte Keratinozyten gezüchtet, die eine rekonstruierte Epidermis aufbauen [10]. Es ist zu beachten, daß ein solches Hautmodell im Unterschied zur Humanhaut keine Anhangsgebilde (Haar, Talgdrüse) und keine vergleichbare Barrierefunktion des Stratum corneum ausbildet. Es können aber bei intaktem Metabolismus die biochemischen Vorgänge in der Epidermis unter dem Einfluß einer externen Einwirkung analysiert werden. So können Erkenntnisse zur Bewertung von Grundstoffen und Formulierungen gewonnen werden, lange bevor Hautödeme und -erytheme als Folge von Tensideinwirkung oder UV-Strahlung klinisch in Erscheinung treten. Neben möglichen zytotoxischen Prozessen steht am Beginn von entzündlichen Veränderungen im molekularen Bereich die Freisetzung von bestimmten Mediatoren durch die Keratinozyten. In einer komplexen Kaskade biochemischer Reaktionen bestimmen diese Mediatoren den weiteren Verlauf des irritativen Prozesses.

Im angewandten Testprotokoll wurde nach Einwirkung (in 2 Tagen 1mal täglich über 5 min und Abspülen mit Pufferlösung) der mengengleich eingesetzten Produkte (20%ig „as is") die Freisetzung der Entzündungsmediatoren Prostaglandin E$_2$ (PGE$_2$) und Interleukin 1α (IL-1α) in das Nährmedium nach 24 h bestimmt. Die Ergebnisse – bezogen auf die Wirkung von 2% AS SDS – sind in Abb. 7 dargestellt. Danach löst die Modellformulierung A im Vergleich zu 2 Formulierungen des Marktes („market 2" auf Basis SLES/Lauryl Glucoside, „market 3" auf Basis SLES Cocamidopropylbetain) eine nur sehr schwache Irritationsreaktion aus, die in der Nähe der Wirkung von reinem Wasser liegt.

Ein weiteres In-vitro-Modell, das den Verhältnissen einer In-vivo-Untersuchung am Probanden noch näher steht als das Modell rekonstruierter Haut, stellt das sog. BUS-Modell dar (bovine udder skin model) [8]. Es benutzt nach der Schlachtung von Rindern das Euter als isoliertes biologisch intaktes Hautmodell, dessen Lebensfähigkeit für ca. 8 h durch Perfusion mit einer sauerstoffreichen, temperierten Tyrodelösung aufrechterhalten werden kann (Abb. 8). In dieser Zeit können Untersuchungen

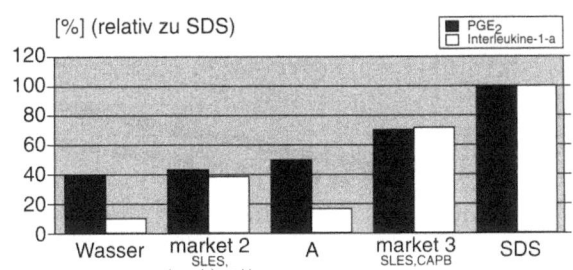

Abb. 7. Freisetzung von Entzündungsmediatoren im Humanhautmodell

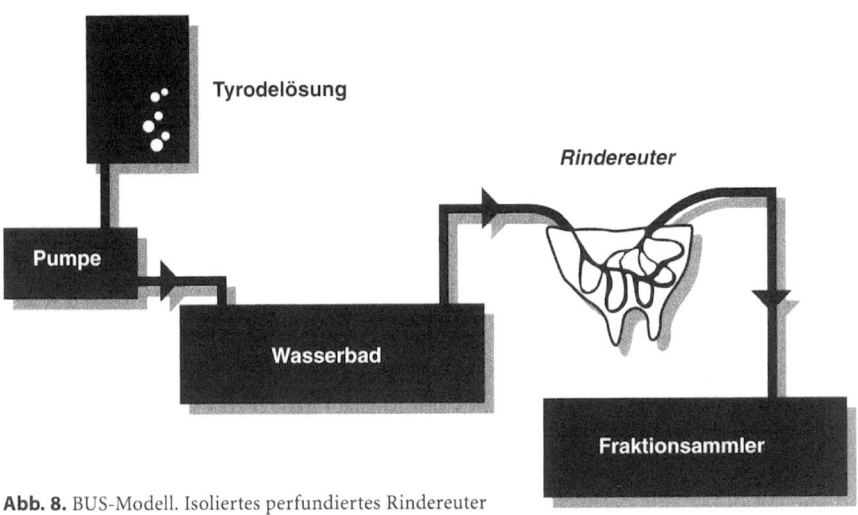

Abb. 8. BUS-Modell. Isoliertes perfundiertes Rindereuter

zur Penetration bzw. Resorption und zum Irritiationspotential (Zytotoxizität, Reizwirkung) von Grundstoffen oder Formulierungen durchgeführt werden, die topisch okklusiv (Finn chamber, D = 18 mm) appliziert werden [9].

Bei der vorliegenden Untersuchung wurden nach Applikation in festgelegten Zeitabständen (1 h und 5 h) Stanzbiopsien von behandelten und unbehandelten Hautbereichen entnommen. Die daran analysierten biochemischen Parameter werden wegen der verschiedenen Zelldichte in Epidermis und Dermis auf den DNS-Gehalt der Proben normiert. Bestimmt werden die Prostaglandin-E_2(PGE_2)-Konzentration in den epidermalen und dermalen Hautschichten als charakteristischer Marker für den Entzündungsprozess (Abb. 9) und, mittels des sog. MTT-Tests, der zytotoxische Effekt der applizierten Produkte (Abb. 10). Methyltetrazoliumbromid (MTT) ist ein wasserlösliches rotes Salz, das in den Mitochondrien intakter Hautzellen in wasserunlösliches blaues Formazan umgewandelt wird. Eine im Vergleich zum unbehandelten Hautbereich verminderte MTT-Umwandlung (MTT-Wert) wird daher als Maß der zytotoxischen Schädigung interpretiert. Das Modell erlaubt also, inflammatorische und zytotoxische Effekte des Irritationsgeschehens voneinander differenziert und in Abhängigkeit von der gewählten Expositionszeit zu untersuchen.

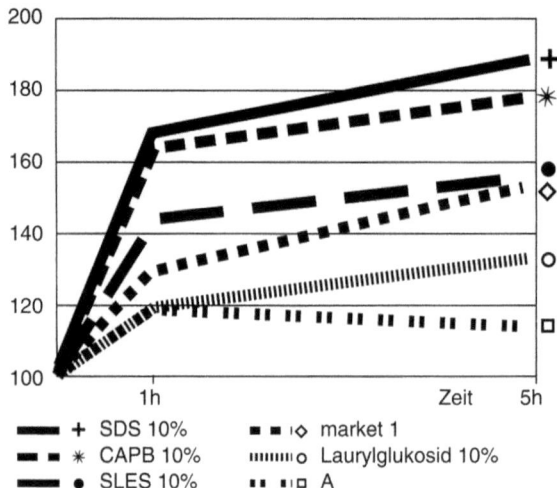

Abb. 9. Relative Freisetzung von Prostaglandin E_2 im BUS-Modell

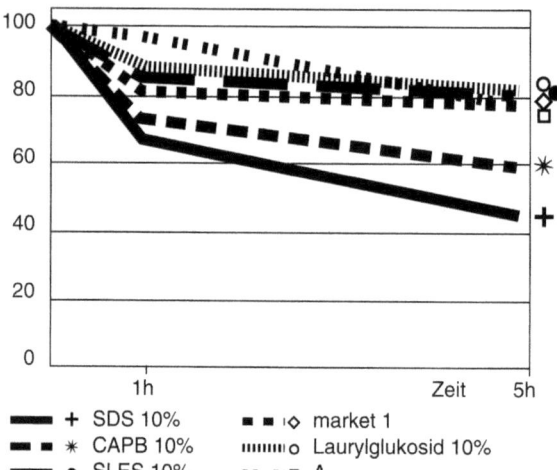

Abb. 10. Relative Umwandlung von Methyltetrazoliumsalz im BUS-Modell

Sowohl der PGE_2-Wert als auch der MTT-Wert zeigen unabhängig von der untersuchten Expositionszeit eine Rangfolge der Irritationspotentiale für SDS, SLES, CAPB und Lauryl Glycoside an, die sich befriedigend in die Bewertung durch andere In-vitro- und In-vivo-Prüfmodelle fügt. Ebenso ist die Modellformulierung A wie in den oben beschriebenen Prüfungen als hautverträglicher erkennbar im Vergleich zum gewählten Marktprodukt (market 1).

Zusammenfassung

Die toxikologische und dermatologische Bewertung von Grundstoffen und Formulierungen gelingt am verläßlichsten durch Prüfungen in einem Ensemble verschiedener In-vitro- und In-vivo-Testmodelle. Vor einem Probandentest (Duhring-Kammer-Test, Ellenbeugenwaschtest und andere) liefern Prüfungen im HET-CAM, im Hautkulturmodell und/oder im BUS-Modell wertvolle und spezifisch differenzierende Hinweise auf eine zu erwartende Rangordnung der Irritationspotentiale. Dies wurde am Beispiel von Alkylpolyglykosiden und ihren Formulierungen dargestellt. Dabei können für diese Fragestellung tierexperimentelle Modelle vermieden werden. Die Akzeptanz einer solchen Prüfstrategie am Markt und bei Behörden wird zukünftig durch zunehmende Erfahrung mit der Korrelation der verschiedenen Testsysteme miteinander und mit Ringversuchen weiter verbessert werden.

Literatur

1. Bartnik F, Pittermann W (1994) Skin organ culture for the study of skin irritancy. In: Rougier A, Goldberg AM, Maibach H (eds) In-vitro skin toxicology. Liebert, New York, pp 171–181
2. Busch P, Müller R, Pittermann W (1996) Uses and limitations of porcine skin model in cosmetic research. Parfümerie und Kosmetik 1: 20–27
3. Hill K, von Rybinski W, Stoll G (eds) (1997) Alkyl polyglycosides – technology, properties and applications. VCH Weinheim
4. Jackwerth B, Krächter HU, Matthies W (1993) Dermatological test methods for optimising mild tenside preparations. Parfümerie und Kosmetik 74: 142–149
5. Kästner W, Frosch PJ (1981) Hautirritation verschiedener anionischer Tenside im Duhring Kammer Test am Menschen im Vergleich zu In-vitro- und tierexperimentellen Methoden. Fette Seifen Anstrichmittel 83: 33–46
6. Kahre J, Tesmann H (1995) Alkylpolyglycoside, ein neues Konzept für Pflege und Verträglichkeit in der Kosmetik. SÖFW 121: 598–611
7. Loprieno N (1992) Guidelines for safety evaluation of cosmetic ingredients in the EC countries. Fd Chem Toxic 30: 809–815
8. Pittermann W, Hörner V, Förster Th, Kietzmann M (1997) Use of natural and artificial skin models in cosmetic research. SÖFW 123: 666–670
9. Pittermann W, Jackwerth B, Schmitt M (1997) The isolated perfused Bovine Udder Skin Model. A new in vitro model for the assessment of skin penetration and irritation. Toxic in Vitro 10: 17–21
10. Slivka SR, Landeen LK, Ziegler F, Zimber MP (1993) Characterization, barrier function and drug metabolism of an in vitro skin model. J Invest Dermatology 100: 40–46
11. Spielmann H, Gerner I, Kalweit S et al. (1991) Interlaboratory assessment of alternatives to the Draize Eye Irritation Test in Germany. Toxic in Vitro 5: 539–542
12. Spielmann H, Kalweit S, Liebsch M et al. (1993) Validation study of alternatives to the Draize Eye Irritation Test in Germany: cytotoxicity testing and HET-CAM test with 136 industrial chemicals. Toxic in Vitro 7: 505–510
12a. Steiling W, Bracher M, Courtellemont P, de Silva O (1999) The HET-CAM, a useful in-vitro essay for assessing the eye irritation properties of cosmetic formulation and ingredients. Toxic in Vitro 13: 375-384
13. Walker AP, Basketter DA, Baverel M et al. (1996) Test guidelines for assessment of skin compatibility of cosmetic finished products in man. Fd Chem Toxic 34: 651–660
13a. Carstensen J, Loprieno NC (Coordinator) et al. (1999) Notes of guidance for testing of cosmetic ingredients for their safety evaluation. Fd Chem Toxic 37: 357-385

Emulgatoren und Emulsionen

M. Gloor

Emulsionen spielen in der Körperpflege eine dominierende Rolle. Maßgeblich für die Struktur einer Emulsion und für deren Wirkung auf die Haut ist die Art der darin enthaltenen Emulgatoren. Im folgenden Beitrag soll zu dieser Problematik Stellung genommen werden.

Emulgatortypen

Grundsätzlich besteht ein Emulgator immer aus einem hydrophilen und einem lipophilen Anteil. Der hydrophile Anteil kann ionisch oder nichtionisch sein. Bei den ionischen Emulgatoren unterscheidet man zwischen anionenaktiven, kationenaktiven und amphoteren Emulgatoren. Bei den anionenaktiven Emulgatoren stellt ein Anion den hydrophilen Anteil dar, bei den kationenaktiven ein Kation, bei den amphoteren Emulgatoren findet sich sowohl ein anionenaktiver als auch ein kationenaktiver Teil im Molekülaufbau. Für Emulsionen spielen kationenaktive Emulgatoren und amphotere Emulgatoren eine untergeordnete Rolle, während anionenaktive Emulgatoren im größeren Umfang eingesetzt werden. Wasserlösliche Alkali- und Aminseifen längerkettiger Fettsäuren sind vielfach verwendete O/W-Emulgatoren. Ein anderes Beispiel für effektive O/W-Emulgatoren sind Mono- und Dialkyletherphosphate; Trialkyletherphosphate werden hingegen bevorzugt als W/O-Emulgatoren eingesetzt [13, 14].

Eine noch größere Rolle spielen nichtionische Emulgatoren. Sie enthalten hydrophile Gruppen, die nicht zur Salzbildung befähigt sind. Es handelt sich um Doppelbindungen, Karbonsäureestergruppen, Karbonamidgruppen, Hydroxygruppen, Ethergruppen und verschiedene Fettsäureestergruppen mit Ethylenglykol, Polyethylenglykol, Propylenglykol, Glyzerin, Polyglyzerin, Sorbit, Pentaerythrit und Saccharose. Hinzu kommt eine große Gruppe von Ethylenoxidaddukten. Eine dominierende Bedeutung haben dabei Fettsäureester, die durch Veresterung längerkettiger Fettsäuren mit hydrophilen Stoffen wie Glyzerin, Polyglyzerin oder Sorbit entstehen. Zu diesen gehören z. B. Glyzerinfettsäureester und Sorbitanfettsäureester. Je nach Fettsäurekettenlänge und Art der hydrophilen Komponente können diese Emulgatoren als W/O- und als O/W-Emulgatoren wirksam werden. Durch Addition von Ethylenoxid an die zuvor beschriebenen Verbindungen läßt sich über die Zahl der addierten Ethylenoxidmoleküle eine sehr große Palette weiterer interessanter nichtionischer Emulgatoren herstellen [13, 14].

Ein wichtiges Hilfsmittel für die Beschreibung von nichtionischen Emulgatoren stellt das HLB-System dar (hydrophile lipophile Balance). Der HLB-Wert ist eine Kennzahl, die das hydrophil-lipophile Gleichgewicht des Emulgators beschreibt; er kann experimentell bestimmt werden. Je größer der HLB-Wert ist, um so hydrophiler ist der Emulgator. Bei einem HLB-Wert von 4–6 handelt es sich um W/O-Emulgatoren, bei einem HLB-Wert von 8–18 um O/W-Emulgatoren.

Strukturvorstellungen über Emulsionen

Strukturvorstellungen über Emulsionen haben v.a. Führer, Junginger und Müller-Goymann erarbeitet [9, 10, 12]. Diese Vorstellungen stimmen bezüglich der W/O-Emulsionen mit der konventionellen Vorstellung in der Dermatologie weitgehend überein. Dabei besteht die äußere Phase aus einem Lipid, wobei zu unterscheiden ist zwischen einer lipophilen Gelstruktur und flüssigen Lipiden. In dem flüssigen Lipidanteil finden sich W/O-Emulgatoren. Beim Hinzutritt von Wasser können diese W/O-Emulgatoren Wasser in einer dispersen Phase in der Zubereitung emulgieren. Morphologisch finden sich tröpfchenartige Wasserstrukturen. Sehr viel schwieriger zu verstehen ist der Aufbau von O/W-Emulsionen. O/W-Emulsionen enthalten grundsätzlich Gemische von Emulgatoren, wobei es sich teilweise um O/W-Emulgatoren, teilweise auch um W/O-Emulgatoren handelt. Gemische von Emulgatoren mit hydrophiler Dominanz weisen eine lamelläre Anordnung auf. In die hydrophilen Schichten dieser multilamellaren Strukturen lagert sich Wasser in großem Umfang ein. Bis zu einem gewissen Maße bleiben dabei die lamellären Emulgatorstrukturen erhalten. Überschreitet der Wassergehalt einen Grenzwert, kommt es zur Aufspreitung der lamellären Strukturen und es entsteht freies Bulkwasser. Daneben finden sich lipophile Emulgatorstrukturen ebenfalls in lamellärer Anordnung. Sie sind in der Lage, in ihre lipophilen Anteile Lipide einzulagern und damit die meist geringen Mengen von Lipiden in O/W-Emulsionen in einer dispersen Phase zu emulgieren. Das strukturgebende Element in O/W-Emulsionen sind somit die lamellären Emulgatorstrukturen. Erst bei einer Überschreitung eines Grenzwertes an Wasser kommt es zu einer Umwandlung in eine flüssige Lotion, und erst dann ist die äußere Phase der Emulsion Wasser. Bei niederem Wassergehalt finden sich an der Außenseite der Emulsion Emulgatorstrukturen, an die vielleicht etwas Wasser gebunden ist, es liegt jedoch keineswegs eine durchgehende wäßrige äußere Phase vor. Interessant ist auch die Struktur von amphiphilen Emulsionen. Amphiphile Emulsionen enthalten ähnlich wie O/W-Emulsionen ein Gemisch von O/W- und W/O-Emulgatoren, allerdings ist der Gehalt an W/O-Emulgatoren relativ groß. Bei diesem Emulsionstyp findet sich bei niederem Wassergehalt eine äußere lipophile Phase. Die lipophilen Emulgatorstrukturen binden vergleichsweise wenig Wasser, während die hydrophilen Emulgatorstrukturen in großem Umfang Wasser zu binden imstande sind. Wird ein Grenzwert des Wassergehaltes überschritten, so bildet sich ähnlich wie bei O/W-Systemen Bulkwasser und nach einer Übergangsphase, in der die äußere Phase teilweise aus Fetten, teilweise aus Wasser besteht, kommt es zur Ausbildung einer durchgängigen äußeren wäßrigen Phase, so daß schließlich, ähnlich wie bei der O/W-Emulsion, eine Lotion entsteht. Diese Vorstellungen über Emulgatorstrukturen wurden mit der Gefrierbruch-Ätz-Technik in Verbindung mit der Transmissionselektronenmikroskopie erarbeitet.

Stabilität von Emulsionssystemen auf der Haut

Es kann nicht ohne weiteres vorausgesetzt werden, daß eine Emulsion auf der Haut stabil bleibt. So verbindet man mit dem Begriff „cold cream" die Vorstellung, daß es sich um eine instabile W/O-Emulsion handelt, die sich auf der Haut entmischt. Wir haben eigene Untersuchungen zu dieser Frage vorgenommen [11]. Dabei wurde die Emulsion auf der Haut aufgetragen und die Wasserabgabe über die Messung des transepidermalen Wasserverlustes bestimmt (Abb. 1). Geht die Wasserabgabe über den Wert auf der unbehandelten Seite hinaus, so kann man davon ausgehen, daß die Emulsion instabil ist und Wasser freisetzt. Erwartungsgemäß fanden wir, daß eine wasserreiche O/W-Emulsion mit äußerer wäßriger Phase (Lotio) und ein Multilayer-System mit äußerer wässriger Phase Wasser freisetzen. Überraschend war, daß eine O/W-Emulsion mit 50% Wasser (Creme) kaum Wasserabgabe zeigte, also eine weitgehende Stabilität aufweist. Die Methode hat folgende Fehlerquellen: vermindert wird die Wasserabgabe durch die Okklusivität der Emulsion und durch eine eventuelle Wasseraufnahme derselben aus dem transepidermalen Wasserverlust. Daher wird die Wasserabgabe aus der Emulsion bei dieser Methode eher unterschätzt. Die Untersuchungen beweisen also nicht, daß überhaupt kein Wasser aus der O/W-Emulsion mit 50% Wasser freigegeben wird, sie zeigen aber, daß die Wasserabgabe auf jeden Fall gering ist. Besonders interessant sind unsere Ergebnisse bezüglich W/O-Emulsionen. Unabhängig vom Wassergehalt zeigen 2 W/O-Emulsionen eine deutliche Wasserabgabe, so daß man davon ausgehen muß, daß diese Systeme auf der Haut nicht stabil sind. Im Prinzip liegt also bei den meisten W/O-Emulsionen eine Cold cream vor.

Diese Untersuchungen haben erhebliche Konsequenzen für die Beurteilung der Okklusivität der Zubereitung. Für die zumindest teilweise Entmischung der W/O-Emulsion auf der Haut muß es zu Tröpfchenbildung von Wasser in der Emulsion kommen, so daß kein homogener Lipidfilm mehr auf der Haut vorliegt, sondern ein vielfach durch Lücken unterbrochenes System. Es ist also zu erwarten, daß die Okklusivität besonders bei wasserreichen W/O-Emulsionen deutlich geringer ist als bei

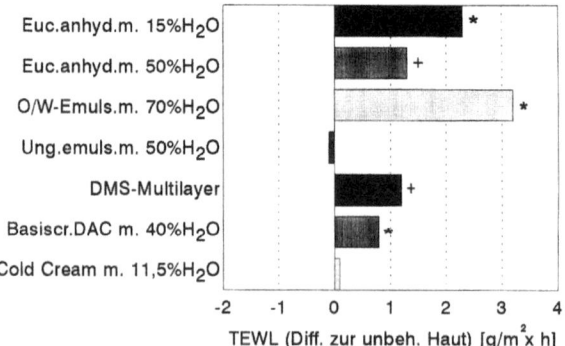

Zunahme des transepidermalen Wasserverlusts im Vergleich zur unbehandelten Haut direkt nach der Applikation.
*p < 0,01   + p < 0,05   n = 12

Abb. 1. Wasserabgabe von Externa nach Aufbringen auf die Haut. (Nach Lehmann et al. [11])

einer Fettbase. Auch dies konnten wir bei eigenen Untersuchungen belegen [11]. Wir konnten zeigen, daß die Okklusivität wasserreicher W/O-Emulsionen gering, die Okklusivität wasserarmer W/O-Emulsionen jedoch vergleichsweise hoch ist. Daraus leitet sich die Forderung ab, beispielsweise beim Atopiker, bei dem die Okklusivität möglichst gering sein soll [5], W/O-Emulsionen mit hohem Wassergehalt zu verwenden. Man kann dabei davon ausgehen, daß O/W-Emulsionen und W/O-Emulsionen mit hohem Wassergehalt etwa die gleiche Okklusivität aufweisen.

Möglicher austrocknender Effekt von Emulsionen

O/W-Emulsionen enthalten Emulgatoren, die teilweise eine ähnliche Wirkung wie waschaktive Substanzen aufweisen. Bei nichtionogenen Emulgatoren wird den O/W-Emulgatoren ein HLB-Wert von 8–18, für waschaktive Substanzen von 13–15 angegeben [14]. Aus dieser Vorstellung heraus könnte diskutiert werden, daß O/W-Emulsionen möglicherweise nach Wassereinwirkung wie eine Waschlösung wirken könnten und die Haut exsikkieren könnten [3]. Allerdings unterscheiden sich O/W-Emulsionen dadurch von Waschlösungen, daß auch W/O-Emulgatoren und Lipide in diesen Emulsionen enthalten sind. In eigenen Untersuchungen haben wir Waschversuche durchgeführt nach vorheriger Anwendung verschiedener O/W-Emulsionen. Wir fanden bei allen geprüften Emulsionen, daß keine stärkere Exsikkation zustande kam, als wenn vorher keine Behandlung durchgeführt wurde [2]. Im Gegenteil, es wurde bei den verschiedenen Emulsionen ein gewisser Schutzeffekt gegen die Exsikkation nachgewiesen. Man kann also davon ausgehen, daß zumindest bei den meisten O/W-Emulsionen keine exsikkierende Wirkung auf die Hornschicht vorliegt.

Hydratisierende Wirkung von Emulsionen

Emulsionssysteme können auf doppelte Weise zu einer Hydratation der Hornschicht führen. Sie können aktiv Wasser an die Hornschicht abgeben und sie können durch ihre Okklusivität bewirken, daß das transepidermale abgegebene Wasser in die Hornschicht eingelagert wird. Grundsätzlich kann man sich sowohl bei O/W-Emulsionen wie bei W/O-Emulsionen eine hydratisierende Wirkung vorstellen. Wir haben in einer neuen Untersuchung einen Vergleich zwischen 2 W/O-Emulsionen und 2 O/W-Emulsionen vorgenommen. Die eine W/O-Emulsion enthielt 25% Wasser, die andere 50% Wasser. Bei den O/W-Emulsionen handelte es sich um eine flüssige Lotio mit einem Wassergehalt von 70% und um nichtionische hydrophile Creme DAB mit einem Wassergehalt von 50%. Eindeutig war ein hydratisierender Effekt beider W/O-Emulsionen nachweisbar. Dieser resultiert teilweise aus der Wasserfreisetzung, bedingt durch die Instabilität der Emulsion, teilweise aus dem Okklusiveffekt. Bei diesen Untersuchungen erwiesen sich die O/W-Emulsionen nicht als hydratisierend (Abb. 2a, b [4]). Dies erlaubt allerdings nicht die grundsätzliche Aussage, daß O/W-Emulsionen überhaupt nicht hydratisieren, da bei anderen O/W-Emulsionen andere Verhältnisse vorliegen können [1, 2]. Unsere Untersuchungen machen deutlich, daß die Hydratation durch W/O-Systeme meist effizient ist, während O/W-Systeme eine eher geringere oder fehlende hydratisierende Wirkung zeigen.

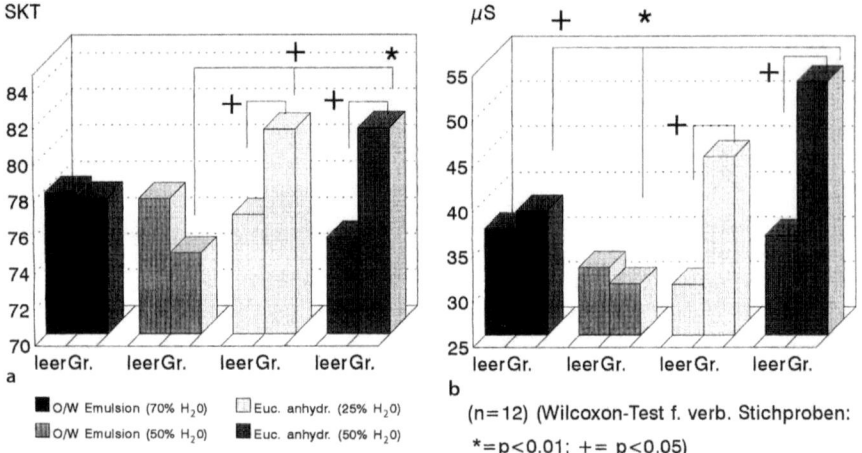

Abb. 2a, b. Hydratisierende Wirkung von Externagrundlagen *(Gr)* im Vergleich zu unbehandelter Haut. **a** Corneometrie, **b** Skikonmessung

Protektive Hautschutzwirkung von Emulsionen

Auch die Hautschutzwirkung von Emulsionen ist wesentlich vom Emulsionstyp abhängig. In einer eigenen Untersuchung konnten wir zeigen, daß eine O/W-Emulsion nur einen geringen Schutzeffekt gegen die Austrocknung durch eine Tensidwaschung bedingte. Bei diesen Untersuchungen wurde 3 h vor der Waschung die Schutzcreme auf die Haut aufgetragen. Die Waschung selbst erfolgte unter standardisierten Bedingungen, die Hornschichthydratation wurde nach der Waschung in 30minütigen Abständen bestimmt. Ganz anders verhielten sich W/O-Emulsionen. Die von uns geprüfte W/O-Emulsion verhinderte bei dem gewählten Versuchsaufbau die Dehydration nahezu vollständig [1]. Eigene spätere Untersuchungen haben dieses Ergebnis insofern relativiert, als sie gezeigt haben, daß bei modifiziertem Versuchsaufbau der Dehydrationseffekt nur partiell verhindert wird. Immerhin kann festgehalten werden, daß W/O-Emulsionen einen wesentlich besseren Schutzeffekt als O/W-Emulsionen gegen nachfolgende Waschungen und deren dehydrierende Wirkung aufweisen. Diese Untersuchungen konnten weitergeführt werden mit repetitiven Waschversuchen. Dabei wurde über eine Woche 3mal täglich standardisiert die Haut gewaschen. Zwischen den Waschungen wurde eine Hautpflegecreme appliziert. Nach 8 Tagen wurde ein standardisierter Waschversuch in der oben angegebenen Weise vorgenommen. Im Abstand von jeweils 30 min nach der Waschung wurden der transepidermale Wasserverlust, der Laser-Doppler-Flow und die Hornschichthydratation gemessen. Die Untersuchungen zeigten in eindrucksvoller Weise, daß die repetitiven Waschungen ohne Anwendung einer Schutzcreme zu einem dramatischen Anstieg des transepidermalen Wasserverlustes, zu einer dramatischen Exsikkose der Haut und zu einer sehr deutlichen irritativen Hyperämie im subpapillaren Gefäßplexus geführt haben. Durch eine handelsübliche Hautschutzcreme vom W/O-Typ war es möglich, die Schädigung der Haut im repetitiven Waschversuch großenteils zu verhindern [8]. Diese Untersuchungen belegen wie unsere vorausgegangenen Untersuchungen im einfachen Waschversuch die Effizienz der Hautschutzwirkung von W/O-Emulsionen. Amphiphile Emulsionen verhalten sich wie O/W-Emulsionen und weisen keinen Schutzeffekt auf [6].

Abhängigkeit der Wirkung von Moisturizern vom Emulsionstyp

Neue interessante Untersuchungen aus unserem Arbeitskreis konnten zeigen, daß die Wirkung von Moisturizern in Emulsionen abhängig ist vom Emulsionstyp. Bei allen Emulsionen konnte eine hydratisierende Wirkung von 5% Glyzerin nachgewiesen werden. Bei einer wasserreichen W/O-Emulsion (Eucerin anhydricum mit 50% Wasser), bei einer wasserreichen O/W-Emulsion vom Typ einer Lotio (70% Wasser) und bei der nichtionischen hydrophilen Creme DAB (50% Wasser, Cremestruktur) fand sich eine deutlich stärkere Wirkung eines 10%igen Glyzerinzusatzes im Vergleich zum 5%igen Glyzerinzusatz. Im Gegensatz dazu konnte eine solche Wirkungssteigerung in der wasserarmen W/O-Emulsion (Eucerin anhydricum mit 25% Wasser), nicht demonstriert werden (Abb. 3b [4]).

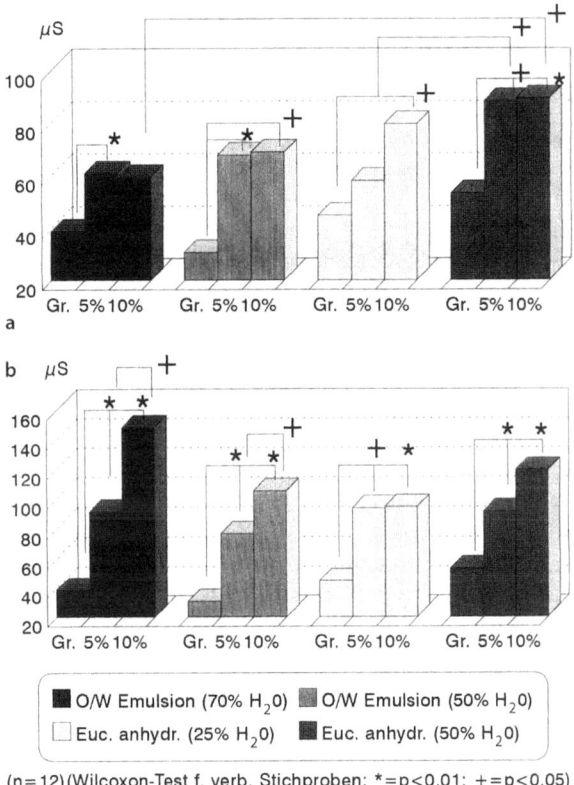

Abb. 3. Hydratisierende Wirkung von Harnstoff **a** und Glyzerin **b** im Vergleich mit der verwendeten Grundlage *(Gr)* und in Abhängigkeit von der Konzentration (Skikonmessung). (Nach Fluhr et al. [4])

(n=12)(Wilcoxon-Test f. verb. Stichproben: *=p<0.01; +=p<0.05)

Ähnliche Verhältnisse fanden wir bei Harnstoff. Harnstoff führt in 5%iger Konzentration in allen geprüften Emulsionssystemen zu einem hydratisierenden Effekt [4]. Eine Steigerung des Harnstoffgehaltes von 5 auf 10% bewirkt jedoch in der wasserreichen W/O-Emulsion (wasserhaltige Wollwachsalkoholsalbe DAB, 50% Wasser) und in den beiden O/W-Emulsionen keine Wirkungssteigerung. Eine Wirkungssteigerung war ausschließlich in der wasserarmen W/O-Emulsion (Eucerin anhydricum mit 25% Wasser) nachweisbar (Abb. 3a). Allerdings kamen diese Unterschiede in dieser Deutlichkeit nur zum Ausdruck, wenn die Messungen mit dem Skikon vorgenommen wurden. Bei der Messung mit dem Corneometer ließen sich keine so eindeutigen Befunde erheben [4]. Diese Untersuchungen machen deutlich, daß die Effizienz von Moisturizern stark abhängt von der Art der in der Emulsion enthaltenen Emulgatoren und vom Wassergehalt. Bezüglich Harnstoff hat Wohlrab [15] ähnliche Befunde erhoben.

Insgesamt zeigen die Untersuchungen, daß moisturizerhaltige Emulsionen in Abhängigkeit von den enthaltenen Emulgatoren und vom Wassergehalt sehr verschiedenartige Wirkungen aufweisen können. Zahlreiche Originalpublikationen zeigen, daß Harnstoff und Glyzerin in bestimmten Emulsionssystemen eine hydratisierende Wirkung aufweisen. Letztendlich würde man jedoch zur Wirkungsbestimmung von Harnstoff und Glyzerin jedes Emulsionssystem gesondert prüfen müssen, um die Effizienz zu beurteilen.

Zusammenfassung

In Form einer Übersicht wird über die Art der Emulgatoren, die in Emulsionen verwendet wurden, berichtet. Dargestellt werden die Strukturvorstellungen, die sich aus der Gefrierbruchmethode mit Transmissionselektronenmikroskopie ergeben. Die Strukturen von Emulsionen in vitro lassen sich jedoch nicht auf die Verhältnisse auf der Haut übertragen, da sich v. a. W/O-Emulsionen als instabil erweisen. Ein hydratisierender Effekt ist nicht bei allen Emulsionen in gleicher Weise vorhanden. Er scheint bei W/O-Systemen besser als bei O/W-Systemen zu sein. Die Okklusivität wasserreicher W/O-Emulsionen scheint mit der von O/W-Emulsionen vergleichbar und deutlich geringer zu sein als diejenige von Lipidbasen. W/O-Emulsionen weisen eine deutlich bessere Hautschutzwirkung gegen Tensidwaschungen auf als O/W-Emulsionen. Auf der anderen Seite scheinen O/W-Emulsionen auch nicht im Zusammenwirken mit Wassereinwirkungen zu einer zusätzlichen Exsikkation der Haut, ähnlich wie Waschlösungen, zu führen. Bemerkenswert ist die Beeinflussung der Wirkung von Moisturizern durch den Emulsionstyp. Während alle anderen geprüften Emulsionstypen keine Wirkungsverbesserung bei einer Steigerung der Harnstoffkonzentration von 5 auf 10% ergeben, dafür aber eine deutliche Wirkungssteigerung von Glyzerin bei einer Konzentrationserhöhung von 5 auf 10%, fand sich mit dem Skicon bei einer W/O-Emulsion mit niederem Wassergehalt eine deutliche Wirkungssteigerung bei einer Steigerung der Harnstoffkonzentration von 5 auf 10% und umgekehrt keine Wirkungssteigerung bei einer Erhöhung des Glyzerinanteils von 5 auf 10%.

Literatur

1. Bettinger J, Gloor M, Fluhr J, Gehring W (1994) Influence of a pretreatment with emulsions on the dehydration of the skin by surfactants. Int J Cosm Sci 16: 53–60
2. Bettinger J, Fluhr J, Gloor M, Gehring W (1996) Have oil/water emulsions a dehydrating effect on the horny layer? Kosm Med 1: 46–49
3. Blank IH, Shappirio EB (1995) The water content of the stratum corneum. 3. Effects of previous contact with aquaeous solutions of soaps and detergents. J Invest Dermatol 25: 391–401
4. Fluhr JW, Vrzak G, Gloor M (1998) Hydratisierender und die Steroidpenetration modifizierender Effekt von Harnstoff und Glycerin in Abhängigkeit von der verwendeten Grundlage. Z Hautkr 73: 210–214
5. Gloor M (1997) Rationale magistrale Rezeptur. In: Plewig G, Przybilla B (Hrsg) Fortschritte der praktischen Dermatologie und Venerologie (1996) Springer, Berlin Heidelberg New York Tokyo, S 133–138
6. Gloor M, Lehmann L, Schlierbach S, Gehring W (1997) Verhalten sich amphiphile Emulsionen und Multilayersysteme wie W/O- oder wie O/W-Emulsionen? Akt Dermatol 23: 177–180
7. Gloor M, Schermer St, Gehring W (1997) Ist eine Kombination von Harnstoff und Glycerin in Externagrundlagen sinnvoll? Z Hautkr 72: 585–590
8. Grunewald MA, Gloor M, Gehring W, Kleesz P (1995) Barrier creams. Commercially available barrier creams versus urea- and glycerol containing oil in water emulsions. Dermatosen 43: 69–74
9. Junginger HE (1992) Systematik der Dermatika – Kolloidchemischer Aufbau. In: Niedner R, Ziegenmeyer J (Hrsg) Dermatika –Therapeutischer Einsatz, Pharmakologie und Pharmazie. Wiss. Verlagsges. Stuttgart, S 475–515
10. Junginger HE (1994) Ointments and creams as colloidal drug delivery systems. In: Kreuter J (ed) Colloidal drug delivery systems. Marcel Dekker, New York Basel Hong Kong, pp 1–30
11. Lehmann L, Gloor M, Schlierbach S, Gehring W (1997) Stabilität und Okklusivität von Externagrundlagen auf der Haut. Z Hautkr 72: 585–590
12. Müller-Goymann C (1990) Mehrschichtige Phasengrenzen in Emulsionen. Dtsch Apotheker Ztg 130: 561–562
13. Nürnberg E (1985) Galenische Grundlagen zur Hautbehandlung. In: Hornstein OP, Nürnberg E (Hrsg) Externe Therapie von Hautkrankheiten – Pharmazeutische und medizinische Praxis. Thieme, Stuttgart New York, S 43–87
14. Umbach W (1988) Kosmetik. Entwicklung, Herstellung und Anwendung kosmetischer Mittel. Thieme, Stuttgart New York
15. Wohlrab W (1984) Vehikelabhängigkeit der Harnstoffpenetration in die menschliche Haut. Dermatologica 169: 53–59

Bewertung von Duftstoffen in Kosmetika und Topika

N.Y. Schürer

Jeder zehnte Verbraucher von Kosmetika oder Hautpflegeprodukten erlebt mindestens einmal eine Hautreaktion auf ein angewendetes Produkt. Dies konnten verbraucherorientierte Marktanalysen in England, Holland und den USA nachweisen [5, 9, 28]. Diese, zumeist vorübergehenden Dermatitiden werden in den USA, in Frankreich und in Holland primär durch Hautpflegeprodukte hervorgerufen, während in Schweden die Dermatitiden am häufigsten auf Augen-Make-Up, und in Spanien auf Nagellack beobachtet wurden [1, 10, 12, 23, 26].

Bei der Abklärung dieser durch Hautpflegeprodukte verursachten Kontaktdermatitiden werden im Epikutantest sehr häufig positive Reaktionen auf den sog. Duftstoff-Mix festgestellt [4, 10, 12]. Entsprechend den Ausarbeitungen der DKG (Deutschen Kontaktdermatitis Gruppe) besteht der Duftstoff-Mix aus 8 repräsentativen Duftstoffen: Zimtalkohol, Zimtaldehyd, alpha-Amylzimtaldehyd, Eugenol, Isoeugenol, Hydroxycitronellal, Geraniol und Eichenmoos, zu je 1% (s. Tabelle 1). 1984 wurde die Konzentration des Duftstoffmix von 2% je Einzelsubstanz auf 1% gesenkt und als Emulgator Sorbitan-sesquioleat zugefügt. Die Gesamtduftstoffkonzentration beträgt somit 8%.

1980, also vor der Konzentrationsänderung von 2% auf 1%, wurden die Reaktionen am häufigsten auf Zimtaldehyd, Zimtalkohol und Isoeugenol, aber auch Moschus-Ambrette beobachtet. Nicht so häufig waren Reaktionen auf Eichenmoos, Eugenol, Geraniol, Hydroxycitronellal und alpha-Amylzimtaldehyd [4]. In einer 15 Jahre später durchgeführten Multicenterstudie von Frosch et al. war die Reaktion auf Eichenmoos am häufigsten, gefolgt von Isoeugenol, Eugenol, Zimtaldehyd und Geraniol [8]. Diese Änderung beruht u.a. auf der Tatsache, daß einige Duftstoffe, wie z.B. Zimtaldehyd, nicht nur Sensibilisatoren, sondern auch relativ starke Irritanzien sind. Mit einer Testkonzentration von 2% wurden zu häufig irritative Hautreaktionen beobachtet und die Gefahr einer falsch-positiven Auslegung im Sinne einer Duftstoffallergie war vor 1984 hoch.

Die International Fragrance Association (IFRA) hat es zur Auflage gemacht, Einzelsubstanzen in Kosmetika zu deklarieren. Weiterhin liegen zu jeder Substanz Empfehlungen vor, in welcher Endkonzentration diese vom Anwender benutzt werden darf, und welche Nebenwirkungen bei Nichteinhalten dieser Empfehlung beobachtet wurden. Diese, von der Industrie einzuhaltenden Regelungen beeinflussen zudem auch das Irritations- und Sensibilisierungsrisiko einer gegebenen Substanz.

Moschusverbindungen werden seit 80 Jahren chemisch synthetisiert und in vielen parfümierten Kosmetika eingesetzt. Zu den Moschus-Duftstoffen zählen Nitroverbindungen (Moschus-Xylol,-Keton, und -Ambrette) und die polyzyklischen Verbindungen. Eingesetzt werden sie in Körperpflege-, Wasch- und Reinigungsmitteln als Haftmittel und Duftstoff. Die Konzentration von Moschus-Keton in kosmetischen Externa schwankt zwischen 4 und 2200 mg/kg. Die ökologische nachteilige Wirkung dieser Substanzen ist durch die Lipophilie und geringe Abbaubarkeit bedingt. Im Abwasser gelangen diese Stoffe in die Umwelt und in die Nahrungsmittelkette. 1981 wurden Moschus-Xylol und -Keton erstmals in der Umwelt nachgewiesen. 1993–1995 wurden Flußfische und, im Rahmen des ökologischen Kreislaufs, auch Humanmilch auf Nitro-Moschus-Verbindungen untersucht. In beiden wurden teilweise hohe Konzentrationen festgestellt (20–200 µg Xylol pro kg Fett). Nitro-Moschus-Verbindungen werden in China und Indien für den Weltmarkt hergestellt. Weltweit beträgt die Produktion 1–2500 t/Jahr [14]. In Japan wird Moschus-Xylol nicht mehr eingesetzt. Inzwischen hat auch der deutsche Industrieverband Körperpflege und Waschmittel e.V. seinen Mitgliedern empfohlen, Moschus-Xylol nicht mehr zu verwenden. Somit unterliegt die Duftstoffindustrie ständigen Veränderungen, die sich auf den Menschen und damit auch auf die Sensibilisierungshäufigkeit gegenüber einem Einzelduftstoff auswirken [14].

Moschus-Ambrette z.B. wurde bis 1994 1- bis 15%ig als fixierende Substanz in diversen Parfüms verwendet. Ende der 70er Jahre wurde wiederholt auf photoallergische Kontaktdermatitiden nach Anwendung von Moschus-Ambrette-haltigen Rasierwassern aufmerksam gemacht. Zudem erwies sich Moschus-Ambrette als neurotoxisch. 1994 wurde die Verwendung von Moschus-Ambrette als Duftstoff von der IFRA verboten. Seitdem ist die Epidemie der Moschusallergien wesentlich zurückgegangen.

Auch die polyzyklischen Moschusverbindungen werden im Abwasser und in Humanmilch gefunden. Die Jahresproduktion dieser Verbindungen ist deutlich höher als die der Nitroverbindungen. Somit ist von einer ubiquitären Kontamination der aquatischen Ökosysteme auszugehen. Die in kosmetischen Produkten eingesetzten Moschusverbindungen werden dermal resorbiert und nach einer Cytochrom-P450-abhängigen Metabolisierung wieder ausgeschieden.

Der Nachweis einer klinisch relevanten Sensibilisierung gegenüber Duftstoffen hat sich als schwierig erwiesen. Nach einer Studie von de Groot et al. identifizierte der Duftstoff-Mix 1988 70–85% aller Duftstoffsensibilisierungen [10]. Die Zugabe von Ying-yang-Öl, Narzissenöl und Sandelholzöl erhöhte die Sensitivität des Duftstoff-Mix sogar auf 94% [21]. In einer 1997 durchgeführten Studie wurden nur 70% der Duftstoffallergiker identifiziert, klinisch relevant waren nur 50–65% der positiven Fälle [12].

Wie bereits erwähnt ist Zimtaldehyd nicht nur irritativ, sondern galt als eines der häufigsten Kontaktallergene. Verdünnungsreihen in Ethanol konnten zeigen, daß eine Konzentration von 0,02% Zimtaldehyd im Epikutantest und 0,1% im Anwendungstest bereits Dermatitiden hervorrufen kann. Im Anwendungstest wurden diese in 46% der Fälle erst nach einer einwöchigen wiederholten Applikationszeit beobachtet [15].

Als weitere Indikatorallergene einer Duftstoffsensibilisierung gelten Perubalsam und Kolophonium. Nur wenige der Personen, die auf Duftstoffe sensibilisiert sind, reagieren im Epikutantest auch auf Perubalsam. Somit eignet sich der Duftstofff-Mix wesentlich besser zur Testung einer Duftstoffallergie als Perubalsam [17].

Tabelle 1. Zusammensetzung des Duftstoff-Mix

Einzelsubstanz	Konzentration in Vaseline
Zimtalkohol	1%
Zimtaldehyd	1%
alpha-Amylzimtaldehyd	1%
Eugenol	1%
Isoeugenol	1%
Hydroxycitronellal	1%
Eichenmoos	1%
Geraniol	1%
Sorbitan-Sesquioleat	Emulgator (1%)

Die Zusammensetzung des Duftstoff-Mix entsprechend den Empfehlungen der Deutschen Kontaktdermatitis Gruppe gibt Tabelle 1 wieder.

Auf der Hitliste der kosmetischen Allergene steht der Duftstoff-Mix an erster Stelle [1, 10]. 6–11% der Patienten, die einen Hautarzt wegen einer Dermatitis aufsuchen, reagieren im Epikutantest auf den Duftstoff-Mix [13]. In der deutschen Gesamtbevölkerung gilt somit der Duftstoff-Mix nach Nickel als das zweithäufigste Kontaktallergen [7]. Deshalb wurde dieser Mix in die Europäische Standardreihe, die z. Z. 24 Allergene umfaßt (Stand: Juni 1997) und bei jeder Epikutantestung mitgetestet werden sollte, aufgenommen.

Ein Vergleich der Sensibilisierungshäufigkeit in den Jahren 1994 und 1993 zeigt für 1994 insgesamt 15% positive Reaktionen auf den Duftstoff-Mix, gegenüber 13% im Jahre 1993. Bei Frauen traten diese 1994 in 17% der Fälle und 1993 in 13% der Fälle auf. Bei Männern waren sie geringfügig seltener. 1994 und 1993 fanden sich je 12% [27].

Eine Untersuchung von Mangelsdorf et al. belegt, daß die Prävalenz einer Duftstoffallergie in der älteren Bevölkerungsschicht (durchschnittlich 75 Jahre) größer ist (10%) als in der jüngeren (durchschnittlich 24 Jahre). Die über die Jahre wiederholte Anwendung von parfümierten Externa erklärt diesen Befund [22].

Insgesamt sind aber vorübergehende irritative Reaktionen auf Hautpflegeprodukte und Kosmetika weitaus häufiger, als Reaktionen im Sinne einer allergisch bedingten Kontaktdermatitis [5, 9, 12, 28]. Nur etwa 10% aller durch Hautpflegeprodukte und Kosmetika verursachten Dermatitiden sollen durch eine allergische Spättypreaktion auf ein gegebenes Allergen bedingt sein [12].

Darüber hinaus wird häufig beobachtet, daß trotz positiver Testreaktion auf den Duftstoff-Mix ein korrelierendes klinisches Bild fehlt und auch parfümierte Kosmetika reaktionslos vertragen werden. Bei der Epikutantestung der Einzelbestandteile des Duftstoff-Mix werden dann keine positiven Testreaktionen gefunden [6, 10]. Die klinische Relevanz positiver Reaktionen auf den Duftstoff-Mix kann somit auch unklar sein.

Peter u. Hoting überprüften die Relevanz positiver Reaktionen gegenüber dem Duftstoff-Mix [24]: epikutan getestet wurden 7 hautgesunde Frauen im Alter zwischen 30 und 50 Jahren, die sich zur Abklärung einer Kosmetikaunverträglichkeit vorgestellt und bereits eine positive Reaktion auf den Duftstoff-Mix (Hermal, Reinbek) gezeigt hatten. Im Repeated Open Application Test (ROAT) mit dem Duftstoff-Mix erfolgte die Applikation täglich über einen Zeitraum von 7 Tagen. Im Anwendungstest mit dem Kosmetikum erfolgte die Applikation täglich über einen Zeitraum von 2 Wochen. Nur bei 3 der 7 Personen traten Hautreaktionen im Sinne einer positiven Testreaktion auf.

Die meisten der angebotenen kosmetischen Zubereitungen wurden im ROAT toleriert, obwohl positive Reaktionen auf den Duftstoff-Mix im Epikutantest beobachtet worden waren. Eine mögliche Erklärung für diese Beobachtung ist der individuelle Sensibilisierungsgrad auf die Duftstoffe. Die Probanden, bei denen im Epikutantest mit Duftstoff-Mix die Reaktionen besonders stark waren, entwickelten auch Symptome im Sinne einer allergischen Kontaktdermatitis im ROAT. Es scheint also einen direkten Zusammenhang zwischen dem individuellen Sensibilisierungsgrad und der Reaktionsbereitschaft auf parfümhaltige Produkte zu geben. Weiterhin ist der Barrierezustand der Haut von Bedeutung. Eine gestörte epidermale Barriere erlaubt eine stärkere Penetration potentieller Kontaktallergene und/oder Irritanzien in tiefere Hautschichten. Insbesondere bei Atopikern ist im Epikutantest mit falsch-positiven Ergebnissen zu rechnen, da es bei diesen Patienten besonders häufig zu Hautirritationen kommt [18]. Diese werden im Anwendungstest insbesondere durch die entfettende Wirkung der in den Shampoos enthaltenen Tenside beobachtet. Irritative Reaktionen treten besonders häufig in Hautfalten auf, wenn nur eine ungenügende Spülung stattgefunden hat. Aufgrund der kurzen Kontaktzeit mit den sog. „Rinse-off-Produkten" wie Shampoos oder Haarspülungen ist das Risiko einer allergischen Reaktion auf einen Inhaltsstoff, wie z. B. einen Duftstoff, gering. Darüber hinaus werden „Rinse-off-Produkte" bei der Anwendung mit Wasser verdünnt, so daß die Konzentration eines potentiellen Allergens zur Auslösung einer kontaktallergischen Reaktion meist nicht mehr ausreicht.

In den handelsüblichen Hautcremes, Shampoos, Haar- und Deosprays beträgt die durchschnittliche Gesamtkonzentration der eingesetzten Duftstoffe etwa 0,2–1%, bei Deostiften etwa 1–3%. Diese Produkte enthalten durchschnittlich Mischungen von ca. 100 verschiedenen Einzelduftstoffen. Ein Parfüm, Eau de Toilette oder Eau de Parfum kann zwischen 10 und 300 Einzelduftstoffen enthalten. Dabei sind diese Duftstoffe organischer (pflanzlicher bzw. tierischer) oder synthetischer Natur. Jeder einzelne Duftstoff liegt somit im Endprodukt für den Verbraucher in einer wesentlich geringeren Konzentration als im Duftstoff-Mix vor. Je nach Zusammensetzung der zugesetzten Riechstoffkomposition machen die Einzelduftstoffe nur etwa 0,0003–0,08% des kosmetischen Endproduktes aus. Daher wird in vielen Fällen unter Anwendungsbedingungen, z.B. bei kurzen Kontaktzeiten der „Rinse-off-Produkte, die zur Auslösung einer kontaktallergischen Reaktion notwendige Schwellenkonzentration des Duftstoffs, gegenüber dem eine Sensibilisierung besteht, nicht überschritten [3].

In Parfüms ist die Duftstoffkonzentration höher: 0,03–7,7%. Besonders hohe Konzentrationen von Hydroxycitronellal, Zimtalkohol und alpha-Amylzimtaldehyd in einigen der 42 analysierten kosmetischen Produkte erklären die Sensibilisierungshäufigkeit [25]. Johansen et al. untersuchten Zusammensetzung und allergene Potenz von 10 bekannten Parfüms [16]. Von 335 Ekzempatientinnen reagierten 7% im Epikutantest auf eines oder mehrere der Parfüms. Davon reagierten 56% auch auf den Duftstoff-Mix. Gaschromatographische Analysen belegten bei diesen 56% einen relevanten Zusammenhang.

Zur Abklärung einer Duftstoffallergie wird von Larsen die Testung einer erweiterten Reihe von Einzelduftstoffen empfohlen ([20], Tabelle 2).

Weiterhin scheint der Emulgator Sorbitan-Sesquioleat eine Rolle als Promotor einer kontaktallergischen Reaktion zu spielen. Der Duftstoff-Mix, der mit Sorbitan-Sesquioleat emulgiert ist, führt häufiger zu positiven Testreaktionen als dieselben Einzelduftstoffe ohne diesen Emulgator [6].

Tabelle 2. Erweiterte Epikutantestreihe zur Abklärung einer Duftstoffallergie

Substanz	Konzentration in Vaseline
Zimtalkohol	5%
Zimtaldehyd	1%
alpha-Amylzimtaldehyd	5%
Eugenol	5%
Isoeugenol	5%
Hydroxycitronellal	4%
Eichenmoos	5%
Geraniol	5%
Sandelholzöl	2%
Benzylsalicylat	2%
Anisöl	2%
Benzylalkohol	5%
Moschus Ambrette	5%

Auch Wechselwirkungen zwischen den Duftstoffeinzelkomponenten in einem parfümierten Kosmetikum sind möglich. D-Limonen kann z. B. die allergene Wirkung von Citral und Eugenol die des Zimtaldehyds unterdrücken [2]. Oxidative Prozesse können allergene Eigenschaften von Duftstoffen verändern [19]. Diese Wechselwirkungen sind insbesondere bei der Testung von kosmetischen Produkten, die z. T. über 100 verschiedene Einzelduftstoffe enthalten und teilweise jahrelang in Glastiegeln und -fläschchen im Bad des Verbrauchers Licht und Luft ausgesetzt sind, zu berücksichtigen.

Es stellt sich somit die Frage, ob die im Duftstoff-Mix eingesetzten Duftstoffkonzentrationen angesichts der in praxi verwendeten zu hoch und damit Ursache klinisch nicht relevanter oder falsch-positiver Testergebnisse sind. Auch bei den im Duftstoff-Mix verwendeten Konzentrationen kann es zu falsch-negativen Reaktionen kommen [11]. Weiterhin bleibt ungeklärt, ob eine Kombination von 8 Duftstoffen in einer Testsubstanz unter Berücksichtigung möglicher chemischer Wechselwirkungen sinnvoll ist. So kann durch den Quenching-Effekt eine vorhandene Duftstoffallergie auch verdeckt werden. Bei Abklärung einer Hautreaktion auf ein parfümiertes Kosmetikum oder Hautpflegeprodukt ist nach dem Epikutantest die klinische Relevanz einer positiven und/oder negativen Testreaktion auf den Duftstoff-Mix stets durch weitere Testungen, z. B. ROAT oder Anwendungstest, zu überprüfen. Entsprechend der vorliegenden Literatur wird dann in vielen Fällen das generelle Verbot, parfümierte kosmetische Produkte zu verwenden, überflüssig sein. Diese Schlußfolgerung verlangt allerdings nach einer erneuten Überprüfung des Duftstoff-Mix.

Literatur

1. Adams RM, Maibach HI (1985) A five-year study of cosmetic reaction. J Am Acad Derm 13: 1062–1069
2. Basketter DA, Allenby CF (1991) Studies of the quenching phenomenon in delayed contact hypersensitivity reactions. Contact Derm 25: 160–171
3. Benke GM, Larsen WG (1984) Safety evaluation of perfumed shampoos. J Toxicol – Cut Ocular Toxicol 3: 65–72
4. Cainan CD, Cronin E, Rycroft RJ (1980) Allergy to perfume ingredients. Contact Derm 6: 500–501
5. Consumers' Association (1979) Reactions of the skin to cosmetic and toiletry products. Consumers' Association. London

6. Enders F, Przybilla B, Ring J (1989) Patch testing with fragrance mix. Contact Derm 20: 237–238
7. Frosch P (1990) Aktuelle Kontaktallergene, Multicenter-Studie der DGK. Hautarzt 41 (Suppl X): 130
8. Frosch PJ, Pilz B, Andersen KE et al. (1995) Patch testing with fragrances: results of a multicenter study of the European Environmental and Contact Dermatitis Research Group with 48 frequently used constituents of perfumes. Contact Derm 33: 333–342
9. Groot AC de, Nater JP, van der Lende R, Rycken B (1987) Adverse effects of cosmetics: A retrospective study in the general population. Int J Cosm Science 9: 255–259
10. Groot AC de, Bruynzeel DP, Bos JD et al (1988) The allergens in cosmetics. Arch Dermatol 124: 1525–1529
11. Groot AC de, van der Kley AMJ, Bruynzeel DP et al. (1993) Frequency of false-negative reactions to the fragrance mix. Contact Derm 28: 139–140
12. Groot AC de, Frosch P (1997) Adverse reactions to fragrances. Contact Dermatitis 36: 57–86
13. Groot AC de (1997) Contact allergy for parfume ingredients in cosmetics and toilet articles. Ned Tijdschr Geneeskd 141: 571–574
14. Hahn J (1996) Untersuchungen von Vorkommen von Moschus-Duftstoffen in Umwelt, Lebensmitteln und Humanmilch. Lebensmittelchemie 50: 75–92
15. Johansen JD, Andersen TF, Rastogi SC, Menne T (1996) Threshold responses in cinnamic aldehyde sensitive patients: results and methodological aspects. Contact Derm 34: 165–167
16. Johansen JD, Rastogi SC, Menne T (1996) Contact allergy to popular parfumes, assessed by patch test, use test and chemical analysis. Br J Dermatol 135: 419–422
17. Johansen JD, Andersen TF, Veien N et al. (1997) Patch testing with markers of fragrance contact allergy. Do clinical tests correspond to patients' self-reported problems? Acta Derm Venerol 77: 149–153
18. Lamintausta K, Kalimo K, Fagerlund V-L (1992) Patch test reactions in atopic patients. Contact Derm 26: 234–240
19. Karlberg AT, Magnusson K, Nilsson U (1992) Air oxidation of limonene created potent allergens. Contact Derm 26: 332–340
20. Larsen W (1986) Perfume dermatitis. In: Fisher AA (ed) Contact dermatitis 3rd edn, Lea & Febiger, Philadelphia, pp 394–404
21. Larsen W, Nakayama H, Lindberg M et al. (1996) Fragrance contact dermatitis: a worldwide multicenter investigation (I). Am J Contact Derm 7: 77–83
22. Mangelsdorf HC, Fleischer AB, Sherertz EF (1996) Patch testing in an aged population without dermatitis: high prevalence of patch test positivity. Am J Contact Derm 7: 155–157
23. Ngangu Z, Samsoen M, Foussereau J (1983) Einige Aspekte zur Kosmetika-Allergie in Strassburg. Dermatosen 31: 126–129
24. Peter C, Hoting E (1993) Anwendungstest mit parfumierten Kosmetika bei Patienten mit positivem Epikutantest auf Duftstoff-Mischung. Dermatosen 41: 237–241
25. Rastogi SC, Johansen JD, Menne T (1996) Natural ingredients based cosmetics. Content of selected fragrance sensitizers. Contact Derm 34: 423–426
26. Romaguera C, Camarasa JMG, Alomar A, Grimalt F (1983) Patch tests with allergens related to cosmetics. Contact Dermatitis 9: 167–168
27. Schnuch A, Geier J (1995) Die häufigsten Kontaktallergene im Jahr 1994. Dermatosen 43: 275–278
28. Westat Inc (1975) An investigation of consumers' perceptions of adverse reactions to cosmetic products. National Technical Information Service, US Department of Commerce. Springfield

Kosmetische Wirkstoffe

R. Daniels

Die Haut ist die schützende Hülle des Menschen und daher wie kaum ein anderes Organ täglich zahlreichen physikalischen und chemischen Umweltbelastungen ausgesetzt. Kosmetika sollen helfen, diese Schutzfunktion zu unterstützen und das Hautorgan in einem guten Zustand zu erhalten. Häufig gelingt dies mit pflegender Kosmetik bereits ohne den Zusatz von kosmetischen Wirkstoffen. Zur Erzielung eines spezifischen Effektes, der über den der Grundlage selbst hinaus geht, werden jedoch auch in Kosmetika – in Analogie zu den arzneilich wirksamen Topika – häufig spezielle Wirkstoffe eingesetzt. Solch ein kosmetischer Wirkstoff wurde von Umbach [32] wie folgt definiert: „Substanz in kosmetischen Zubereitungen mit unter Anwendungsbedingungen physikalischer, physikalisch-chemischer, chemischer, biochemischer und/oder subjektbezogener Wirkung, u.a. zur Beeinflussung von Physiologie und/oder Funktion der Haut bzw. Schleimhaut und ihrer Anhangsgebilde sowie der Zähne bei Ausschluß einer signifikanten Wirkung auf den Organismus." Hierbei spielen, neben Substanzen die eine Schutzfunktion übernehmen, wie UV-Filtern und Stoffen mit Repellentwirkung, v.a. solche Stoffe eine dominierende Rolle, die einer vorzeitigen Hautalterung wirksam beggnen sollen. Die Erhaltung der ewigen Jugendlichkeit darf dabei jedoch auf keinen Fall auf Kosten der Gesundheit gehen, so daß hier insbesondere hinsichtlich möglicher unerwünschter Wirkungen sehr strenge Maßstäbe anzulegen sind. Allerdings kann man realistischerweise nicht von einem Null-Risiko ausgehen, sondern muß darauf achten, daß sich das Risiko beim Einsatz eines kosmetischen Wirkstoffes auf ein akzeptables Minimum beschränkt.

Nachfolgend werden beispielhaft einige Substanzen hinsichtlich ihres Nutzens und möglicher unerwünschter Wirkungen diskutiert.

Hydroxysäuren

Obwohl schon seit langem in der Dermatologie bekannt, haben die α-Hydroxysäuren (alpha-hydroxy-acids, AHA) in der Kosmetik eine wahre Renaissance erfahren.

Als wichtigste Vertreter dieser Stoffgruppe, die synonym auch als Fruchtsäuren bezeichnet werden, sind zu nennen: Glykolsäure, Milchsäure, Äpfelsäure, Zitronensäure und Weinsäure sowie als Homologes mit einem aromatischen Ring die Salicylsäure, eine β-Hydroxysäure (Abb. 1).

Aufgrund ihrer keratolytischen Eigenschaften findet in der Dermatologie, neben Glykol- und Milchsäure, vor allem Salicylsäure Verwendung [34, 35].

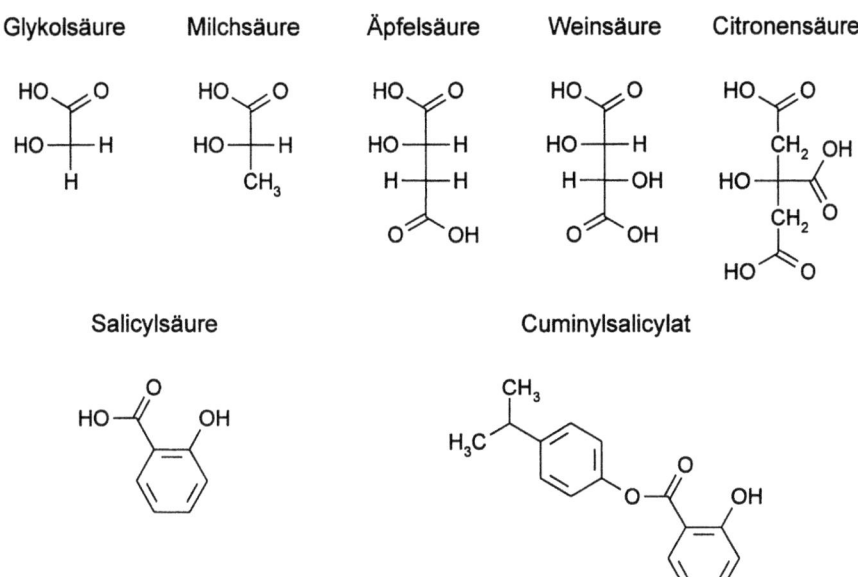

Abb. 1. Wichtige ein- und mehrbasige α-Hydroxysäuren sowie die homologe Salicylsäure und deren Esterderivat

In Kosmetika werden AHA bei trockener, rauher und faltiger Haut sowie zur Prävention des Photoagings – insbesondere im Gesichtsbereich – eingesetzt [36]. Eine „Verjüngung" der Haut wird durch Keratolyse der obersten Schichten des Stratum corneum in Verbindung mit einer erhöhten Proliferationsrate in der Basalschicht erzielt. Hierdurch gelangen weniger ausdifferenzierte Zellen an die Hautoberfläche und verleihen ein „jugendlicheres" Aussehen, das gekennzeichnet ist durch eine Verbesserung der Oberflächenstruktur und des Teints sowie durch eine Reduktion feiner Linien, Falten u. ä. Allerdings ist die zu beobachtende Wirkung bezüglich der Verminderung von Falten nicht sehr stark ausgeprägt und ein länger anhaltender Effekt meist nicht zu beobachten. Die genauen Mechanismen, die zu dieser Wirkung führen, sind derzeit noch strittig. Einige Wissenschaftler nehmen an, daß das Peeling durch AHA auf eine verminderte Kohäsion der Korneozyten in unteren Hautschichten zurückzuführen ist, die durch die Wechselwirkung der AHA mit ionischer Bindung bewirkt wird [28, 30, 33]. Andere Autoren kommen zu dem Schluß, daß AHA die Biosyntheseleistung der Haut steigern, und es so zu einer vermehrten Bildung von Glykosaminoglykanen kommt, die ein hohes Wasserbindungsvermögen aufweisen. Dadurch kann im Stratum corneum vermehrt Wasser gespeichert werden und die Haut wirkt straffer und glatter [8]. Eine andere, eher provokative Theorie dagegen besagt, daß der wesentliche Wirkmechanismus in der durch AHA induzierten Hautirritation zu sehen sei. Diese führt zu einer Schwellung der Haut und damit zum Verschwinden von Falten [28].

Unabhängig von dem tatsächlich zutreffenden Wirkmechanismus ist es jedoch eine Tatsache, daß AHA selbst bei korrekter Anwendung zu ausgeprägten Hautirritationen führen können, die sich in Rötungen, Brennen, Spannungsgefühl und vermehrter Abschuppung äußern. Außerdem wird die Hautbarriere geschwächt, so daß nachfolgend Entzündungen sowie einer bakteriellen Besiedlung der Boden bereitet wird.

Die Wirkung hängt weniger von der Art der eingesetzten Säure, sondern vielmehr von der Konzentration und dem pH-Wert der Zubereitung ab. Hohe Wirksamkeit wird bei hoher Konzentration und niedrigem pH-Wert erzielt. Dies ist aber gleichzeitig gekoppelt an ein erhöhtes irritatives Potential. Gute Hautverträglichkeit ergibt sich bei hohen pH-Werten, allerdings steht dann auch die ausgeprägt hydratisierende Wirkung der Salze der Hydroxysäuren im Vordergrund [27].

Das chemische Peeling mit hochdosierten Hydroxysäuren sollte in jedem Fall Dermatologen oder erfahrenen Kosmetikerinnen überlassen bleiben. Eine regelmäßige Anwendung von AHA in niedriger Konzentration und bei hohen pH-Werten im Sinne einer Feuchtigkeitspflege ist unproblematisch. Die Anwendung höher dosierter Präparate mit niedrigem pH sollte allenfalls in größeren zeitlichen Abständen erfolgen. Anwendungsregime mit ansteigender AHA-Konzentration scheinen angezeigt, da ein Gewöhnungseffekt beobachtet wird [10].

Ein davon deutlich abzugrenzendes Wirkprofil weisen lipophile Ester von Hydroxysäuren auf, wie z. B. Cuminylsalicylat (Salycuminol) [24]. Diese Substanzen verbessern den Keratinisierungsprozeß und die Barrierefunktion der Haut wird gestärkt. Die Zellproliferationsrate ist verlangsamt, was sich auch in einer verminderten Aktivität der Ornithindecarboxylase ausdrückt. Eine lokale antiinflammatorische Wirkung wird einer parallel dazu beobachteten Reduktion der Cyclooxygenaseaktivität zugeschrieben. Außerdem wird eine Prävention der Lipidperoxidation, d. h. ein Schutz gegen oxidativen Streß beschrieben.

Vitamin E

Die Umweltbelastungen der Haut gehen mit einem oxidativen Streß einher, der zu verschiedensten Hautschäden führen kann. Im Bereich der Kosmetik ist insbesondere die Lichtalterung der Haut, das Photoaging, in den Mittelpunkt des Interesses gerückt. Zahlreiche Untersuchungen konnten belegen, daß eine UV-Bestrahlung der Haut den Hautalterungsprozeß beschleunigt und das Risiko, an Hautkrebs zu erkranken, erhöht. Einen wesentlichen Anteil an diesem Geschehen haben freie Radikale, deren vermehrte Bildung durch UV-Bestrahlung induziert wird [7].

Der natürliche antioxidative Schutz der Haut besteht aus den lipidlöslichen Antioxidanzien Vitamin E und Karotinoiden, dem wasserlöslichen Vitamin C sowie den Enzymen Superoxiddismutase, Katalase, Glutathionreduktase und Glutathionperoxidase [7]. Diese Antioxidanzien entfernen freie Radikale und wirken so deren schädigendem Potential entgegen (Abb. 2). Bei vermehrtem oxidativen Streß durch UV-Strahlung wird das natürliche antioxidative System der Haut geschwächt, und es sinkt z. B. der Gehalt an Vitamin E in der Haut [16, 26]. Daher ist es naheliegend, eine Supplementierung der Haut mit Antioxidanzien vorzunehmen, um die Effekte zu verhindern oder zumindest zu verringern, die sich auf die schädigende Wirkung freier Radikale zurückführen lassen.

Für eine topische Applikation kommen allerdings nur diejenigen Substanzen in Betracht, die in ausreichendem Umfang in die Haut penetrieren können. Unter die-

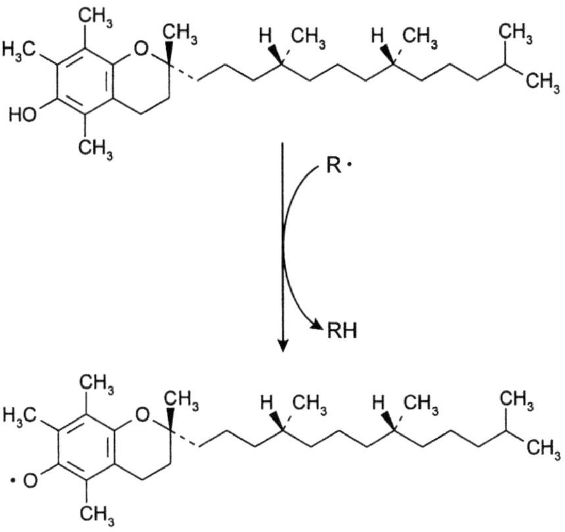

Abb. 2. Reaktionsschema der antioxidativen Wirkung von α-Tocopherol aufgrund seiner Funktion als Radikalfänger

sem Aspekt erweist sich Vitamin E als ein potentes, nichtenzymatisches Antioxidans. In der Natur kommt Vitamin E als pflanzliches Produkt weit verbreitet vor. Es besteht aus einem Gemisch von α-, β-, γ- und δ-Tocopherol [22]. Die höchste biologische Aktivität weist RRR-α-Tocopherol auf. Daneben findet in der Kosmetik v. a. auch Vitamin E-Acetat, ein oxidationsgeschütztes Prodrug des Vitamin E, breite Verwendung. In der Haut wird die Substanz durch Esterasen wieder gespalten und liegt dann – allerdings mit einer gewissen zeitlichen Verzögerung – in der eigentlichen Wirkform vor. Üblicherweise wird Vitamin E als kosmetischer Wirkstoff in entsprechenden Formulierungen in einer Konzentration von 2–20% eingesetzt [9]. Ein geringer Zusatz von Vitamin E (0,05–0,2%) dient dagegen lediglich als Hilfsstoff zum Schutz der in der Formulierung enthaltenen Lipide vor oxidativen Prozessen.

Als kosmetische Wirkungen von Vitamin E werden u. a. beschrieben: Verbesserung des Hautoberflächenreliefs, Steigerung des Feuchthaltevermögens der Hornschicht, antiinflammatorische Wirkung, Beschleunigung der Epithelisierung von oberflächlichen Wunden, Erhöhung der Enzymaktivität in der Haut, Schutzwirkung gegen Sonnenbrand, Erhöhung des Lichtschutzfaktors, Reduktion der Anzahl UV-geschädigter Zellen sowie Verminderung der vorzeitigen Hautalterung [21].

Zahlreiche dieser Wirkungen lassen sich auf den antioxidativen Effekt des Tocopherols zurückführen, der insbesondere im Zusammenhang mit dem phototoxischen Effekt einer UV-Bestrahlung durch vielfältige Untersuchungen an Versuchstieren und Zellkulturen belegt ist [4, 23, 31]. Unter anderen konnten Korting u. Adelt [13] in Untersuchungen an Keratinozyten und Fibroblasten einen dosisabhängigen Schutz gegen den schädigenden Effekt von UV-Licht zeigen. Aktuelle Untersuchungen derselben Arbeitsgruppe beschäftigen sich mit der klinischen Relevanz des Einsatzes von Vitamin E beim UV-induzierten Erythem.

Darüber hinaus konnte an einer Gruppe von 20 Frauen im Alter von 42 bis 64 Jahren nach 4wöchiger Behandlung mit einer Vitamin-E-haltigen Cremezubereitung eine deutliche Hautglättung am Augenlid beobachtet werden [20].

Vorteilhaft für die Anwendung in der Kosmetik ist die Unbedenklichkeit und Unschädlichkeit von Tocopherolen auch in höheren Dosen. Diese wurde durch umfangreiche Untersuchungen sowohl an Versuchstieren wie auch an Probanden unter Anwendung von Standardmethoden der Toxikologie und Dermatologie nachgewiesen. Unter den gewählten Versuchsbedingungen konnte bei Konzentrationen bis zu 20% auch bei Langzeitkontakt und wiederholter Anwendung selbst bei empfindlicher Haut keine Irritation oder allergische Reaktion beobachtet werden [9].

Allerdings kann beim Vitamin E ebenso wie bei den meisten anderen kosmetischen Wirkstoffen deren Wirkung auf die Haut nicht unabhängig von der Gesamtformulierung gesehen werden. So läßt sich beispielsweise durch Wahl eines optimal geeigneten Vehikels, wie z. B. Mikro- oder Nanoemulsionen, die Wirksamkeit nachweislich verbessern [5]. Auf der anderen Seite reduziert sich der Effekt, wenn Grundlagen Verwendung finden, die eine nur mäßige Penetration des Wirkstoffes in die Haut ermöglichen, wie z. B. W/O-Emulsionen oder Vaselin [17].

Hamamelis

Hamamelis-Blätter und -Rinde zählen zu den Gerbstoffdrogen [2]. Hauptkomponenten sind Gallotannine, deren Mindestgehalt 4% beträgt (Abb. 3). In medizinischen wie auch kosmetischen Dermatika werden neben den gerbstoffhaltigen Extrakten jedoch auch Wasserdampfdestillate eingesetzt, die gerbstofffrei sind. Als wirksame Komponenten enthalten diese in einer Konzentration von 0,1 bis 0,5% v. a. aliphatische Ester und niedermolekulare Karbonylverbindungen [14]. Hamamelis gehört zu den von der Kommission E des BGA positiv bewerteten pflanzlichen Drogen [1]. Als Anwendungsgebiete nennt die Monographie: leichte Hautverletzungen, lokale Entzündungen der Haut- und Schleimhäute, Hämorrhoiden und Krampfadern. Die Wirkung wird als adstringierend, entzündungshemmend und lokal hämostyptisch bezeichnet. Insbesondere die antiinflammatorische Wirksamkeit ist klinisch belegt. Korting et al. [11] konnten im UV-Erythem-Test und im Klebeband-Abriß-Test an Probanden eine entzündungshemmende Wirkung statistisch gesichert belegen. Allerdings konnte eine über den Effekt der Grundlage hinausgehende Wirksamkeit an einem atopischen Patientenkollektiv nicht nachgewiesen werden [12].

In kosmetischen Zubereitungen findet man Hamamelis als „witch hazel extract" oder „witch hazel distillate" hauptsächlich wegen seiner adstringierenden und tonisierenden Wirkung in Gesichtswässern, Pre- und After-shaves, Hautnährcremes, Deocremes und, stark verdünnt, in Augenlotionen [6, 22]. Der Einsatz erfolgt damit analog den dermatologischen Anwendungsgebieten. Unerwünschte Wirkungen sind für die topische Applikation von Hamamelis nicht bekannt. Das Sensibilisierungspotential von Hamamelisextrakten und -wässern wird als äußerst gering eingestuft [3]. Hamamelis ist daher insgesamt als Wirkstoff mit einem sehr günstigen Nutzen-Risiko-Verhältnis einzustufen. Dies gilt auch für die strengeren Maßstäbe, die für eine kosmetische Anwendung anzulegen sind.

Neuere Untersuchungen weisen darüber hinaus eine ausgeprägte Funktion als Radikalfänger nach, so daß Hamamelisextrakte auch eine Schutzwirkung bei Hautschäden durch aktiven Sauerstoff zukommt [18, 19]. Allerdings beruhen diese Aussagen auf ersten In-vitro-Untersuchungen an Fibroblasten und bedürfen vor einer

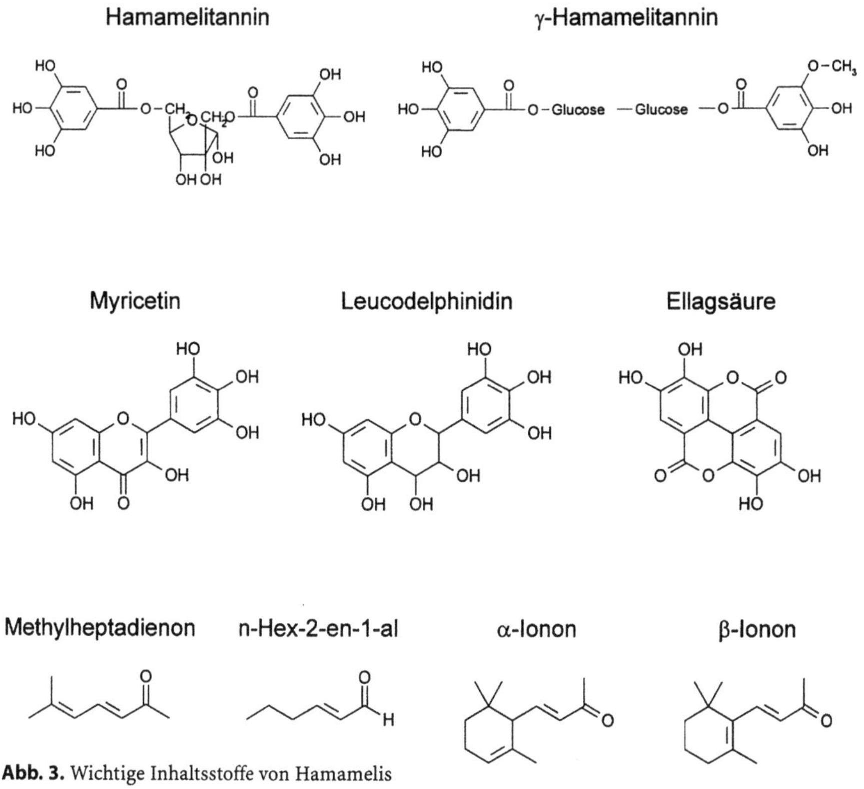

Abb. 3. Wichtige Inhaltsstoffe von Hamamelis

Verallgemeinerung sicherlich noch einer Bestätigung durch weitere Experimente. Trotzdem kann man davon ausgehen, daß – aufgrund der mit geringem Risiko behafteten Anwendung von Hamamelis – dieser kosmetische Wirkstoff günstige Perspektiven hinsichtlich einer Anwendung gegen Hautalterung und Faltenbildung der Haut eröffnet.

Pflanzenextrakte/Naturkosmetik

Weit mehr als 30 verschiedene Pflanzenextrakte kommen häufig in (Natur-)Kosmetika vor [25]. Genauso wie chemisch definierte und synthetisch gewonnene Wirkstoffe stehen bei deren Einsatz den erwünschten Effekten teilweise unerwünschte Wirkungen gegenüber. Der generelle Rückschluß „natürlich = unbedenklich" muß also auch hier einer differenzierten Nutzen-Risiko-Abwägung Platz machen.

Ein Hauptproblem der Naturstoffe liegt darin, daß es sich i. allg. um komplexe Vielstoffgemische handelt, die dementsprechend eine große Vielfalt von toxikologischen und allergologischen Problemen aufwerfen können.

Insbesondere das allergene Potential einiger Pflanzeninhaltsstoffe stellt ein nicht unerhebliches Risiko dar. Die bekannteste Gruppe der Kontaktallergene sind die Ses-

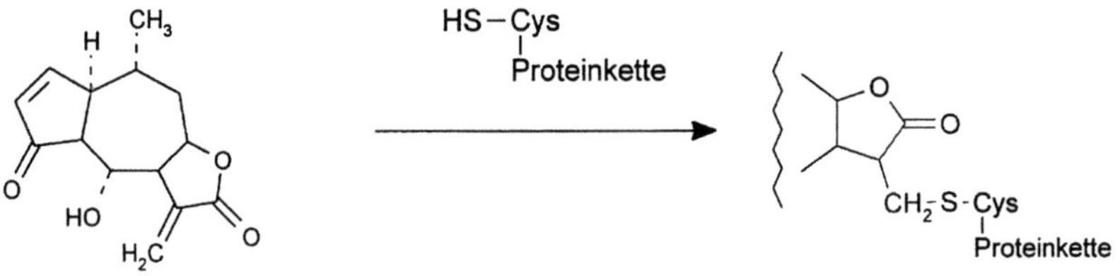

Abb. 4. Strukturformel des stark allergenen Sesquiterpenlaktons Helenalin sowie Schema der Reaktion, die zur Bildung eines Vollantigens führt. (Nach Steinegger u. Häusel 1992 [29])

quiterpenlaktone [37]. Als prominentes Beispiel hierzu ist Helenalin, eine hochaktive Verbindungen in Arnica montana, aufzuführen (Abb. 4) [38]. Allerdings finden sich Verbindungen mit analoger Struktur ebenso in anderen Pflanzen, wobei in der Familie der Asteracea Sesquiterpenlaktone besonders häufig auftreten. Wenngleich nur Sesequiterpenlaktone mit einer exozyklischen Methylengruppe nachgewiesenermaßen allergische Reaktionen auslösen, so ist dennoch grundsätzlich beim Auftreten von Inhaltsstoffen mit einem Sesquiterpenlaktongrundgerüst eine erhöhte Vorsicht geboten, da neben den Hauptkomponenten auch geringe Mengen an allergenen Inhaltsstoffen auftreten können.

Benzochinone und Naphthochinone weisen ebenfalls ein ausgeprägtes allergenes Potential auf, da sie aufgrund ihrer hohen Elektrophilie eine hohe Affinität zu nukleophilen Proteinen aufweisen. Katechole, Phenole und Flavonoide sind normalerweise weniger reaktiv, können jedoch durch Biokonversion ebenso in reaktive ortho- und para-Chinone überführt werden [15].

Ein zusätzliches Problem ergibt sich bei Naturstoffen durch Verfälschungen oder Verwechslungen, die bei den eingesetzten Rohstoffen immer wieder vorkommen. So ist Kamillenextrakt i. allg. wenig allergen, solange keine Beimengungen von Hundskamille enthalten sind. Analog verhält es sich mit Huflattichblättern, die Pestwurzblätter als allergene Verunreinigung enthalten können [29].

Fazit

Wenngleich die Wirksamkeit von kosmetischen Mitteln eng mit deren psychologischer Wirkung verknüpft ist, so lassen sich naturwissenschaftliche Untersuchungen dennoch nicht durch „blumige" Werbeaussagen ersetzen. Will man eine objektive Nutzen-Risiko-Abschätzung erreichen, so bietet eine exakte Charakterisierung sowohl der Wirkungen wie auch der Nebenwirkungen hierzu die idealen Voraussetzungen. Dies trifft insbesondere auf neue Wirkstoffe zu, während bei traditionellen Substanzen ergänzend auf einen entsprechenden Erfahrungsschatz zurückgegriffen werden kann. Der Einsatz von definierten Einzelsubstanzen anstelle von Vielstoffgemischen, wie z.B. Pflanzenextrakten, erleichtert entsprechende Untersuchungen. Darüber hinaus schränkt eine Reduktion der eingesetzten Substanzen generell die Vielfalt der möglichen Reaktionen ein. Besonders fatal ist es, wenn – bei ansonsten verträglichen Wirkstoffen – Begleitstoffe zum Ursprung von unerwünschten Wirkungen werden. Um einer hieraus resultierenden negativen Beeinflussung des Nutzen-Risiko-Verhältnisses vorzubeugen, ist eine sorgfältige Auswahl der Rohstoffe sowie eine adäquate Analytik in der Qualitätskontrolle von Roh- und Endprodukten eine zwingende Notwendigkeit.

Literatur

1. Bundesanzeiger (Baz) Nr. 154 vom 21.08.85 in der Fassung vom Baz Nr. 50 vom 13.03.1990
2. Becker H (1993) Hamamelis. In: Hänsel R, Keller K, Rimpler H, Schneider G (Hrsg) Hagers Handbuch der pharmazeutischen Praxis, Drogen E-O. Springer, Berlin Heidelberg New York Tokyo, pp 367-384
3. Bruynzel DP, Ketel WG, Young E, van Joost T, Smeenk G (1992) Contact Dermatitis 27: 278-279
4. Darr D, Dunston S, Faust H, Pinnell S (1996) Effectiveness of antioxidants (vitamin C and E) with and without sunscreens as topical photoprotectants. Acta Derm Venereol 76: 264-268
5. Driller H (1996) Verbesserte Wirkung durch Nanoemulsionen. In: Ziolkowski B (Hrsg) Kosmetikjahrbuch 1996. Verlag für Chem. Industrie, Augsburg, pp 272-277
6. Eisberg N (1978) Manufact. Chemist Aerosol News 49: 42, 62
7. Fuchs J, Huflejt M, Rothfuss L, Wilson D, Carcamo G, Packer L (1989) Impairment of enzymic and nonenzymic antioxidants in skin by UVB irradiation. J Invest Dermatol 93: 769-773
8. Hermitte R (1992) Aged Skin, retinoids and alpha hydroxy acids. Cosmet Toiletries 107: 63, 66-67
9. Kästner W (1989) Vitamin E: Absicherung bei der Verwendung in Externa. Fat Sci Technol 91: 305-312
10. Kindl U (1995) Fruchtsäuren ein neuer Wirkstoff? Pharm Ztg (Suppl Dermopharmazie) 139: 8-10
11. Korting HC, Schäfer-Korting M, Hart H, Laux P, Schmid M (1993) Anti-inflammatory activity of hamamelis distillate applied topically to the skin. Eur J Clin Pharmacol 44: 315-318
12. Korting HC, Schäfer-Korting M, Klövekorn W, Klövekorn G, Martin C, Laux P (1995) Comparative efficacy of hamamelis distillate and hydrocortisone cream in atopic eczema. Eur J Clin Pharmacol 48: 461-465
13. Korting HC, Adelt M. Dose-dependent photoprotective effect of vitamin E in human keratinocytes and fibroblasts in vitro. Dermatology (in preparation)
14. Laux P, Oschmann R (1993) Die Zaubernuß - Hamamelis virginiana L. Z Phytotherap 14: 155-166
15. Lepoittevin JP, Benezerra C (1991) Allergic contact dermatitis caused by naturally occuring quinones. Pharm Weekbl Sci 13: 119-122
16. Maeda K, Naganuma M, Fukuda M (1991) Effects of chronic exposure to UVA including 2% UVB on free radical reduction system in hairless mice. Photochem Photobiol 54: 737-740
17. Martine MC, Bobin MF (1984) Role des microémulsions dans l'absorption percutanée de l'alpha-tocophérole. J Pharm Belg 39: 348-354
18. Masaki H, Sakaki S, Atsumi T, Sakurai H (1995) Active-oxygen scavenging activity of plant extracts. Biol Pharm Bull 18: 162-166
19. Masaki H, Sakaki S, Atsumi T, Sakurai H (1995) Protective activity of hamamelitannin on cell damage induced by superoxide anion radicals in murine dermal fibroblasts. Biol Pharm Bull 18: 59-63
20. Mayer P, Pittermann W, Wallat S (1993) The effects of vitamin E on the skin. Cosmet Toiletries 108: 99-109
21. Möller H, Ansmann A, Wallat S (1989) Wirkungen von Vitamin E auf die Haut bei topischer Anwendung. Fat Sci Technol 91: 295-305
22. Patri G, Silano G (1989) Plant preparations used as ingredients of cosmetic products. Council of Europe, Strasbourg, pp 160-163
23. Record IR, Dreosti IE, Kostantinopoulus M, Buckley RA (1991) The influence of topical and systemic vitamin E on UV light-induced skin damage in hairless mice. J Nutr Sci Vitaminol 40: 303-314
24. Rialdi G, Donetti M, Dorato S, Hauf E (1996) Skin care role of lipophilic hydroxyacid ester: salycuminol. In: Ziolkowski B (Hrsg): Kosmetikjahrbuch 1996. Verlag für Chem. Industrie, Augsburg, pp 97-107
25. Ritzmann G (1995) Naturkosmetik und ihre Inhaltsstoffe. Pharm Ztg (Suppl Dermopharmazie) 140: 4-11
26. Shindo Y, Witt E, Han D, Packer L (1994) Dose-response effects of acute ultraviolet irradiation of antioxidants and molecular markers of oxidation in murine epidermis and dermis. J Invest Dermatol 102: 470-475
27. Smith WP (1993) Hydroxy acids and skin aging. Soap Cosmet Chem Spec 69: 56-58
28. Smith WP (1994) Hydroxy acids and skin aging. Cosmet Toiletries 109: 41-48
29. Steinegger E, Hänsel R (1992) Pharmakognosie. Springer, Berlin Heidelberg New York Tokyo, pp 173-175
30. Takahashi M, Machida Y, Marks R (1987) Measurement of turnover time of stratum corneum using dansyl chloride fluorescence. J Soc Cosmet Chem 38: 321-331

31. Trevithick J, Xiong H, Lee S et al. (1992) Topical tocopherol acetate reduces post-UVB, sunburn associated erythema, edema and skin sensitivity in hairless mice. Arch Biochem Biophys 296: 575–582
32. Umbach W (1995) Kosmetische Wirkstoffe: Wirkung und Wirksamkeit. In: Umbach W (Hrsg) Kosmetik. Thieme, Stuttgart, pp 59–70
33. Van Scott EJ, Yu RJ (1984) Hyperkeratinization, corneocyte cohesion and alpha hydroxy acids. J Am Acad Dermatol 11: 867–879
34. Van Scott EJ, Yu RJ (1989) Alpha hydroxy acids: Procedures for use in clinical practice. Cutis 43: 222–228
35. Vanscheidt W (1992) Keratolytika und Keratoplastika. In: Niedner R, Ziegenmeyer J (Hrsg) Dermatika. Wiss. Verlagsges. Stuttgart, pp 129–133
36. Vidt DG, Bergfeld WF (1997) Cosmetic use of alpha-hydroxy acids. Cleve Clin J Med 64: 327–329
37. Warshaw EM, Zug KA (1996) Sesquiterpene lactone allergy. Am J Contact Dermatitis 7: 1–23
38. Willuhn G (1991) Arnica montana L. - Portrait einer Arzneipflanze. Pharm Ztg 136: 2453–2468

Bewertung der Komponenten von Topika

M. Schäfer-Korting

Während Kosmetika Zubereitungen zur Reinigung und Pflege des Körpers darstellen und die Funktion desselben – im strengen Sinn – unbeeinflußt lassen sollen, handelt es sich bei Arzneimitteln um Präparate zur Beeinflussung pathologischer oder physiologischer Körperfunktionen. Daneben zählen aber auch Diagnostika zu den Arzneimitteln.

Therapeutika und Diagnostika gleichermaßen bedürfen – sofern es sich nicht um Arzneimittel der besonderen Therapierichtungen (homöopathische und anthroposophische Präparate bzw. Phytopharmaka) handelt – der Zulassung durch das Bundesinstitut für Arzneimittel und Medizinprodukte. Die Zulassung ist zu erteilen, sofern das Produkt die erforderliche pharmazeutische Qualität besitzt und bei bestimmungsgemäßem Gebrauch wirksam und unbedenklich ist. Unter Unbedenklichkeit versteht man die Freiheit von Risiken größeren Ausmaßes als angesichts des mit dem Einsatz verbundenen Nutzens vertretbar. Bei neuen Wirkstoffen müssen Wirksamkeit und Unbedenklichkeit bzw. Risiken mittels aufwendiger klinischer Prüfungen belegt werden.

Nutzen-Risiko-Analysen sind aber gleichermaßen bei Kosmetika vorzunehmen. An Kosmetika sind sogar höhere Ansprüche hinsichtlich der Sicherheit zu stellen als an Arzneimittel, führt doch die Anwendung nicht zu einer Heilung oder zumindest einer Linderung einer Erkrankung. Dermaßen niedrige Risiken fordert man auf dem Arzneimittelsektor nur in seltenen Fällen, so z. B. bei Kontrazeptiva, die bei gesunden Frauen angewandt werden, um einer ungewollten Schwangerschaft vorzubeugen.

Neuerdings beginnt allerdings eine Aufweichung der klaren Abgrenzungen zwischen Arzneimitteln und Kosmetika. So wird von der kosmetischen Industrie immer häufiger eine bestimmte Wirkung bei der Anwendung eines Kosmetikums versprochen, eine solche ist in der Tat mit modernen Kosmetika zu erzielen. Für solche Präparate wurde daher in jüngster Zeit der Zwitterbegriff *„Cosmeceutical"* geprägt. Als klassische Beispiele seien Zubereitungen mit den Vitaminen A und E genannt.

Vitamin-A-Säure (Tretinoin)

Ganz nahe verwandt und in vivo aus Vitamin A gebildet ist die all-trans-Retinsäure (Tretinoin; Abb. 1). Sie stellt die eigentliche Wirkform von Vitamin A dar. Tretinoin ist seit mehr als 20 Jahren ein Standardtherapeutikum bei Acne vulgaris, insbesondere der Acne comedonica [6, 24]. Die Anwendung erfolgt in Form von Creme- bzw.

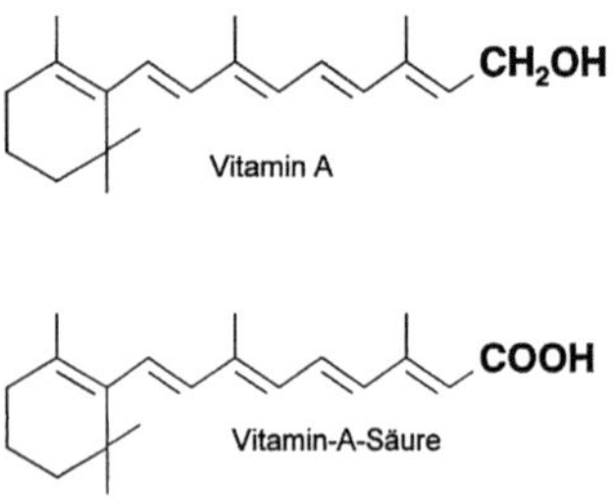

Abb. 1. Strukturen von Vitamin A und Vitamin-A-Säure (Tretinoin)

Gelzubereitungen mit einem Wirkstoffgehalt von 0,025–0,05%. Diese Arzneimittel sind trotz der Teratogenität einer hohen systemischen Vitamin-A-Säure-Exposition unbedenklich, da Tretinoin bei topischer Anwendung an der Haut nur in sehr geringem Umfang in die Blutbahn gelangt [16, 20]. Eine prospektive Studie an 291 Frauen, die im 1. Trimenon Tretinoin topisch anwandten, ergab keinen Hinweis auf teratogene Effekte dieser Therapie [30]. Anders als bei der Akne hat Tretinoin die großen Hoffnung auf eine Wirksamkeit bei Tumorerkrankungen [2, 6] jedoch lange enttäuscht. Erst im Oktober 1996 wurde es für die orale Behandlung der Promyelozytenleukämie [4, 5] zugelassen.

Nachdem bereits in den 80er Jahren Hinweise auf die Wirksamkeit von Tretinoin bei vorzeitiger Hautalterung gefunden wurden, hat man sich auch der Anwendung des Arzneimittels bei diesen und ähnlichen Hautveränderungen vergleichsweise geringen Schweregrads zugewandt. Die Ergebnisse mehrerer klinischer Prüfungen bestätigen die Wirksamkeit von Vitamin-A-Säure bei der lichtbedingten vorzeitigen Hautalterung (Übersicht in [8]). In einer vergleichenden klinischen Prüfung von Tretinoin-Creme mit 0,1 und 0,025% Wirkstoffgehalt versus dem wirkstofffreien Vehikel an 99 Patienten erwies sich die Creme mit 0,025% Wirkstoff als ebenso wirksam, aber deutlich besser verträglich als die mit 0,1% Tretinoin. Ausgeprägte Rötung und Schuppung traten bei der niedrig konzentrierten Creme seltener auf [11]. Eine Besserung des Lichtschadens war auch in einer Langzeitstudie (48 Wochen) zu sichern [22, 23].

Ferner wurde in einer Pilotstudie an 38 Patienten die Wirksamkeit bei Melasma, symmetrisch angeordneten hyperpigmentierten Arealen im Gesicht oder an Unterarmen, untersucht. Zur Erfassung der Wirksamkeit kam neben der klinischen Beurteilung als objektives Verfahren die Kolorimetrie zum Einsatz. Bei 13 der 19 Patienten der Verumgruppe zeigte sich nach einer Behandlung mit 0,1%iger Tretinoin-Creme über 40 Wochen eine Besserung, dagegen nur bei einem Patienten des mit der entsprechenden wirkstofffreien Basiszubereitung behandelten Kontrollkollektivs (n = 19; [10]).

Eine Pilotstudie an 22 Patienten zeigte ferner, daß sich auch Striae distensae – verursacht durch die starke Hautdehnung im Rahmen einer Schwangerschaft, durch rasche Gewichtszunahme o. ä. – bei frühzeitiger Behandlung mit 0,1%iger Tretinoin-Creme bessern. Nach einer Behandlungsdauer von 2 Monaten war ein Effekt gegenüber der mit dem wirkstofffreien Vehikel behandelten Kontrollgruppe zu erkennen [15]. Dieses Ergebnis erscheint günstiger als die Resultate bei einer Behandlung nach bereits erfolgter Abblassung der Läsionen [7, 26].

Glukokortikoide

In diesem Zusammenhang ist auch auf die große Zahl pharmakologischer Untersuchungen am Tiermodell zur Prophylaxe der Steroidatrophie durch Vitamin-A-Säure hinzuweisen (Übersicht in [29]). Kürzlich wurden auch die Ergebnisse einer humanpharmakologischen Untersuchung zu einer solchen Kombinationsbehandlung an 20 Patienten mit Psoriasis vom Plaquetyp publiziert. Die Versuchsanordnung erlaubte einen intraindividuellen Vergleich. Dickenmessungen an Stanzbiopsien zeigten, daß die gleichzeitige Anwendung von Tretinoin-Creme (0,1%) die durch Betamethasondipropionat-Creme (0,05%) verursachte Verdünnung der Epidermis (19%) vollständig vermeidet. Western-blot-Analysen ergaben in der periläsionalen Haut eine Abnahme von Prokollagen-Typ-I-Propeptid um 45% bei der zusätzlichen Anwendung von Tretinoin – gegenüber einer Abnahme von 55% bei der Glukokortikoid-Monotherapie. Hinsichtlich der Wirksamkeit unterschieden sich die beiden Therapieschemata nicht [21].

Eigenen Untersuchungen zufolge ist aber die zusätzliche Anwendung von Tretinoin keinesfalls zwingend, um eine Striaebildung zu verhindern. Heute stehen in den topischen Glukokortikoiden vom Typ der nichthalogenierten 17,21-Doppelester des Prednisolons und Hydrokortisons mittelstark bis stark wirksame und gut verträgliche Vertreter dieser Substanzklasse zur Verfügung [28, 29]. So konnte bereits vor längerem nicht nur ein Verfahren zur Quantifizierung der Nutzen-Risiko-Relation derartiger Pharmaka in humanpharmakologischen Untersuchungen entwickelt, sondern auch die klare Überlegenheit von Prednicarbat, dem ersten Vertreter der nichthalogenierten Glukokortikoid-Doppelester, aufgezeigt werden. Die Quantifizierung gelingt über den Quotienten aus der Wirkung im Vasokonstriktionstest und der sonographisch erfaßten Hautverdünnung. Die Werte für Prednicarbat und Hydrocortisonaceponat sind deutlich günstiger als für das äquipotente Betamethason-17-valerat (Abb. 2), das bislang als Goldstandard der mittelstark bis stark wirksamen Glukokortikoide zur topischen Applikation gilt. Selbst bei konservativer Schätzung, wobei die Daten um die unter dem Vehikel zu beobachtende Hautverdünnung nicht korrigiert werden, ergibt sich eine Überlegenheit um den Faktor 2 [27].

Im folgenden wurden daher die der günstigeren Nutzen-Risiko-Relation zugrundeliegenden Mechanismen auf zellulärer und molekularer Ebene verfolgt. Dabei galt es, die bekannten Unterschiede in der Rezeptoraffinität der verschiedenen Vertreter dieser Substanzklasse, d.h. der unterschiedlich am Pregnansystem substituierten Glukokortikoide sowie ihrer Mono- und Doppelester zu berücksichtigen. Insbeson-

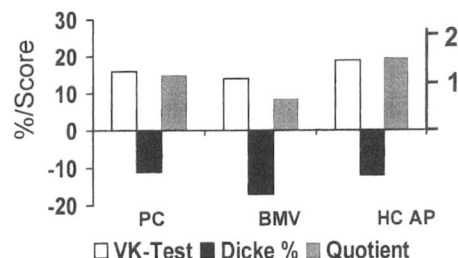

Abb. 2. Prednicarbat (*PC*), Hydrocortisonaceponat (*HCAP*) und Betamethason-17-valerat (*BMV*) (Mod. nach Schäfer-Korting et al. 1993 [27])

dere ist die Affinität der 17-Monoester ca. 10mal höher als die der 17,21-Doppelester [25, 31]. Im folgenden wurden verschiedene Glukokortikoide, insbesondere Prednicarbat und Betamethason-17-valerat sowie ihre Metaboliten, an epidermalen (Keratinozyten) und korialen (Fibroblasten) Zellen untersucht auf Unterschiede in

- der Pharmakokinetik, d. h. in der Metabolisierung, und
- der Pharmakodynamik, speziell im Eingriff in das Zytokinnetzwerk bzw. in die Proliferation und Stoffwechselaktivität.

Vergleichende pharmakokinetische Untersuchungen an humanen juvenilen Keratinozyten (Abb. 3) zeigten eine rasche Biotransformation von Prednicarbat (PC) über die beiden Monoester Prednisolon-17-ethylcarbonat (P17EC) und Prednisolon-21-ethylcarbonat (P21EC) zu Prednisolon (PD), wobei die Spaltung des 21-Esters jeweils enzymatisch erfolgt, der Übergang von P17EC zu P21EC aber nichtenzymatisch durch Acylmigration (Abb. 4). Während sich die Pharmakokinetik von Prednicarbat in Fibroblasten qualitativ nicht von der in Keratinozyten unterschied, fanden sich doch ganz erhebliche quantitative Unterschiede. Fibroblasten bauten nämlich Prednicarbat nur mit einer Geschwindigkeit von 1%/h ab (Abb. 3; [12]). Erste Untersuchungen an explantierter Humanhaut sowie an rekonstruierter Epidermis zeigen zudem nur eine geringe Penetration von Prednicarbat, insbesondere aber auch nur eine geringe Penetration von P17EC in die tieferen Hautschichten [13]. Die Untersuchungen wurden an rekonstruierter Epidermis mit besonders guter Barrierefunktion vorgenommen [13]. Die Ergebnisse zeigen somit deutliche Differenzen in der Metabolisierung von Prednicarbat zwischen den beiden quantitativ dominierenden Zellen der Haut und nur geringen Konzentrationen im Corium an der Substanz mit der höchsten Rezeptoraffinität, dem P17EC.

Im folgenden Schritt wurde daher der Eingriff von Prednicarbat und seinen Metaboliten in die Interleukin- (IL-) Synthese untersucht. Bei Keratinozyten wurde die IL-1α-Bildung verfolgt, die die entzündliche Reaktion widerspiegelt [17], bei Fibroblasten die IL-1- und IL-6-Bildung als Ausdruck der entzündlichen Reaktion. IL-1α stellt bei Fibroblasten aber auch einen potenten Wachstumsfaktor dar [3, 9]. Eine Abnahme von IL-1α zeigt somit einen antiproliferativen Effekt an, der in vivo zur bekannten Hautatrophie führen kann. Zur Stimulation der Zytokinsynthese diente der Tumornekrosefaktor α (TNFα). Auch diese Untersuchungen zeigten wieder deut-

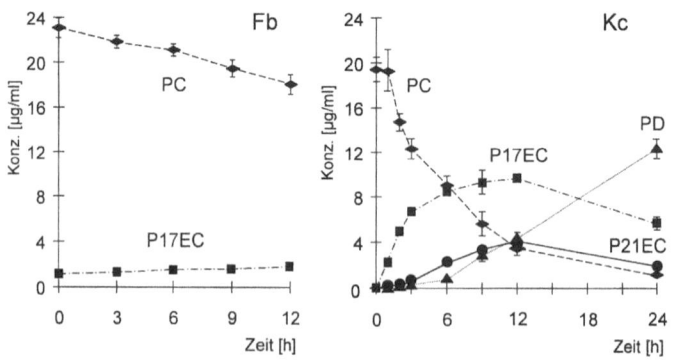

Abb. 3. Biotransformation von Prednicarbat (*PC*) in humanen Keratinozyten (*Kc*) und Fibroblasten (*Fb*). 10^6 Zellen wurden mit $2,5 \times 10^{-6}$ mol PC für 24 h bei 37 °C mit dem Wirkstoff inkubiert. *PD* Prednisolon; *P17(21)EC* Prednisolon-17(21)-ethylcarbonat

Abb. 4. Schematische Darstellung der Biotransformation von Prednicarbat (*PC*). Abkürzungen s. Abb. 3

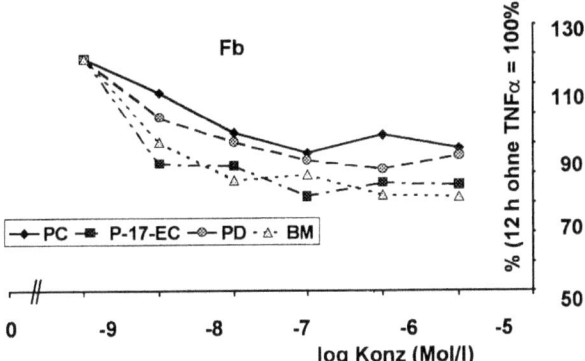

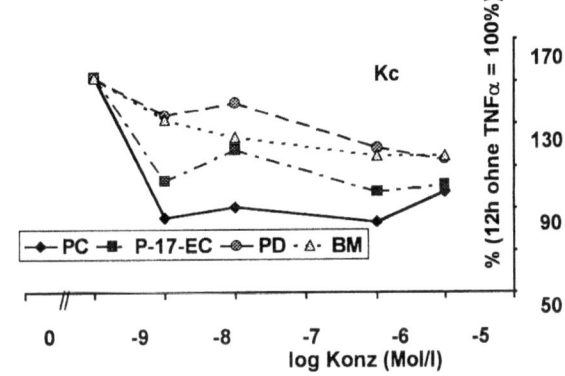

Abb. 5. Suppression der Tumornekrosefaktor-α (TNFα)-induzierten Interleukin(IL)-1-Synthese in Keratinozyten (*Kc*) und Fibroblaten (*Fb*). TNFα wurde in einer Konzentration von 600 U/ml eingesetzt, Glukokortikoide wurden 3 h vor der Stimulation in Konzentrationen von 10^{-9}–10^{-5} mol zugefügt. Die Inkubationsdauer betrug 24 h. IL-1-Produktion der nichtstimulierten Kontrolle = 100%. *BM* Betamethason; weitere Abkürzungen s. Abb. 2

liche Unterschiede zwischen den beiden Zelltypen. Während bei Fibroblasten – wie zu erwarten – die stärkste Suppression der TNFα-induzierten IL-1α-Synthese durch P17EC erzielt wurde und PC selbst deutlich weniger stark wirkte, galt dies nicht für Keratinozyten. Hier erwies sich die Ausgangssubstanz PC – trotz ihrer vergleichsweise geringen Rezeptoraffinität – als besonders stark wirksam (Abb. 5, [18]). Die unerwartet starke Eigenwirkung von Prednicarbat wird durch die Suppression der

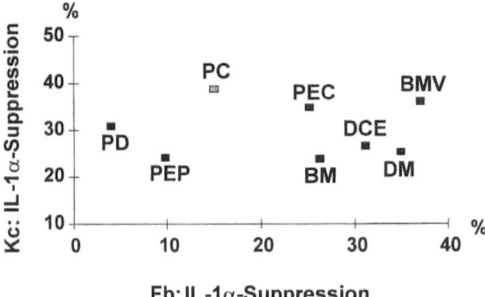

Abb. 6. Nutzen-Risiko-Relation topischer Glukokortikoide. *PEP* Prednisolon-17-ethylcarbonat-21-phenylacetat; *BMV* Betamethason-17-valerat; *DM* Desoximetason; *DCE* Desoximetason-Zimtsäureester; weitere Abkürzungen s. Abb. 2 und 5

Bildung der für IL-1α-kodierenden mRNA wesentlich gestützt. Dieser Effekt tritt nämlich erheblich früher ein als die Abnahme der Proteinsynthese (IL-1α) und wird daher nicht wesentlich von der Wirkung der PC-Metaboliten beeinflußt [19]. Weitere Untersuchungen zeigten, daß durch TNFα die IL-6-Bildung bei Fibroblasten zwar erheblich stärker zunimmt als die IL-1-Synthese, die Suppression beider Zytokine aber parallel erfolgt. Die Ergebnisse eines weiteren Proliferationstests, nämlich der Einbau von ^{3}H-Thymidin in die DNA, sowie der die metabolische Aktivität der Mitochondrien aufzeigende MTT-Test bestätigten die geringe Toxizität von PC auf Fibroblasten [18].

Faßt man die Ergebnisse dieser und weiterer derartiger Untersuchungen mit anderen Vertretern dieser Wirkstoffklasse zur topischen Therapie zusammen, so kann man z. B. anhand der Gegenüberstellung des Einflusses der Glukokortikoide auf die TNFα-stimulierte IL-1-Synthese Nutzen und Risiken dieser besonders wichtigen Dermatika auch anhand der In-vitro-Daten ermitteln (Abb. 6). Von größtem Interesse erscheint, daß auch hier – wie bei den humanpharmakologischen Experimenten – Prednicarbat dem Betamethason-17-valerat um den Faktor 2 überlegen war.

Schlußfolgerung

Die Ergebnisse zeigen, daß nicht nur die selektive Metabolisierung in Keratinozyten, sondern auch die speziellen pharmakodynamischen Eigenschaften von PC zur günstigen Nutzen-Risiko-Relation beitragen. Zudem erreicht der auf Fibroblasten stark antiproliferativ wirkende Metabolit P17EC das Corium nur in sehr geringen Konzentrationen; PC selbst, aber auch der Endmetabolite PD, beeinflussen die Vermehrung der Zellen der Bindegewebes nur wenig. Im folgenden ist nunmehr aufzuklären, auf welche Weise PC trotz seiner geringen Affinität zum Glukokortikoid-Rezeptor (isoliert aus Lungengewebe; [31]) seine starken antiphlogistischen Effekte auf die Epidermis induziert. Hier ist an unterschiedliche Glukokortikoid-Rezeptor-Subtypen in den drei genannten Geweben (Epidermis, Korium, Lunge), unterschiedliche intrazelluläre Signalwege, sowie einen spezifischen „cross-talk" der verschiedenen Rezeptoren und ihrer Signalwege in Epidermis und Korium zu denken. In jüngster Zeit wurden Subtypen verschiedener intrazellulärer Rezeptoren beschrieben. So wurden bei Glukokortikoid-Rezeptoren 2 Isoformen entdeckt, wobei nur die α-Form die IL-2-Bildung supprimiert [1].

Zusammenfassend ergibt sich, daß wir heute bei den topisch applizierten Dermatika über Methoden zur Quantifizierung der Nutzen-Risiko-Relation sowohl in vivo als auch in vitro verfügen. Der Einsatz der hier dargestellten Testverfahren erlaubt es zudem, zumindest bei der Entwicklung topischer Glukokortikoide auf Tierversuche weithin zu verzichten. Durch entsprechende Testsysteme sollte in Zukunft auch bei Cosmeceuticals eine Quantifizierung der Nutzen-Risiko-Relation möglich werden.

Literatur

1. Bamberger CM, Else T, Bamberger A, Beil FU, Schulte HM (1997) Regulation of the human interleukin-2 gene by the α and β isoforms of the glucocorticoid receptor. Mol Cell Endocrinol 136: 23–28
2. Bollag W (1983) The development of retinoids in experimental and clinical oncology and dermatology. J Am Acad Dermatol 9: 797–805
3. Boxman IL, Ruwhof C, Boerman OC, Löwik CW, Ponec M (1996) Role of fibroblasts in the regulation of proinflammatory interleukin IL-1, IL-6 and IL-8 levels induced by keratinocyte-derived IL-1. Arch Dermatol Res 288: 391–398
4. Chen Z, Wang ZY, Chen SJ (1997) Acute promyelocytic leukemia: cellular and molecular basis of differentiation and apoptosis. Pharmacol Ther 76: 141–149
5. Early E, Dmitrovsky E (1995) Acute promyelocytic leukemia: retinoic acid response and resistance. J Invest Med 43: 337–344
6. Elias PM, Williams ML (1981) Retinoids, cancer, and the skin. Arch Dermatol 117: 160–180
7. Elson ML (1990) Treatment of striae distensae with topical tretinoin. J Dermatol Surg Oncol 16: 267–270
8. Gilchrest BA (1997) Treatment of photodamage with topical tretinoin: an overview. J Am Acad Dermatol 36: 27–36
9. Goldring MB, Goldring SR (1991) Cytokines and cell growth control. Crit Rev Eukar Gen Exp 1: 301–329
10. Griffiths CEM, Finkel LJ, Ditre CM, Hamilton TA, Ellis CN, Voorhees JJ (1993) Topical tretinoin (retinoic acid) improves melasma. A vehicle-controlled, clinical trial. Br J Dermatol 129: 415–421
11. Griffiths CEM, Kang S, Ellis CN et al. (1995) Two concentrations of topical tretinoin (retinoic acid) cause similar improvement of photoaging but different degrees of irritation. Arch Dermatol 131: 1037–1044
12. Gysler A, Lange K, Korting HC, Schäfer-Korting M (1997) Prednicarbate biotransformation in human keratinocytes and fibroblasts. Pharm Res 14: 793–797
13. Gysler A, Schäfer-Korting M (1998) Biotransformation and permeation of topical glucocorticoids in excised human skin and reconstructed epidermis. Naunyn Schmiedebergs Arch Pharmacol (Suppl) 355: R8, 17
14. Gysler A, Königsmann U, Schäfer-Korting M (1999) Dreidimensionale Hautmodelle zur Erfassung der perkutanen Resorption. Altex 16: 67–72
15. Kang S, Kim JK, Griffiths CEM et al. (1996) Topical tretinoin (retinoic acid) improves early stretch marks. Arch Dermatol 132: 519–526
16. Kochhar DM, Christian MS (1997) Tretinoin: a review of the nonclinical developmental toxicology experience. J Am Acad Dermatol 36: 47–59
17. Kupper TS, Groves RW (1995) The interleukin-1 axis and cutaneous inflammation. J Invest Dermatol 105: 62–66
18. Lange K, Gysler A, Bader M, Kleuser B, Korting HC, Schäfer-Korting M (1997) Prednicarbate versus conventional topical glucocorticoids: pharmacodynamic characterization in vitro. Pharm Res 14: 1744–1749
19. Lange K, Bader M, Schäfer-Korting M (1998) Cellular cytokine synthesis: Differential effects of topical glucocorticoids. Naun Schmieded Arch Pharmacol, Suppl 357: 325
20. Marshall Johnson E (1997) A risk assessment of topical tretinoin as a potential human developmental toxin based on animal and comparative human data. J Am Acad Dermatol 36: 86–90
21. McMichael AJ, Griffiths CEM, Talwar HS, Finkel LJ, Rafal ES, Hamilton TA, Voorhees JJ (1996) Concurrent application of tretinoin (retinoic acid) partially protects against corticosteroid-induced epidermal atrophy. Br J Dermatol 135: 60–64
22. Olsen EA, Katz HI, Levine N et al. (1997a) Tretinoin emollient cream for photodamaged skin: Results of 48-week, multicenter, double-blind studies. J Am Acad Dermatol 37: 217–226
23. Olsen EA, Katz HI, Levine N et al. (1997b) Sustained improvement in photodamaged skin with reduced tretinoin emollient cream treatment regimen: Effect of once-weekly and three-times-weekly application. J Am Acad Dermatol 37: 227–230

24. Orfanos CE, Ehlert R, Gollnick H (1987) The retinoids: a review of their clinical pharmacology and therapeutic use. Drugs 34: 459–503
25. Ponec M, Kempenaar J, Shroot B, Caron JC (1986) Glukokorticoids: binding affinity and lipophility. J Pharm Sci 75: 973–975
26. Pribanich S, Simpson FG, Held B, Yarbrough CL, White SN (1994) Low-dose tretinoin does not improve striae distensae: a double-blind, placebo-controlled study. Cutis 54: 121–124
27. Schäfer-Korting M, Korting HC, Kerscher M, Lenhard S (1993) Prednicarbate activity and benefit/risk ratio in relation to other topical glucocorticoids. Clin Pharmacol Ther 54: 448–456
28. Schäfer-Korting M, Schmid MH, Korting HC (1996) Topical glucocorticoids with improved risk-benefit ratio. Rationale of a new concept. Drug Safety 14: 375–385
29. Schäfer-Korting M, Gysler A (1998) Topical glucocorticoids. In: Korting HC, Schäfer-Korting M (ed) The benefit/risk ratio: a handbook for the rational use of potentially hazardous drugs. CRC, Boca Raton, pp 361–373
30. Shapiro L, Pastuszak A, Curto G, Koren G (1997) Safety of first-trimester exposure to topical tretinoin: prospective cohort study. Lancet 350: 1143–1144
31. Würthwein G, Rehder S, Rohdewald P (1992) Lipophility and Receptor Affinity of Glucocorticoids. Pharm Ztg Wiss 4: 161–167

Nutzen und Risiko von Kosmetika und Topika

Das Konzept der Nutzen-Risiko-Bewertung von Kosmetika und Topika: Theoretische Grundlagen und praktische Anwendung

H. C. Korting

Grundlagen

Das Prinzip der Nutzen-Risiko-Bewertung stellt heute bei Arzneimitteln ein zentrales Thema dar. Ein entscheidender Schritt zur Implementierung bestand in der Verabschiedung eines neuen Arzneimittelgesetzes in den USA im Jahr 1962, welches das ursprüngliche Gesetz von 1938 wesentlich modifizierte. Nunmehr wurde auch vom Gesetzgeber in den USA gefordert, daß Nutzen und Risiko bei einem Arzneimittel in einem günstigen Verhältnis stehen sollten, wobei es die entsprechenden Wirkungen durch umfassende Untersuchungen an Tier und Mensch zu dokumentieren galt. Einen entscheidenden Anstoß, das Arzneimittelgesetz der USA zu modifizieren und auch in Deutschland ein Arzneimittelgesetz zu erlassen, ging von den Erfahrungen mit dem Schlafmittel Thalidomid aus. Es war Ende der 50er Jahre in einer Reihe von Ländern einschließlich Deutschland und Kanada eingeführt worden. Dies geschah in der Vorstellung, daß es eine schlafanstoßende Wirkung haben könnte, ohne nachweisbare Schäden hervorzurufen. Das schien noch eindrucksvoll dadurch bestätigt worden zu sein, daß selbst in Fällen von Überdosierung das Überleben niemals in Frage gestellt worden war. Im Rahmen des Einsatzes bei schwangeren Frauen kam es jedoch häufig beim Kind zu Mißbildungen der oberen Extremitäten, der sogenannten Phokomelie. Spätestens seitdem geht die medizinische Fachwelt bei Arzneimitteln davon aus, daß erwünschte und unerwünschte Wirkungen miteinander einhergehen, wobei freilich stets die erwünschten Wirkungen zu überwiegen haben in der Gesamtbewertung, sofern das Arzneimittel in Verkehr gebracht werden soll. Darin spiegelt sich im übrigen die schon zuvor vom Nestor der deutschen Pharmakologie im 20. Jahrhundert, Kuschinsky, bekundete Auffassung wider, wonach bei Arzneimitteln ohne bekannte Nebenwirkung regelmäßig auch an der Hauptwirkung zu zweifeln sei. In Deutschland hat diese Sichtweise ihren unzweifelhaften Ausdruck erstmals in der Fassung des Arzneimittelgesetzes von 1976 gefunden [3].

Wie Tabelle 1 zusammenfassend wiedergibt, hat die Erfahrung mit Thalidomid die allgemeine Sicht von Arzneimitteln in entscheidender Weise neu geprägt. Bis etwa 1960 hat man im Grunde bei Arzneimitteln nur einen Nutzen gesehen. Einzelne Aus-

Tabelle 1. Nutzen-Risiko-Bewertung bei Arzneimitteln und Kosmetika: Die drei Ären

Zeitraum	Arzneimittel	Kosmetika
bis 1960	„nur Nutzen"	„nur Nutzen"
1960 – 1995	„nur Risiko"	„nur Nutzen"
1995 bis heute	„Nutzen und Risiko"	„nur Nutzen"

nahmen wie Digitalis-Zubereitungen, deren Toxizität zweifelsfrei vor Augen stand, vermögen an diesem Grundtatbestand nichts Wesentliches zu ändern. Ab 1960 hat man dann auf Jahrzehnte hinaus bei Arzneimitteln ganz besonders die unerwünschten Wirkungen betrachtet, diese Ära hat bis etwa 1995 gewährt. Kurz zusammengefaßt heißt das, daß man

- bis 1960 bei Arzneimitteln „nur Nutzen" gesehen hat,
- von 1960 bis 1995 „nur Risiko".

Seit etwa 1995 ist es dann zu einer ausgewogeneren Gesamtbetrachtung zumindest im Kernbereich der medizinischen Wissenschaft gekommen. Seit dieser Zeit werden Nutzen und Risiko in ihrer Gesamtheit gewürdigt, und zwar im Sinne einer Bewertung der Nutzen-Risiko-Relation eines gegebenen Arzneimittels. In der Fachwelt hat sich dies in einem wahrnehmbaren Nachlassen des Interesses an exquisit kritischen Publikationen wie Arznei-Telegramm gezeigt, in der Laienwelt an einem ebenfalls nachlassenden Interesse an Werken wie „Bittere Pillen".

Weitgehend anders stellt sich die Situation bei Kosmetika dar. Bis heute kann man bei der kritischen Lektüre des mit dem Arzneimittelgesetz korrespondierenden Lebensmittel- und Bedarfsgegenstände-Gesetzes, das den Verkehr mit Kosmetika in der Bundesrepublik Deutschland regelt, zu der Auffassung gelangen, daß Kosmetika im Grunde „nur Nutzen" aufwiesen und daß dies auch eine unverzichtbare Anforderung der den Verkehr regulierenden öffentlichen Behörden an solche Mittel darstelle. Hierin spiegelt sich vermutlich eine stärkere Verhaftung an der Tradition wider, die es im Licht der modernen medizinisch-wissenschaftlichen Erkenntnisse ebenfalls zu überwinden gilt, zugunsten einer umfassenden Nutzen-Risiko-Bewertung. Hierzu seien im folgenden einige Überlegungen angestellt. Mögliche Vorgehensweisen zur Bewertung von Kosmetika lassen sich von der heutigen Bewertung von Arzneimitteln übernehmen. Hier werden, wie Tabelle 2 schlaglichtartig zeigt, heute in vitro bzw. ex vivo nicht nur qualitative, sondern quantitative Untersuchungen angestellt, diesen stehen in vivo bislang überwiegend qualitative Betrachtungen an gesunden Probanden und Patienten gegenüber. In der Fachpresse hat die Hinwendung zu der Nutzen-Risiko-Bewertung insbesondere ihren Niederschlag gefunden in einer eigenständigen Sektion der vor einigen Jahren gegründeten Fachzeitschrift „Drug Safety". Als Paradigma für die Bedeutung der Nutzen-Risiko-Bewertung bei Arzneimitteln – nicht nur, aber insbesondere auch im Bereich der Topika – können die topischen Glukokortikoide vom Typ der nichthalogenierten Doppelester dienen. Bei den Vertretern dieser Substanzklasse und speziell bei der Leitsubstanz Prednicarbat konnte in den letzten zehn Jahren aufgezeigt werden, daß über qualitative und quantitative Untersuchungen eine differenzielle Bewertung von Substanzen einer Klasse, die in einem gegebenen Zusammenhang eingesetzt werden, vorgenommen werden kann. Entgegen einem lange bestehenden Dogma, war es möglich zu zeigen, daß die unerwünschte Wirkung mittelstarker topischer Glukokortikoide im Sinne der Hautverdünnung nicht direkt gekoppelt ist an die erwünschte antiinflammatorische Potenz.

Tabelle 2. Nutzen-Risiko-Bewertung bei Arzneimitteln: Ansätze und Art

Ansatz	Art
In vivo bei Patienten/Probanden	qualitativ
In vitro/ex vivo	qualitativ/quantitativ

Bei in etwa gleicher Wirksamkeit konnte eine wesentlich bessere Verträglichkeit von Prednicarbat verglichen mit der herkömmlichen Leitsubstanz Betamethason-valerat etabliert werden. Dieses Konzept ist im übrigen 1996 in „Drug Safety" umfassend dargestellt worden [7]. Dem steht gegenüber, daß in der neueren wissenschaftlichen Fachliteratur zu Kosmetika ein Risiko nicht diskutiert wird, wobei freilich noch nicht einmal unzweifelhaft von Nutzen die Rede ist [9].

Formal gilt es heute etwaige Nutzen-Risiko-Bewertungen bei Kosmetika im rechtlichen Zusammenhang vor dem Hintergrund der 6. Änderungsrichtlinie der EU-Kosmetikrichtlinie zu sehen, die sich in einer entsprechenden Colipa-Guideline widerspiegelt. Auch in diesem Kontext wird von führenden Vertretern der Kosmetikahersteller in der dermatologischen Fachliteratur die Auffassung vertreten, daß bei Kosmetika in der Regel unerwünschte Wirkungen vermieden werden können. So führt Matthies [5] in der spezialisierten Fachzeitschrift „Dermatosen in Beruf und Umwelt" aus: „Rohmaterial- wie Fertigprodukthersteller haben auf diesem Sektor ein gemeinsames Interesse, alle relevanten Parameter zu beleuchten, um sicherzustellen, daß ihre breit eingesetzten Stoffe keine unerwünschten und versteckten Risiken bergen, die die Gesundheit des Konsumenten gefährden könnten". Folgt man der Sicht eines fehlenden Risikos bei Kosmetika, so kann man in der Tat zu der Fragestellung gelangen, ob in entsprechenden Leitlinien in umfassender Weise niedergelegte Verfahren zur Sicherheitsbewertung [4], gerade angesichts ihrer zu bezweifelnden Aussagekraft, überhaupt notwendig seien [1]. Folgt man hingegen der Auffassung, wonach Kosmetika keine unerwünschten Wirkungen haben können bzw. sollen, so wird sich zunächst die Frage nach der Objektivierung des Nutzens stellen, da nur ein dokumentierbarer und dokumentierter Nutzen die Rechtfertigung dafür geben kann, etwaige Risiken angesichts eines Überwiegens des Nutzens in Kauf zu nehmen. Leider finden sich hierzu nur vergleichsweise singuläre Ansätze. Ausdrücklich hingewiesen sei auf eine Publikation von Weber [8], in der der Autor ein Verfahren beschreibt, um die Reinigungswirkung von Seifen bzw. Syndets zu belegen. Bemerkenswert ist, daß ein so elementares Wirkversprechen von Kosmetika wie das der Reinigungswirkung, das durch objektive Untersuchungen belegt wurde, noch im Jahr 1987 als große Neuheit galt. Selbst heute ist die Situation dergestalt, daß es zwar vereinzelt derartige Ansätze zur objektiven Bewertung des Nutzens von Kosmetika gibt, diese jedoch keineswegs einen umfassenden Konsens über Art und Umfang von Untersuchungen zur Charakterisierung des Nutzens von Kosmetika leisten. Angesichts der Fokussierung auf die Sicherstellung der Abwesenheit eines Risikos gibt es demgegenüber vergleichsweise viele und z. T. auch recht gut etablierte Ansätze der Risikobewertung. Eine Übersicht findet sich in Tabelle 3. Die letztlich unbefriedigende Situation, was die Etablierung von qualitativen und quantitativen Verfahren

Tabelle 3. Procedere der Risiko-Bewertung bei Kosmetika. Ein Spektrum der Möglichkeiten (nach [5])

- Einfache offene Applikation
- Wiederholte offene Applikation
- Einfache geschlossene Applikation (Patch-Test)
- Wiederholte geschlossene Applikation
- Kontrollierter Anwendungstest
- Gebrauchstest

Tabelle 4. Nutzen-Risiko-Bewertung bei Topika und Kosmetika: Der Rechtsrahmen

Gesetz	Nutzen-Risiko-Bewertung
Arzneimittelgesetz ab 5. Novelle	Zentrales Prinzip
Lebensmittel- und Bedarfsgegenständegesetz	Prinzip bis heute nicht implementiert

zur Erfassung von Nutzen und Risiko von Kosmetika angeht, spiegelt nicht zuletzt auch die aktuelle rechtliche Situation wider, die pointiert noch einmal in Tabelle 4 wiedergegeben wird.

Bei den Arzneimitteln haben sich zwischenzeitlich bereits abgeleitete Begriffe etabliert. So baut die Aufwand-Nutzen-Bewertung bei Arzneimitteln auf der Ermittlung des Nutzens auf, wie er als Nutzen-Risiko-Verhältnis dargestellt werden kann. Dementsprechend ist im Grundsatz insbesondere auch bei Arzneimitteln zur örtlichen Anwendung an der Haut, Topika, eine Aufwand-Nutzen-Bewertung bereits wissenschaftlich etabliert; bei Kosmetika steht dies noch aus. Dies erklärt sich u. a. daraus, daß bei Topika in großem Umfang eine Kostenerstattung im Rahmen der gesetzlichen Krankenversicherung durch entsprechende Leistungsträger – also in bezug auf den Verwender durch Dritte – erfolgt, was derzeit bei Kosmetika durchweg nicht der Fall ist. So werden in Deutschland Mittel zur örtlichen Anwendung an der Haut selbst dann aus der Kostenerstattung in der gesetzlichen Krankenversicherung ausgegrenzt, wenn sie auch kosmetischen Zwecken dienen können, wie etwa Shampoos.

Im folgenden sei paradigmatisch dargestellt, daß einer umfassenden Nutzen-Risiko-Bewertung bei Kosmetika im Grundsatz nichts entgegen steht, und zwar nach Art und Umfang in einer Weise, die mit der bei Arzneimitteln geläufigen vollständig vergleichbar ist [3].

Anwendung

Konkret geht es um den Vergleich der erwünschten und unerwünschten Wirkungen zweier unterschiedlicher Hautreinigungsmittel in der Vorbeugung einer wichtigen, zahlenmäßig häufigen Hautkrankheit insbesondere des jugendlichen Erwachsenenalters, der Acne vulgaris. Im Rahmen einer Studie [2] galt es der Frage nachzugehen, ob es bei Menschen mit Prä-Akne unter der Hautreinigung mit einem sauren Syndet vergleichsweise weniger entzündliche Hauterscheinungen gibt, im Vergleich zur Anwendung von Seife. Als Studiendesign wurde das einer monozentrischen, offenen, kontrollierten, randomisierten Studie mit konfirmatorischem Ansatz gewählt. Dieser biometrische Ansatz macht es möglich, eine aufgestellte Hypothese zu beweisen und nicht nur Hinweise auf Unterschied im positiven Falle zu finden, wie dies bei der weithin noch geübten, rein explorativen Datenanalyse der Fall ist. Ausgewertet wurde nach dem Intent-to-treat-Ansatz unter Zugrundelegung des „Last-observation-carried-forward-Prinzips". Eingeschlossen wurden 120 Probanden nach entsprechender Aufklärung mit 2–20 entzündlichen Hauterscheinungen in jeder Gesichtshälfte und einem Schweregrad 1 respektive 2 der Klassifikation der papulopustulösen Akne nach Plewig u. Kligman [6]. Zur Hautreinigung eingesetzt wurde von den Probanden entweder eine verbreitete, herkömmliche handelsübliche Seife (Lux-Seife der Firma Lever, Hamburg), mit einer notwendigerweise alkalischen Waschflotte und ein saures

Syndet-Waschstück (Sebamed compact des Hauses Sebapharma, Boppard). Diese Hautreinigungsmittel wurden eingesetzt nach einer 14tägigen Auswaschphase, in der im Gesicht ausschließlich Leitungswasser anzuwenden war. Während der eigentlichen Prüfung mußten die Probanden mit dem jeweiligen Hautreinigungsmittel die Haut morgens und abends jeweils eine Minute reinigen, anschließend gründlich die Haut spülen und dann mit einem Handtuch abtupfen. Die gesamte Anwendungsdauer der Prüfpräparate erstreckte sich auf 12 Wochen. Hauptparameter für die erwünschte Wirkung war die Anzahl entzündlicher Hautveränderungen im Gesicht, die es auf jeder Körperseite einzeln zu erfassen und zu addieren galt. Als Parameter der möglichen unerwünschten Wirkungen wurden Juckreiz, Rötung und Schuppung erfaßt. Ärztliche Untersuchungen erfolgten zum Zeitpunkt 0, nach 14 Tagen sowie danach dreimal im Vierwochenabstand. Das tatsächliche Probandenkollektiv umfaßte jeweils 57 Individuen, 3 Probanden waren jeweils nach dem Zeitpunkt 0 nicht wieder erschienen und mußten als Drop-out gewertet werden. Zu Beginn der Anwendung der Hautreinigungsmittel bestand in den beiden Anwendergruppen kein Unterschied in der Schwere der relevanten Hauterscheinungen. Die Entwicklung des oben genannten Hauptprüfparameters für beide Gruppen innerhalb eines zwölfwöchigen Zeitraums wird in Abb. 1 wiedergegeben. Die Häufigkeit von Symptomen unerwünschter Wirkung in beiden Anwendergruppen findet sich in Tabelle 5.

Bei den Seifenverwendern stieg die mittlere Zahl entzündlicher Hauterscheinungen von 14,6 ± 5,3 auf 15,3 ± 6,0, in der Gruppe der Syndet-Anwender fiel sie von

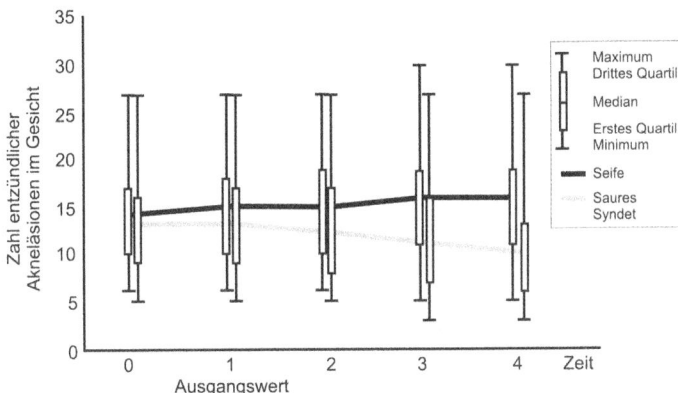

Abb. 1. Entwicklung der Zahl entzündlicher Hauterscheinungen im Gesicht bei Prä-Akne über die Zeit bei regelmäßiger zweiwöchiger Hautreinigung je Tag mit Seife bzw. saurem Syndet (Zeitpunkt 0: Voruntersuchung; Zeitpunkt 1: Ermittlung des Ausgangswerts nach Auswaschphase; Zeitpunkt 2: Befunderhebung nach vierwöchiger Hautreinigung; Zeitpunkt 3: Befunderhebung nach achtwöchiger Hautreinigung; Zeitpunkt 4: Befunderhebung nach zwölfwöchiger Hautreinigung)

Tabelle 5. Studie Hautreinigungsmittel und Prä-Akne – Verträglichkeit von Seife und Syndet: Auftreten von Symptomen in %

Symptom	Seife	Syndet
Juckreiz	21,1	0
Rötung	26,3	1,8
Schuppung	21,1	1,8

13,4 ± 5,2 auf 10,4 ± 5,8 (p < 0,0001). Bezüglich der Wirksamkeit konnte somit die Überlegenheit des sauren Syndets bewiesen werden. Darüber hinaus fällt die unterschiedliche Zahl von unerwünschten Wirkungen in beiden Anwendergruppen auf, wobei unerwünschte Wirkungen bei den Syndet-Verwendern wesentlich seltener gesehen wurden, Juckreiz in keinem Fall, Rötung und Schuppung nur in je einem Fall. In der Zusammenschau kann somit kein Zweifel daran bestehen, daß im konkreten Beispiel die Nutzen-Risiko-Relation des sauren Syndets bei Menschen mit Prä-Akne in bezug auf die Verhütung der Acne vulgaris günstiger ist. Über die konkrete Fragestellung hinaus wird zudem deutlich, daß Nutzen respektive Risiko auch bei Kosmetika nicht nur qualitativ sondern auch quantitativ erfaßt werden können, sogar in einem Ausmaß, das statistisch gesicherte Aussagen zuläßt. Nicht unerwähnt sei in diesem Zusammenhang, daß es sich bei der geschilderten Studie um die erste konfirmatorische Kosmetika-Studie überhaupt handelt. Der erfolgreiche Abschluß dieser Studie macht deutlich, daß auch moderne Praktiken der klinischen Arzneimittelentwicklung in der Dermatologie erfolgreich auf Kosmetika übertragen werden können.

Schlußbemerkung

Nachdem letztlich Risiken bei dem Einsatz von Kosmetika nicht sicher auszuschließen sind, erscheint es geboten, wie bei Topika auch bei Kosmetika regelmäßig eine Nutzen-Risiko-Bewertung vorzunehmen. Im positiven Fall sollte ein neues Kosmetikum in Verkehr gebracht werden, im negativen nicht. Dermatologen wie Kosmetikchemiker sollten in naher Zukunft Fachwelt wie Laien von der Sinnhaftigkeit der Anwendung des Prinzips der Nutzen-Risiko-Bewertung auch für Kosmetika überzeugen und damit den Boden dafür bereiten, daß sich auch der Gesetzgeber bei einer Neufassung des Lebensmittel- und Bedarfsgegenstände-Gesetzes dieser Sichtweise anschließt. Dies wird langfristig gleichermaßen im Sinne des Kosmetika-Anwenders bzw. -Verbrauchers, d. h. also anders ausgedrückt von uns allen sein, parallel dazu aber auch der Hersteller von Kosmetika.

Literatur

1. Gloor M (1997) Problematische Kosmetika-Tests. Derm Ber Umw 45:149
2. Korting HC, Ponce-Pöschl E, Klövekorn W, Schmötzer G, Arens-Corell M, Braun-Falco O (1995) The influence of the regular use of a soap or an acidic syndet bar on pre-acne. Infection 23:89–93
3. Korting HC, Schäfer-Korting M (1999) Introduction. In: Korting HC, Schäfer-Korting M (eds) The Benefit/Risk Ratio of Drugs. A Handbook for the Rational Use of Potentially Hazardous drugs. CRC Press, Boca Raton, pp III-IV
4. Loprino N (1992) Guidelines for safety evaluation of cosmetics ingredients in the EC countries. Food Chem Toxicol 30:809–815
5. Matthies W (1997) Dermatologische Testmethoden zur Bewertung der lokalen Verträglichkeit von Fertigprodukten. Derm Ber Umw 45:154–159
6. Plewig G, Kligman AM (1975) Acne: morphogenesis and treatment. Springer, Berlin
7. Schäfer-Korting M, Schmid M-H, Korting HC (1996) Topical glucocorticoids with improved risk-benefit ratio. Drug Safety 14:375–385
8. Weber G (1987) A new method for measuring the cleansing effect of soaps and detergents. Acta Derm Venereol (Stockh) Suppl 134:33–34
9. Williams DF, Schmitt WH (eds) (1996) Chemistry and Technology of the Cosmetics and Toiletries Industry. 2nd. Ed. Blackwie, London

Bewertung aus der Sicht des Kosmetikchemikers

J. Gottfreund und T. Meyer

Durch die Umsetzung der Richtlinie 93/35 EWG des Rates vom 14. Juni 1993 in nationales Recht durch die 25. Änderungsverordnung hat dieses Thema neue Aktualität gewonnen. Im Rahmen eines Produktdossiers werden alle Kosmetika hinsichtlich ihrer Verträglichkeit bewertet, wobei in strengem Sinne diese Prüfungen und Bewertungen auch schon vor der neuen Richtlinie durch den Kosmetikhersteller bzw. durch die von ihm beauftragten Personen durchgeführt wurden. Nur so läßt sich erklären, daß Kosmetika als sicher eingestuft werden und die von Kosmetika erzeugten toxischen Reaktionen sehr selten sind [6]. Der Nutzen und das Risiko von Kosmetika werden in den Artikeln 1 und 2 der Richtlinie 76/768/EWG definiert.

Richtlinie 76/768/EWG [6]
Die Richtlinie 76/768/EWG wird wie folgt geändert:

1. Artikel 1 Absatz 1 erhält folgende Fassung:

„Artikel 1
(1) Kosmetische Mittel sind Stoffe oder Zubereitungen, die dazu bestimmt sind, äußerlich mit den verschiedenen Teilen des menschlichen Körpers (Haut, Behaarungssystem, Nägel, Lippen und intime Regionen) oder mit den Zähnen und den Schleimhäuten der Mundhöhle in Berührung zu kommen, und zwar zu dem ausschließlichen oder überwiegenden Zweck, diese zu reinigen, zu parfümieren, ihr Aussehen zu verändern und/oder den Körpergeruch zu beeinflussen und/oder um sie zu schützen oder in gutem Zustand zu halten."

2. Artikel 2 erhält folgende Fassung:

„Artikel 2
Die innerhalb der Gemeinschaft in den Verkehr gebrachten kosmetischen Mittel dürfen bei normaler oder vernünftigerweise vorhersehbarer Verwendung die menschliche Gesundheit nicht schädigen, insbesondere unter Berücksichtigung der Aufmachung des Produkts, seiner Etikettierung, gegebenenfalls der Hinweise für seine Verwendung und der Anweisungen für seine Beseitigung sowie aller sonstigen Angaben oder Informationen seitens des Herstellers oder seines Beauftragten oder jedes anderen für das Inverkehrbringen dieser Produkte auf dem Gemeinschaftsmarkt Verantwortlichen.
Die Anbringung solcher Warnhinweise entbindet jedoch nicht von der Verpflichtung, die übrigen Anforderungen dieser Richtlinie zu beachten."

Um die Sicherheit von Produkten zu gewährleisten, sind sie validierten und sinnvollen Tests zu unterziehen. Hierfür stehen Prüfungen am Menschen und in vitro zur Verfügung.

Sicherheitsdaten/Fertigprodukt
- I. In-vitro-Daten zur Irritationsprüfung
  - RBC
  - Zytotoxizitätstests (Zellkultur)
  - HET-CAM
  - Organkulturteste
- II. Mögliche dermatologische Prüfungen am Menschen
  - offener Epikutantest
  - geschlossener Epikutantest
  - kontrollierte Anwendungstests
  - Gebrauchstest
  - Markttest
  - Marktbeobachtung

Die Auswahl der Tests muß sich am Produkt, seinem chemischen Aufbau und seiner Anwendung orientieren. So gestattet die Richtlinie 76/768/EWG auch einen abgestuften Einsatz der verschiedenen Testmodelle und dermatologischen Prüfungen am Menschen. Die In-vitro-Systeme sind teilweise umstritten und v. a. bezüglich ihrer Übertragbarkeit und Relevanz für den täglichen Gebrauch der Kosmetika noch nicht ausreichend getestet [1, 2]. Gegen die dermatologischen Prüfungen läßt sich einwenden, daß hier nur ein relativ kleines Kollektiv untersucht wird, was die Aussagefähigkeit einschränkt. Gerade bei Kosmetika, wie Cremes und Waschlotionen, ist bei Markenprodukten ein sehr hohes Niveau bezüglich der Produktsicherheit bereits erreicht. Deshalb lassen sich Verbesserungen nur mit erheblichem Aufwand experimentell überprüfen, wobei Tierversuche auszuschließen sind, und daher oft nur die direkte Testung am Menschen gewählt werden kann. Da dies in der Regel weder finanziell machbar noch ethisch vertretbar ist, werden diese Prüfungen am Menschen oft kritisiert. In der Praxis haben sie sich jedoch bewährt, so daß auf sie nicht verzichtet werden sollte [11].

Um den positiven Ausgang einer toxikologischen Produktüberprüfung besser vorhersagen zu können, empfiehlt es sich, die Sicherheitsdaten der Rohstoffe exakt zu erheben und zu bewerten.

Sicherheitsdaten der Rohstoffe
- Akute Toxizität
- Dermale Absorption
- Haut- und
- Schleimhautverträglichkeit
- Mutagenität
- Subchronische Toxizität
- Phototoxizität
- Toxikokinetik
- Teratogenität, Karzinogenität, zusätzliche genotoxische Untersuchungen

Generell läßt sich feststellen, daß die oben aufgeführten Sicherheitsdaten bei älteren Rohstoffen meistens fehlen. Hier werden aber seitens der Rohstoffhersteller gemeinsame Anstrengungen unternommen, die Datenlage zu verbessern. Hinzu kommt, daß für Fragestellungen im Bereich der Sensibilisierung oder Phototoxizität keine allgemein anerkannten Testmethoden vorliegen [8]. Die Einengung auf ausschließlich dermatologische Aspekte darf die ökotoxische Bewertung von Rohstoffen und Fertigprodukten nicht in den Hintergrund drängen.

Bewertungskriterien von unerwünschten Rohstoffen
- Ökotoxische Aspekte
  Abbaubarkeit; Anreicherung im Organismus; Eutrophierung
- Dermatologische Aspekte
  Allergien

Die Abbaubarkeit der Rohstoffe ist ein wichtiges Kriterium bei der Rohstoffauswahl. Insbesondere bei Parfümölen muß berücksichtigt werden, daß einige Bestandteile der Gesamtkomposition dem Stoffkreislauf im ökologischen System nicht eingegliedert sind und sich in höheren Lebewesen anlagern [4]. Die Mobilisierung von Schwermetallen aus Flußsedimenten hat schon frühzeitig zu einer freiwilligen Vereinbarung der Industrie mit der Umweltbehörde geführt, auf derartige Stoffe zu verzichten, wobei diese Stoffe inzwischen aufgrund der Adaptation der Mikroorganismen als abbaubar bezeichnet werden können. Die Abbaubarkeit sollte jedoch nicht als alleiniges Kriterium für die Akzeptanz eines Stoffes herangezogen werden. Es ist auch denkbar, daß sich Stoffe vollkommen inert verhalten und nach jetzigem Kenntnisstand nicht abbaubar sind. Ein solcher Fall liegt bei den polymeren Kohlenstoffverbindungen vor.

Ökotoxische Aspekte von unerwünschten Rohstoffen
- Mobilisierung von Schwermetallen, Komplexbildner
- Toxische Wirkung auf Wasserorganismen, Moschus, Xylol
- Sauerstoffzehrung, Eutrophierung
- Einschleusen von kritischen Substanzen in die Nahrungskette.
Gegenbeispiel: polymere Verbindungen

Unter dermatologischen Aspekten werden Lichtschutzfilter, Konservierungsmittel, Fette und Begleitstoffe häufig kritisch bewertet.

Dermatologische Aspekte von unerwünschten Rohstoffen
- Lichtschutzfilter: bestimmte PABA-Ester
- Konservierungsmittel
- Fett-/Ölkörper: Lanolin- und Lanolinabkömmlinge
- Begleitstoffe in Tensiden: Amidamin; Mono-, Dichloressigsäure; Formaldehyd; Dioxan

So sind eine Reihe von phototoxischen Reaktionen beim Einsatz von PABA-Estern als Sonnenschutzmittel hauptsächlich in den USA aufgetreten, wo sie im vergangenen Jahrzehnt sehr häufig eingesetzt wurden. Über Konservierungsmittel und ihre allergene Potenz wird viel publiziert [5]. Beispielhaft sei auf Kathon CG verwiesen. Es handelt sich um eine relativ neue Substanz, die in geringen Konzentrationen als Konservierungsmittel wirkt und daher weit verbreitet war. Die Meldung über das allergene Potential hat dazu geführt, daß diese Substanz in Kosmetika nicht mehr anzutreffen ist. Auch hier hat sich erst im Praxistest das unvorhersehbar hohe Allergiepotential des Rohstoffes gezeigt.

Durch fehlerhafte Versuchsdurchführung oder undefinierte Rohstoffe beim Einsatz von sog. Ringversuchen können in der Öffentlichkeit falsche Meinungen geprägt werden. So gelten Lanolin, einige Lanolinabkömmlinge und auch Betain als allergene Verbindungen, obwohl mit großer Wahrscheinlichkeit angenommen werden kann, daß auch hier Spurenbestandteile ausschlaggebend sind [9]. Der Kosmetikchemiker darf sich nicht auf vordergründige Argumente verlassen, d. h. auf das, „was allgemein bekannt ist", sondern sollte Quellenstudien betreiben, um eine Aussage richtig beurteilen zu können. Hierzu ist ein entsprechender wissenschaftlicher Apparat notwendig, der eine gewisse Unternehmensgröße voraussetzt.

Der Nutzen, den ein Kosmetikum bringen soll, ist ebenfalls im Gesetz definiert. Der Kosmetikchemiker muß vermitteln zwischen dem Verbraucherwunsch, den gesetzlichen Verpflichtungen und den dermatologischen Eigenschaften. Zwar erleichtert eine detaillierte Projektdefinition die Rohstoffauswahl, doch sind u. U. divergierende Ziele zu berücksichtigen. Ein Produkt darf nicht nur dermatologisch sinnvoll, sondern es muß auch kosmetisch attraktiv sein [7]. Es obliegt dem kosmetischen Unternehmer zu definieren, wie die juristischen und fachlichen Spielräume bei der Konzeption eines Produktes genutzt werden sollen. Die medizinischen Hautreinigungs- und Hautpflegeprodukte sollen sich durch möglichst reine Rohstoffe auszeichnen, die in einem validierten Verfahren hergestellt und kontinuierlich hinsichtlich ihrer Qualität überprüft werden. So ist es irrig, von Lanolin oder Betain zu sprechen, da bei gleichem Hauptbestandteil eines Rohstoffes die Verunreinigungen in den angebotenen Qualitäten völlig unterschiedlich sind, und sich daher auch die dermatologischen Eigenschaften der Rohstoffe signifikant unterscheiden (Abb. 1).

Die eigenen Produkte, die im Bereich der medizinischen Körperreinigung und -pflege positioniert sind, erreichen eine überdurchschnittlich niedrige Reklama-

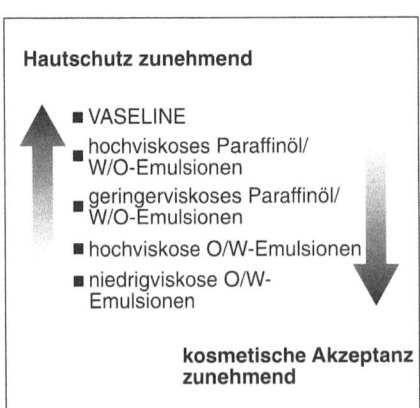

Abb. 1. Auswahlkriterien für den Öl-/Fettkörper

tionsrate. Der Einsatz von Rohstoffen mit umfangreicher Dokumentation muß als Basis für ein überzeugendes Endprodukt angesehen werden. Dies schränkt die Rohstoffauswahl insoweit ein, als im Bereich der medizinischen Körperreinigung und -pflege nie die neuesten Rohstoffe eingesetzt werden, da deren toxikologisches Profil aus Zeitgründen meist lückenhaft ist.

Auswahl der Rohstoffe bei medizinischen Hautreinigungs- und Pflegeprodukten
- Kein Dioxan
- Keine Nitrosamine
- Kein Formaldehyd
- Abschätzung des toxischen Potentials eines Rohstoffes (auch von Spurenbestandteilen)
  - Amidoamin, Betain
  - Konservierungsmittel (Parabene, Phenoxyethanol usw.)
  - Sonnenschutzfilter

Die Parfümöle werden häufig als allergen benannt, wobei gerade bei Parfümölen der falsche Eindruck vorherrscht, diese Verbindungen würden ein besonderes Allergiepotential aufweisen. Dieser Eindruck wird dadurch verstärkt, daß parfümfreie Präparate in der Werbung entsprechend positioniert werden, und es auch als erwiesen gelten darf, daß bei bestimmten Hauterkrankungen auf parfümhaltige Produkte verzichtet werden soll. Es wird dabei vergessen, daß ein Parfümöl aus mehreren Komponenten besteht und es heute technisch möglich ist, hautverträgliche Parfümöle zu komponieren [4].

Die Produkte für empfindliche und anspruchsvolle Haut müssen in allen Entwicklungsphasen durch objektive Tests validiert werden, um galenische Fehlentwicklungen zu vermeiden.

Testmethoden in der Entwicklungsphase
- MIOI (Schleimhautverträglichkeit, Mean Index of Ocular Irritation mittels Rindererythrozyten)
- Duhring-Kammer-Test (nicht/schwach irritierend)
- Repetitiver Patchtest (kein irritatives/allergenes Potential)
- Ellenbeugenwaschtest
- LSF (Lichtschutzfaktor)-Bestimmung
- Konservierungsbelastungstest
- Stabilitätstest (Kühlschrank, RT und 40 °C)
- In-Haus-Test
- Biologische Abbaubarkeit
- Anwendungstest

Als laborinterner Standard wird in den eigenen Labors seit 10 Jahren die Schleimhautverträglichkeit mittels Rindererythrozyten untersucht. In Kombination mit dem Duhring-Kammer-Test und dem Ellenbeugenwaschtest läßt sich das irritative Potential von tensidischen Formulierungen abschätzen. Aus diesen Untersuchungen ist bekannt, daß sich ein zu alkalischer oder saurer pH-Wert negativ auf die Produktverträglichkeit auswirkt; als optimal hat sich ein pH-Wert von 5,5 gezeigt.

Für Emulsionen werden durch Anwendungstest und repetitiven Patch-Test Ergebnisse erhalten, die ebenfalls eine Abschätzung der dermatologischen Verträglichkeit gestatten. Hat ein Produkt diese Phase erfolgreich überstanden, so werden in der Regel die Produktleistungen eingehender untersucht, wie Hautglättung, Feuchtigkeitsanreicherung oder Lichtschutzfaktor. Den Abschluß der Untersuchungen sollte eine klinische Prüfung darstellen. Hier kann noch einmal unter ärztlicher Aufsicht das ganze Spektrum der möglichen Reaktionen eines Produktes unter kontrollierten Bedingungen überprüft werden.

Die Verkehrsfähigkeit eines Produktes schließt auch seine mikrobiologische Qualität ein. Sie muß so beschaffen sein, daß pathogene Bakterien nicht nachweisbar sind. Daher sollte eine Keimzahl unter 10/g angestrebt werden, weil bei derart geringen Keimzahlen eine pathogene Flora unwahrscheinlich ist. Hierzu müssen die Kosmetika in der Regel konserviert werden, um die Verkeimung des Produktes auch während des Gebrauches zu vermeiden, zumal sich unter objektiven Gesichtspunkten die allergene Potenz eines Produktes bei richtiger Wahl des Konservierungsmittels nicht erhöht [10].

Ein im Bereich der medizinischen Körperreinigung und -pflege positioniertes Produkt muß nicht nur in der Entwicklungsphase den höchsten Anforderungen genügen. Seine Qualität ist für den Konsumenten nur dann erkennbar, wenn bei der Verpackung und auch bei der Produktion der Produkte mit größter Sorgfalt vorgegangen wird. Es sollte nicht vergessen werden, daß durch unachtsame Rohstoffauswahl in Verbindung mit mangelnder Produktionshygiene im Produkt Stoffe gebildet werden können, die die Qualität eines Kosmetikums negativ beeinflussen [3].

Literatur

1. Dae-Sup Shin, Dai-Byung Kim, Seung-Rel Ryu, Sun-Hee Lee, Pu-Young Kim (1996) In vitro alternatives to Skin-Irritation Tests. Cosmet Toiletries 111: 61–64
2. Darlington S, Heinrich U, Tronnier H, Röcher W, Bartholmes P, Reubke-Gothe B, De Wever B (1995) Vergleichende Prüfung irritativ-toxischer Eigenschaften von Externa mittels Patch-Test versus Zellkulturmodell. SÖFW 5
3. Gettings SD, Dressler WE, Franz TJ, Kelling CK, Howes D, Walters KA (1995) Assessing Risk from N-Nitrosamines in Cosmetic Products. Cosmet Toiletries 110: 72–80
4. Hostynek JJ (1997) Safeguards in the use of fragrance chemicals. Cosmet Toiletries 112: 47–54
5. Ippen H (1993) Allergiegefahr durch Konservierungsmittel; Kresken J: Apothekenkosmetik ohne Konservierungsmittel; Wallat S, Heinzel N: Aufstellung konservierungsmittelfreier Kosmetika. Pharmaz Z 39: 4–15
6. Jahresbericht 1996 der chemischen Landesuntersuchungsanstalt Karlsruhe, Halbjahresberichte I/1996 und II/1996 der Staatl. Untersuchungsämter in Niedersachsen/Niedersächsisches Ministerium für Ernährung, Landwirtschaft und Forsten, IKW-Informationen August 1997
7. Jellinek JS (1994) Der Kosmetikchemiker im Kreuzfeuer. Parfümerie und Kosmetik 12: 853–855
8. Milles GM (1993) Toxikologische Grundlagen und Risikobeurteilung kanzerogener und mutagener Stoffe. SÖFW 5: 306–309, 11: 678–680, 16: 1026–1029
9. Orr S. The purity of modern lanolin. Cosmet Toiletries 126–133
10. Steinberg DC (1997) Frequency of use of preservatives. Cosmet Toiletries 112: 57–65
11. Tronnier H, Heinrich U (1995) Prüfung der Hautverträglichkeit am Menschen zur Sicherheitsbewertung von Kosmetika. Parfümerie und Kosmetik 5: 314–322

Bewertung aus Sicht des Pharmazeuten

S. Wissel

Kosmetika sind, wie jeder weiß, keine Produkte der Neuzeit. Schon im pharaonischen Ägypten wurden Schminken, Salben und Parfüme zur Erhaltung der Schönheit im Übermaß angewendet [11]. Auch über Risiken bei der Anwendung liegen uns Überlieferungen aus der Geschichte vor. Bei den Römern waren es zum Beispiel die Kosmetika mit Bleibestandteilen, die eine schädliche Wirkung hatten [12].

Heute liegt der ungebrochene Verkaufsboom, glaubt man den Statistiken und Umfragen, in dem sehnlichsten Wunsch des Menschen, nicht älter zu werden. Werbeaussagen versprechen mit Begriffen wie „Pflege", „Schutz", „gegen vorzeitige Hautalterung" etc., das jugendliche Aussehen zu konservieren. Die Forschung der Kosmetikindustrie versucht mit großem Aufwand, die Wirksamkeit von Kosmetika ständig weiter zu verbessern und die Wirkstoffe in immer tiefere Hautschichten zu bringen. In diesem Zusammenhang wird auch eine intensive Diskussion darüber geführt, ob Kosmetika mit kosmetischen Wirkstoffen wie Fruchtsäuren, Vitamin E, Vitamin A oder Hyaluronsäure überhaupt noch als Kosmetika anzusehen oder mehr in Richtung Arzneimittel anzusiedeln sind.

Nutzen und Risiken von Kosmetika und Topika werden im folgenden unter zwei Aspekten aus der Sicht des Pharmazeuten beleuchtet: pharmakologisch-toxikologische Gesichtspunkte und geltende gesetzliche Bestimmungen. Betrachten wir zunächst die derzeit geltenden gesetzlichen Bestimmungen zu Arzneimittel und Kosmetika in Kurzform.

Gesetzliche Bestimmungen

Die aktuelle Gesetzgebung in Deutschland und in den anderen Staaten der Europäischen Union trennt zwischen Arzneimitteln und kosmetischen Mitteln. Seit dem 1.1.1995 wird mit den Medizinprodukten eine dritte Produktgruppe abgegrenzt, auf die in diesem Artikel nicht näher eingegangen wird. Arzneimittel unterliegen in Deutschland dem Arzneimittelgesetz (AMG) und den untergeordneten Richtlinien des Gesetzes. Auf europäischer Ebene werden Arzneimittel in der Arzneimittelrichtlinie 65/65/EWG definiert. In Deutschland unterliegen Kosmetika dem Lebensmittel- und Bedarfsgegenständegesetz (LMBG) und der Kosmetikverordnung (KVO). Auf europäischer Ebene bildet die EU-Kosmetikrichtlinie die gesetzliche Basis für Kosmetika.

Ob ein Produkt Kosmetikum ist oder Arzneimittel, regeln § 4 LMBG und § 2 Abs. 3 Nr. 3 AMG. Danach werden Kosmetika äußerlich am Menschen und in der Mundhöhle angewendet und sind dazu bestimmt, zur Reinigung, Pflege, Beeinflussung des Aussehens oder des Körpergeruchs oder zur Vermittlung von Geruchseindrücken angewendet zu werden. Entscheidend ist dabei die überwiegende Zweckbestimmung der kosmetischen Wirkung. Arzneimittel dagegen dienen dazu, Krankheiten, Leiden, Körperschäden und krankhafte Beschwerden zu heilen, zu lindern, zu verhüten und zu erkennen. Die genaue Definition gibt § 2 AMG wieder. Der Nutzen eines Arzneimittels ist also gesetzlich definiert und gesellschaftspolitisch anerkannt. Jeder weiß, daß mit der Anwendung eines Arzneimittels, und darin sind äußerlich anzuwendende Arzneimittel oder Topika eingeschlossen, ein medizinischer Nutzen, aber auch Risiken verbunden sind. Welche gesetzlichen Bestimmungen tragen dazu bei, daß ein günstiges Nutzen-Risiko-Verhältnis bei Arzneimitteln erreicht werden kann?

Das zentrale Ziel des AMG ist es, eine optimale Sicherheit im Umgang mit Arzneimitteln zu verwirklichen (§ 1). Das AMG hebt deshalb hervor, daß für jedes Arzneimittel die erforderliche Qualität, Wirksamkeit und Unbedenklichkeit sichergestellt werden muß. Die geforderte Qualität eines Arzneimittels muß der Arzneimittelhersteller mit Maßnahmen bei der Herstellung und bei der Qualitätsprüfung gewährleisten (Herstellung nach der Guten Herstellungspraxis, GMP [3], Prüfung nach den Arzneimittelprüfrichtlinien [2]). Die Wirksamkeit und Unbedenklichkeit ist mit klinischen und toxikologischen Studien zu belegen. Erst wenn die Anforderungen an die Qualität, die Wirksamkeit und die Unbedenklichkeit nach dem jeweiligen Stand des Wissens erfüllt sind, wird ein Arzneimittel zugelassen. Die Erläuterungen zum Antrag auf Zulassung eines Arzneimittels vom 31.10.1996 [1] fassen diese Anforderungen zusammen. Über die Zulassung entscheidet in Deutschland das Bundesamt für Arzneimittel und Medizinprodukte (BfArM). Die Einhaltung der Bestimmungen des Arzneimittelgesetzes und nachfolgender Verordnungen kontrollieren die Überwachungsbehörden der Bundesländer. Alle im Verkehr befindlichen Fertigarzneimittel unterliegen einem Risikoerfassungssystem, dem Stufenplan, unter zentraler Koordination des BfArM. In diesem System, in das alle am Umgang mit Arzneimitteln beteiligten Fachkreise eingebunden sind, werden die bei der Anwendung von Arzneimitteln auftretenden Risiken, insbesondere Nebenwirkungen und Wechselwirkungen, erfaßt, ausgewertet und notwendige Maßnahmen ergriffen. Alle diese Maßnahmen tragen zu einer größtmöglichen Arzneimittelsicherheit und damit zu einem günstigen Nutzen-Risiko-Verhältnis bei.

In der Kosmetikindustrie geht der Trend zu immer wirksameren Produkten. Um eine bessere Wirkung zu erreichen, geht die Forschung dahin, daß viele kosmetische Stoffe die Hautbarriere überwinden und in tiefere Hautschichten gelangen sollen. Liposomen beispielsweise werden als Trägersystem verwendet, mit dem auch Stoffe, die von ihren Stoffeigenschaften selbst nicht oder wenig die Hautbarriere überwinden können, in tiefere Hautschichten gebracht werden. Über die perkutane Resorption gelangen die Stoffe in den Blutkreislauf und können sich im gesamten Organismus verteilen. Damit sind die Voraussetzungen für eine systemische Wirkung gegeben. Unerwünschte Wirkungen wie Hautreizungen, Hautirritationen oder allergische Reaktionen, wie bei Arzneimitteln bekannt, können auch bei Anwendung von Kosmetika auftreten.

Die Gesetzgeber haben auf europäischer Ebene reagiert und mit der 6. Änderung der EU-Kosmetikrichtlinie im Jahr 1993 zahlreiche neue Anforderungen an kosmetische Mittel zum Schutz des Verbrauchers erlassen. Diese Anforderungen wurden in

Deutschland im Dezember 1996 mit der 25. Änderungsverordnung in nationales Recht umgesetzt. Danach müssen für jedes kosmetische Mittel, das in der Europäischen Union vermarktet wird, Produktangaben bereitgehalten werden und der zuständigen Überwachungsbehörde leicht zugänglich gemacht werden. § 5b der Kosmetikverordnung fordert die Bereithaltung von Unterlagen zur Qualität der Ausgangsstoffe und des Fertigproduktes sowie zur Herstellung des Fertigproduktes. Des weiteren ist ein toxikologisches Gutachten (Sicherheitsbewertung) von einer Person mit entsprechender Sachkenntnis zu erstellen. Die Wirkung eines kosmetischen Mittels ist zu belegen, sofern auf der Packung oder in der Werbung darauf hingewiesen wird oder die Wirkung besonders hervorgehoben wird.

Die Qualität der eingesetzten Ausgangsstoffe und des Kosmetikums ist durch physikalisch-chemische und mikrobiologische Spezifikationen zu belegen. Die Herstellung der kosmetischen Mittel muß nach den Regeln der GMP erfolgen und ist entsprechend zu dokumentieren. Die Produktangaben müssen die qualitative und quantitative Zusammensetzung des Kosmetikums enthalten. Die qualitative Zusammensetzung ist entsprechend der Menge eines Stoffes in absteigender Reihenfolge in Form der INCI-Deklaration (International Nomenclature Cosmetic Ingredient) auf der Verpackung anzubringen. Dadurch soll der Verbraucher selbst erkennen können, ob das Kosmetikum Inhaltsstoffe enthält, die er nicht verträgt oder auf die er allergisch reagiert. Nachteilig für Verbraucher und Fachkreise ist jedoch, daß bei diesen Angaben zur Zusammensetzung nicht auf eine der bekannten Nomenklaturen, wie z.B. IUPAC, INN oder DAB zurückgegriffen wurde, sondern mit INCI eine neue Nomenklatur mit teilweise neuen Begriffen für bekannte chemische Substanzen geschaffen wurde. Das Konservierungsmittel p-Hydroxybenzoesäuremethylester z.B. wird bereits nach Deutschem Arzneibuch als „Methyl-4-hydroxybenzoat" und nach Europäischem Arzneibuch als „methylis parahydroxybenzoas" bezeichnet. Neben weiteren bekannten chemischen Bezeichnungen wird es entsprechend der INCI-Nomenklatur nun für den Verbraucher als „Methylparaben" deklariert. Auch, daß Pflanzenbestandteile, Pflanzenauszüge oder definierte Inhaltsstoffgruppen aus Pflanzen in INCI nach der binären Nomenklatur nach Linné mit dem lateinischen Namen der Pflanze (Gattungs- und Artname) bezeichnet werden, trägt nicht immer zur besseren Verbraucherinformation bei. Ein mit Lösungsmitteln auf wäßriger Basis gewonnener Arnikaextrakt z.B., wird nach INCI ebenso als „Arnica montana" bezeichnet wie ein mit lipophilen Lösungsmitteln gewonnener Extrakt. Weder der Anwender mit einer Arnikaallergie noch fachlich geschulte Personen können aus der Kennzeichnung „Arnica montana" auf der Packung erkennen, ob es sich dabei um einen Extrakt handelt und ob Sesquiterpenlactone vom Helenalintyp enthalten sind. Dies ist jedoch entscheidend, denn im Unterschied zum hydrophilen Extrakt enthält der lipophile Auszug die Inhaltsstoffgruppe der Sesquiterpenlactone (Helenalin und seine Ester). Helenalin ist aufgrund seiner starken kontaktallergenen Wirkung in Kategorie A des Stoffregisters „Chemikalien und Kontaktallergie" des Bundesamtes für gesundheitlichen Verbraucherschutz und Verterinärmedizin (BgVV) aufgeführt [6].

In den Produktangaben ist weiterhin die Unbedenklichkeit des Kosmetikums nach der 6. Änderungsrichtlinie durch eine Sicherheitsbewertung, die der Inverkehrbringer zu erstellen hat, nachzuweisen. Die Sicherheit des kosmetischen Mittels für die menschliche Gesundheit ist unter Berücksichtigung des allgemeinen toxikologischen Profils der Bestandteile, deren chemischen Aufbau und des Grades der Exposition zu bewerten. Bekanntes Erkenntnismaterial über unerwünschte Nebenwirkungen für die menschliche Gesundheit, die durch das Kosmetikum bei seiner Anwendung hervorgerufen worden sind, muß bereitgehalten werden. Die für die Sicherheitsbewertung verantwortliche Person muß einen Hochschulabschluß in Pharmazie, Toxikologie, Medizin oder einem verwandten Beruf besitzen.

Eine neue, verbrauchernützliche Bestimmung in der KVO ist, daß seit dem 1.1.1997 jeder Hersteller vor dem erstmaligen Inverkehrbringen eines Kosmetikums die Zusammensetzung der Rezeptur nach Art und Menge an das BgVV melden muß. Die Meldung kann auch unter Berufung auf im Bundesanzeiger veröffentlichte Rahmenrezepturen erfolgen. Die Informationen werden an die Giftinformationszentralen (GIZ) weitergeleitet. Anfragen von Verbrauchern oder Fachkreisen bei den GIZ zu toxikologischen Risiken von Kosmetika können sofort beantwortet und mögliche Gefahren erkannt werden. Trinkt beispielsweise ein Kind ein Körperöl, können mit einer Nachfrage bei der GIZ sowohl notwendige Hilfsmaßnahmen ergriffen als auch vorschnelle Maßnahmen wie eine Magenspülung oder eine Verabreichung von Medikamenten verhindert werden.

Erfahrungen über die Durchführung der neuen Anforderungen der KVO an Kosmetika liegen noch nicht vor, da für Kosmetika, die sich vor dem 1.1.1997 in Verkehr befanden, Übergangsregelungen bis einschließlich 30.06.1999 gelten. Die bisherigen Erfahrungen im Umgang mit Kosmetika zeigen jedoch, daß die Unverträglichkeitsraten von Kosmetika gering sind. Dies belegt u. a. das Ergebnis einer Umfrage des Industrieverbandes Körperpflege- und Waschmittel (IKW) zu Unverträglichkeiten kosmetischer Mittel unter den Mitgliedsfirmen des IKW, wobei sich bei 40,6 Milliarden verkaufter Packungen von 1976–1996 eine Unverträglichkeit pro 1 Mio. verkaufter Packungen ergab [5].

Unabhängig davon stellt sich die Frage, ob die mit den gesetzlichen Bestimmungen zu erzielende Produktsicherheit für alle Kosmetika ausreicht, oder ob die Notwendigkeit besteht, für Kosmetika mit teilweise physiologischer Wirkung [13] eine neue Produktgruppe zu etablieren, für die die Bezeichnung „Cosmeceuticals" diskutiert wird. Wie sich aus dem Namen ableiten läßt, wäre diese Produktgruppe zwischen Kosmetika und Arzneimitteln anzusiedeln. Entstanden ist die Diskussion aus der Überlegung, Vitamin-A-Säure in Kosmetika einzusetzen [7]. Heute wird über den Einsatz von Stoffen wie Fruchtsäuren, Vitamin E, Vitamin A oder Hyaluronsäure diskutiert. Die rechtliche Situation für den Einsatz von Vitamin-A-Säure ist eindeutig. Sie darf, wie etwa 400 weitere Stoffe, gemäß Anlage 1 der KVO nicht in Kosmetika eingesetzt werden. § 24 Abs. 2 LMBG besagt darüber hinaus, daß Stoffe, die in Kosmetika eingesetzt werden, bei bestimmungsgemäßem und vorhersehbarem Gebrauch die Gesundheit nicht schädigen dürfen.

Physiologische Wirkungen von Kosmetika sind nach der aktuellen Rechtsprechung erlaubt, sofern die überwiegende Zweckbestimmung kosmetisch ist. Die physiologische Wirkung eines Kosmetikums darf nicht signifikant sein, d.h. die Funktion des Körpers beeinflussen (§ 2(5) AMG). In die Bewertung der Signifikanz ist das Absorptionsverhalten eines Fremdstoffes am Ort der Anwendung, die Verteilung, der Metabolismus sowie die Wirkung des Fremdstoffes und seiner Metaboliten im Vergleich zu normalen physiologischen Prozessen im Organismus einzubeziehen [14, 15]. Damit hat der Gesetzgeber eine eindeutige Abgrenzung der Kosmetika von den Arzneimitteln erreicht, und es besteht kein Bedarf für eine weitere Produktgruppe.

Pharmakologisch-toxikologische Gesichtspunkte

Kosmetika und Arzneimittel setzen sich in der Regel aus mehreren Stoffen zusammen. Die meisten dieser Stoffe stellen für den Organismus Fremdstoffe dar. Durch sein Wechselwirken mit dem Organismus kann der Fremdstoff eine Wirkung auf den Organismus erzielen. Ist die Wirkung erwünscht, stellt die Anwendung des Stoffes einen Nutzen dar. Eine unerwünschte Wirkung kann für den Organismus ein Risiko bedeuten. Die Weltgesundheitsorganisation (WHO) definiert den Begriff Risiko als „die zu erwartende Häufigkeit unerwünschter Effekte, ausgelöst durch die Exposition gegenüber einem Fremdstoff" [9].

Zur Abschätzung der Wirkungen einer Substanz dienen derzeit Beobachtungen beim Menschen, Tierversuche und In-vitro-Studien. Allgemeine Aussagen aus Ergebnissen experimenteller Studien von Testpersonen abzuleiten, oder Ergebnisse tierexperimenteller oder In-vitro-Studien auf den Menschen zu übertragen, ist jedoch sehr aufwendig und nicht unproblematisch. So liegt heute zu zahlreichen chemischen Substanzen – weltweit sind mehr als 12 Mio. bekannt (Stand Ende 1993 [8]) – nur unzureichendes Datenmaterial für eine verläßliche toxikologische Risikoabschätzung vor.

Wie ausgeprägt eine Wirkung auftritt, hängt von der Dosis des Fremdstoffes ab. Wird die Dosis erhöht, treten immer mehr zusätzliche Wirkungen ein. Umgekehrt bedeutet eine Reduktion der Dosis und damit der Exposition immer ein vermindertes Risiko. Klassisches Beispiel ist Vitamin A, welches in geringer Dosierung für den Menschen essentiell ist, in hoher Dosierung aber eine ausgeprägte teratogene Wirkung besitzt. Da die Dosis eines Stoffes das Ausmaß seiner Wirkung bestimmt, ist die Quantifizierung der Dosis-Wirkung-Beziehung eines Stoffes, der am Menschen angewendet wird, für seine Beurteilung wichtig.

Besonders wichtig ist die Dosis, bei der keine unerwünschten Wirkungen mehr nachweisbar sind. Diese Dosis wird als NOAEL (no adverse effect level) bezeichnet. Häufig wird auf den NOAEL ein Sicherheitsfaktor aufgeschlagen, um eine toxikologisch unbedenkliche Tagesdosis für den betreffenden Stoff zu erhalten. Ein solcher Wert ist der ADI-Wert (acceptable daily intake). Er enthält meist einen Sicherheitsfaktor von 100. Der Sicherheitsfaktor soll berücksichtigen, daß unterschiedliche Spezies und Tierstämme unterschiedlich empfindlich auf einen Stoff reagieren können. Der häufig zur Risikoabschätzung eines Stoffes angegebene LD50-Wert (50%ige letale Dosis) besitzt für die allgemeinen toxikologischen Beurteilung geringe Bedeutung, denn er sagt nichts darüber aus, in welchem Bereich mit toxischen Effekten zu rechnen ist.

Bei der Risikoabschätzung ist auch zu bedenken, daß Kosmetika und Topika Stoffgemische darstellen, in denen sich die einzelnen Stoffe gegenseitig beeinflussen können. Aus diesen Wechselwirkungen können veränderte toxikologische Effekte gegenüber den Effekten einzelner Stoffe resultieren. So ist beispielsweise beim Einsatz resorptionsfördernder Stoffe wie Alkohol oder Benzylalkohol [4] in einem Kosmetikum mit verstärkten systemischen Wirkungen anderer Stoffe zu rechnen.

Toxikologische Relevanz kann auch die Qualität des im Kosmetikum eingesetzten Stoffes aufweisen. Nahezu jeder Stoff enthält einen mehr oder weniger hohen Anteil an Begleitstoffen. Dies können Nebenprodukte aus der Gewinnung sein oder Abbauprodukte, die aus dem Stoff während der Lagerung als Rohstoff oder im Fertigprodukt entstehen. Daneben können Stoffe Verunreinigungen wie Pestizide, Schwermetalle oder mikrobielle Verunreinigungen enthalten, die alle von toxikologischer Relevanz sind. Der Anteil solcher Begleitstoffe bestimmt den Reinheitsgrad des Stoffes. Der Hersteller eines Kosmetikums muß im Rahmen der gesetzlichen Vorgaben abwägen, welche Anforderungen er an die Qualität der verwendeten Rohstoffe und der hergestellten Fertigprodukte stellt, um Risiken durch entsprechende Verunreinigungen bei der Anwendung seiner Produkte zu vermeiden. Diese Anforderungen sind zu spezifizieren. Die Einhaltung dieser Anforderungen ist mit geeigneten Qualitätsprüfungen und Maßnahmen bei der Produktion zu gewährleisten.

Nicht zu unterschätzen in der Nutzen-Risiko-Bewertung ist die psychologische Wirkung eines Produktes auf den Verbraucher. Diese Wirkung wird beeinflußt durch Politik, Werbung und Marketingaussagen und kann von den wissenschaftlichen Erkenntnissen durchaus abweichen. So wird in der Öffentlichkeit eine intensive Diskussion um das toxikologische Risiko von definierten chemischen Substanzen in Arzneimitteln, Lebensmitteln, Kosmetika und in der Umwelt geführt, während Naturprodukte als „gesund" gelten. Das toxikologische Risiko, das von Substanzen oder Substanzgemischen aus der Natur hervorgeht, wird von den Verbrauchern weitgehend ignoriert, obwohl allgemein bekannt ist, daß in der Natur eine Vielzahl der für den Menschen hoch toxischen Substanzen vorkommen. Denken wir beispielsweise an die kanzerogenen Pyrrolizidin-Alkaloide mit 1,2-ungesättigtem Necin-Gerüst in Huflattich, Beinwell, Borretsch und anderen Pflanzen [10]. Viele Pflanzenauszüge enthalten noch nicht identifizierte Inhaltsstoffe oder Substanzen mit unbekanntem toxikologischen Potential. Hier muß an die Hersteller appelliert werden, vom Einsatz unbekannter und undefinierbarer Pflanzenauszüge Abstand zu nehmen und an die Fachkreise, Aufklärungsarbeit in der Öffentlichkeit zu leisten.

Zusammenfassung

Die Bewertung des Nutzens und des Risikos von Arzneimitteln und Kosmetika erfolgt auf der Basis wissenschaftlicher Prüfungen und Beobachtungen. Die gesetzlichen Rahmenbedingungen für eine günstige Nutzen-Risiko-Relation von Arzneimitteln in Deutschland und in der Europäischen Union sind ausreichend. Durch die neuen Anforderungen der 6. EU-Änderungsrichtlinie und deren Umsetzung in den Mitgliedsstaaten der Europäischen Union wurden auch die gesetzlichen Grundlagen für eine angemessene Nutzen-Risiko-Bewertung für Kosmetika aktualisiert. Aus diesen neuen Anforderungen an Kosmetika ist die Intention des Gesetzgebers erkennbar, die Qualität und Unbedenklichkeit von Kosmetika sicherzustellen. Die Gesetzgebung zeigt in der Bewertung des Nutzens und des Risikos von Kosmetika zahlreiche Parallelen zur Gesetzgebung von Arzneimitteln, und wird der Forderung nach einer hohen Produktsicherheit gerecht. Für die Abgrenzung beider Produktgruppen voneinander sind die gesetzlichen Voraussetzungen auf deutscher und europäischer Ebene ausreichend. Eine neue Produktgruppe, wie die diskutierten Cosmeceuticals, würde weder zusätzliche Verbrauchersicherheit noch zusätzliche Rechtssicherheit bedeuten, sondern lediglich das bestehende Recht komplizieren. Wünschenswert wäre allerdings eine schnelle Harmonisierung der nationalen Gesetzgebungen der europäischen Mitgliedsstaaten.

Die Nutzen-Risiko-Relation eines Arzneimittels wird unter Berücksichtigung der Qualität pharmakologisch und toxikologisch nach dem jeweils aktuellen Stand des Wissens bewertet. Bei der Anwendung eines Kosmetikums erwartet der Verbraucher neben der ausgelobten (gewünschten) Wirkung eine gute Hautverträglichkeit. Nach den bisherigen Erfahrungen in Deutschland und in der Europäischen Union kann das Risiko, das von Kosmetika ausgeht, als gering eingestuft werden, sofern die gesetzlichen Bestimmungen beachtet werden.

Durch die ständige Weiterentwicklung wissenschaftlicher Methoden und die schnell wachsende Zahl von Stoffen, denen der Mensch ausgesetzt ist, steht die Wissenschaft vor einer großen Aufgabe. Darin unterscheidet sich die Problematik in der Nutzen-Risiko-Relation bei Kosmetika jedoch nicht von der bei Arzneimitteln. Auf Grund der individuellen Vielfalt des Menschen und der oft sehr komplexen Zusammenhänge, die zur Auslösung unerwünschter Wirkungen führen, ist es äußerst schwierig, quantifizierbare Aussagen zur Risikobewertung für den einzelnen Menschen zu treffen. Die Risikoabschätzung des Dosisbereichs eines Stoffes mit Hilfe ausreichend großer Sicherheitsabstände für die jeweilige Art der Anwendung stellt bei allen damit verbundenen Unwägbarkeiten einen praktikablen Weg zum Schutz des Verbrauchers dar.

Literatur

1. Bundesinstitut für Arzneimittel und Medizinprodukte (1997) Bekanntmachung über die Zulassung von Arzneimitteln (BAZ 44a vom 5. März 1997)
2. Feiden K (1997) Arzneimittelprüfrichtlinien (10. Erg.-Lfg., 1.1, S 1–31)
3. Feiden K (1997) Arzneimittelprüfrichtlinien (10. Erg.-Lfg., 5.20, S 1–42)
4. Fiedler HP (1996) Lexikon der Hilfsstoffe, 4. Aufl., Bd I, S 562, 239
5. Industrieverband Körperpflege- und Waschmittel, Frankfurt a.M. (1997) Statistik der Produktunverträglichkeiten beim Gebrauch kosmetischer Mittel 1976–1996
6. Kayser D, Schlede E (1995) Chemikalien und Kontaktallergie – Eine bewertende Zusammenstellung. Bundesamt für gesundheitlichen Verbraucherschutz und Veterinärmedizin (Register 3)
7. Kligman LH, Kligman AM (1979) The effect on rhino mouse skin of agents which influence keratinization and exfoliation. J Invest Dermatol 73: 354–358
8. Neubert D (1997) Möglichkeiten und Methoden der quantitativen Risikoabschätzung. In: Marquardt H, Schäfer SG (Hrsg) Lehrbuch der Toxikologie. Spektrum, Heidelberg (2. Aufl, S 840)
9. Neubert D (1997) Möglichkeiten und Methoden der quantitativen Risikoabschätzung. In: Marquardt H, Schäfer SG (Hrsg) Lehrbuch der Toxikologie. Spektrum, Heidelberg (2. Aufl, S 848)
10. NN (1994) Arzneimittel, die Pyrrolizidin-Alkaloide mit einem 1,2-ungesättigten Necin-Gerüst enthalten. Pharm Ztg 26: 1964–1965
11. Paszthory E (1990) Antike Welt – Salben, Schminken und Parfüme im Altertum. Zeitschrift für Archäologie und Kulturgeschichte 21: 7–18
12. Paszthory E (1990) Antike Welt – Salben, Schminken und Parfüme im Altertum. Zeitschrift für Archäologie und Kulturgeschichte 21: 56
13. Stimson N (1994) Cosmeceuticals: Realising the reality of the 21st century. SÖFW 120: 631–641
14. Wackh W (1995) Cosmeceuticals – Ein neuer Weg für die Kosmetik? Parfümerie und Kosmetik 76: 690–697
15. Wilson P, Adams M (1995) Cosmetic or drug? The Regulatory Affairs Journal: 197–201

Bewertung aus der Sicht des Dermatologen

M. Gloor

Die Gesetzgebung sieht vor, daß in Zukunft auch für Kosmetika die Nutzwirkungen nachgewiesen werden müssen und zu den Schadwirkungen Stellung genommen wird. Eine ähnliche Tendenz zeichnet sich auch in anderen Ländern, u. a. in der Europäischen Union ab. Während die Schadwirkungen relativ gut definiert werden können, existieren nur teilweise standardisierte, allgemein akzeptierte Verfahren zur Quantifizierung der Nutzwirkungen. Daraus werden sich in Zukunft nicht unerhebliche Probleme für die Kosmetikindustrie ergeben. Im folgenden sollen bezüglich der Hautreinigung und der Hautpflege, also einem sehr engen Bereich innerhalb der Kosmetika, Nutzen und Schaden einander gegenübergestellt werden.

Hautreinigung

Nutzeffekte

Es ist außer jedem Zweifel, daß eine Reinigung durch waschaktive Substanzen eine elementare Notwendigkeit des menschlichen Lebens ist. Neben der Befriedigung des subjektiven Bedürfnisses der Reinigung ergeben sich auch wichtige medizinische Effekte. Einer dieser Effekte ist, daß die Hautreinigung zu einer keratolytischen Wirkung führt und damit eine Entschuppung bewirkt [16]. Ein anderer wichtiger Gesichtspunkt ist die antiseptische Wirkung vieler waschaktiver Substanzen, die einer mikrobiellen Besiedlung der Haut entgegenwirkt [16]. Einen solchen Effekt hat im übrigen die Waschung als solche, unabhängig von dem antimikrobiellen Effekt der Tenside, denn durch die Waschung werden Schmutz und Schuppenmaterial, die einen Nährboden für bakterielle Infektionen abgeben, von der Haut entfernt.

Schädigungen der Haut durch Hautreinigung

Die Anwendung waschaktiver Substanzen in einer wäßrigen Lösung führt zu einer Mizellenbildung von Schmutzpartikeln auf der Haut. Dies bedeutet, daß sich an die lipophilen Schmutzpartikel die lipophilen Anteile der Emulgatormoleküle anlagern. Es entsteht schließlich eine Mizelle, die aus einem zentralen lipophilen Kern besteht, an den sich die lipophilen Tensidanteile anlagern, so daß außen die hydrophilen Tensidanteile zu liegen kommen. Diese Konstellation ermöglicht eine Suspendierung der Schmutzpartikel in der Wasserlösung. Es ergibt sich von selbst, daß es auch zu einer Mizellbildung von Hautoberflächenlipiden und damit zu einer Entfettung der Haut kommt. Es ist also notwendigerweise mit dem Reinigungsvorgang auch ein Entfettungsvorgang an der Haut verbunden. Dieser betrifft nicht nur die Talgdrüsenlipide, deren Entfernung relativ unproblematisch wäre, sondern auch die epidermalen Lipide, die eine wichtige Funktion in der Hornschichtbarriere aufweisen. Ein weiterer wichtiger Vorgang ist, daß die Tenside auch in die Hornschichtlipide eingebaut werden können. Sie können damit die Eigenschaften der Barrierelipide modifizieren und deren Permeabilität begünstigen [4]. Man muß also in jedem Fall einer Körperreinigung durch Tensidlösungen davon ausgehen, daß eine Barriereschädigung resultiert. Die Folge ist nicht nur eine erleichterte Penetration von Schadstoffen von außen nach innen durch die Haut, sondern auch eine verstärkte Wasserabgabe aus der lebenden Haut zur Oberfläche hin.

Die Barrierelipide haben darüber hinaus eine wichtige Funktion für die Hornschichtfeuchtigkeit. Insofern muß die Anwendung von Tensiden zu einer Exsikkose der Hornschicht führen. Dieser Effekt ist schon bei einmaliger Anwendung einer Tensidlösung nachweisbar, er ist jedoch in noch weit gravierenderer Form demonstrierbar bei der repetitiven Waschung [17]. Die Schädigung der Barriere führt dazu, daß die waschaktiven Substanzen auch in die lebende Epidermis penetrieren können. Sie können dann dort zu einem irritativen Effekt zu führen, der über die Hyperämie im subepidermalen Gefäßplexus mit der Laser-Doppler-Flowmetrie nachweisbar ist. Auch dieser Effekt ist bei der repetitiven Waschung in erheblichem Maße nachweisbar [17]. Man muß also davon ausgehen, daß die Waschung in jedem Fall zu einer Barriereschädigung, zu einer Entfettung, zu einer Exsikkose und zu einer Irritation der Haut führt. Wegen der verminderten Schutzfunktion der Haut, der vermehrten Irritabilität, der verminderten Wasserbindung und des Mangels an epidermalen und Talgdrüsenlipiden wirkt sich dies besonders gravierend beim Atopiker aus.

Minimierung der hornschichtschädigenden Wirkung

Aus eigenen Untersuchungen ist bekannt, daß die Reinigung der Haut mit unterschiedlichen Tensiden – bei Anlegung des gleichen Wascheffektes – zu einer stark unterschiedlichen Exsikkation der Hornschicht führt. Während Natriumlaurylsulfat zu einer erheblichen Exsikkation führt, führen andere schonende Tenside, die speziell für die Neurodermitisbehandlung ausgesucht wurden, zu einer wesentlich geringeren Exsikkation der Hornschicht [8]. Diese Abhängigkeit von der Tensidstruktur ließ sich auch im repetitiven Waschversuch nachweisen: Das schonende Tensid Geliderm führt zu einer weit weniger ausgeprägten Exsikkose der Hornschicht als das stark exsikkierende Tensid Natriumlaurylsulfat – wohlgemerkt unter Zugrundelegung von Konzentrationen, die dem gleichen Wascheffekt entsprechen (Abb. 1, [17]). Eine weitere Möglichkeit, die dehydrierende Wirkung zu modifizieren, ist die Veränderung des pH-Wertes. In eigenen Untersuchungen konnte gezeigt werden, daß eine Ansäuerung einer Tensidlösung zu einer geringeren Dehydrierung führte [7]. Damit wird das Vorgehen, das in der Industrie heute weitgehend üblich ist, bestätigt, leicht sauer eingestellte Tensidlösungen zu verwenden.

Eine weitere Möglichkeit ist die Verwendung von Rückfettern. Bei eigenen Untersuchungen mit Rizinusölsulfonaten konnte gezeigt werden, daß die Verminderung der Hautoberflächenlipide durch eine Waschung verhindert werden kann. Allerdings wurden auch bei Verwendung des Rückfetters die spezifischen Hautoberflächenli-

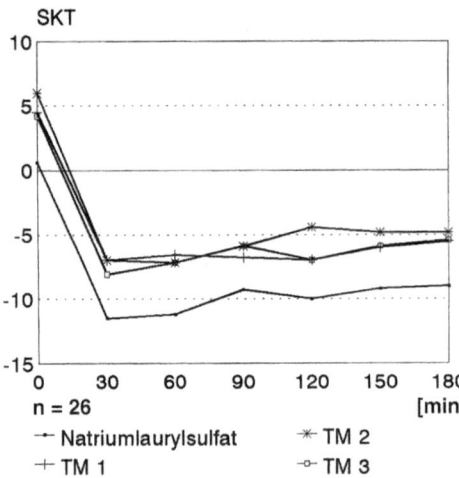

Abb. 1. Unterschiedliche Exsikkierung für verschiedene Tenside (*TM1-TM3*). Zum Zeitpunkt 0 wurde eine standardisierte Hautwäsche durchgeführt, anschließend wurden in 30minütigem Abstand die Hornschichtfeuchtigkeit (*SKT*) mit der Corneometrie gemessen. Die Tensidkonzentrationen entsprechen einem gleichen Wascheffekt

pide mit entfernt, auf der anderen Seite aber durch andersartige Rückfetterlipide ersetzt [14]. Es ist fraglich, inwieweit diese aufgebrachten Fremdlipide in der Lage sind, die entfernten spezifischen Hornschichtlipide zu ersetzen. Ein spezifischer Weg, die Haut unter gleichzeitiger Vermeidung einer Entfettung und Exsikkation zu reinigen, ist die Anwendung von Ölbädern. Bereits seit längerer Zeit ist es bekannt, daß die Anwendung eines Ölbades zu einer ebenso nachhaltigen Fettung der Haut führt wie die Anwendung einer Pflegecreme im Anschluß an die Hautwäsche. Die Intensität der Rückfettung eines Ölbades hängt stark von der Konzentration des Ölbadzusatzes und der Badewassertemperatur ab. Eine hohe Badewassertemperatur wirkt einer guten Rückfettung entgegen. Das gleiche gilt auch für sehr hohe Konzentrationen eines Emulgatorölbadezusatzes, während eine Steigerung der Konzentration um den Faktor 3 eher eine Verbesserung des Rückfettungeffektes bedingt [15]. In jüngster Zeit konnte gezeigt werden, daß Spreitungsölbäder und in geringerem Maße Emulsionsölbäder mit niedrigem Emulgatorgehalt zu einer Okklusivität auf der Haut führen und so eine Exsikkation der Haut verhindern. Im Gegensatz dazu führen Wasserbäder und Ölbäder mit einem hohen Emulgatoranteil zu einer Exsikkose und zu einer Erhöhung des transepidermalen Wasserverlustes (Abb. 2, [5]). Zusammenfassend kann festgestellt werden, daß durch eine geeignete Auswahl von Emulgatoren, durch eine geeignete Einstellung des pH-Wertes und durch das Hinzufügen von Rückfettern die exsikkierende und entfettende Wirkung von Tensidlösungen stark reduziert werden kann. Besonders günstig wirkt sich die Anwendung von Emulsionsölbädern mit niedrigem Emulgatorgehalt und von Spreitungsölbädern aus.

Vermeidbare zusätzliche Schädigungen

Wie oben ausgeführt, bedingt die Reinigung der Haut notwendigerweise auch eine Entfettung und Exsikkation der Hornschicht. Es konnte jedoch gezeigt werden, daß über dieses notwendige Maß hinaus eine größere Schädigung der Hornschicht entstehen kann, wenn ungeeignete Zusätze verwendet werden. So konnten wir zeigen,

Bewertung aus der Sicht des Dermatologen

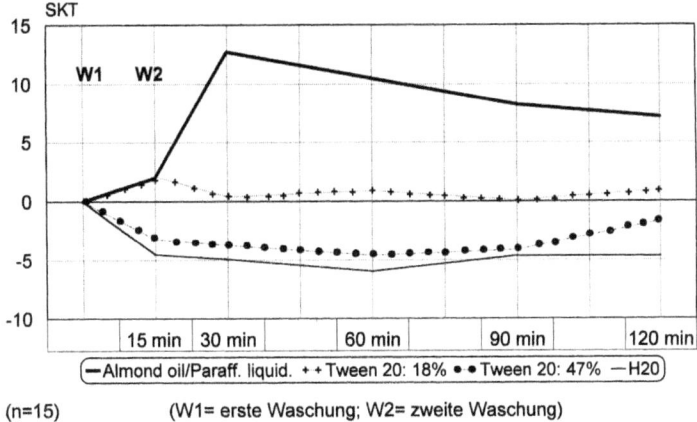

Abb. 2. Beeinflussung der Hornschichtfeuchtigkeit (*SKT*) durch Ölbäder: Spreitungsölbäder und Emulsionsbäder mit einem geringen Emulgatoranteil führen zu einer Hydratation der Hornschicht, während Wasserbäder und Emulsionsölbäder mit hohem Emulgatoranteil zu einer Exsikkation der Hornschicht führen

daß eine Seife und ein sog. Semisyndet zu einer wesentlich stärkeren Entfettung und Exsikkation der Hornschicht – bei gleichem Wascheffekt – führen, wie gut hautverträgliche Tensidlösungen [9]. Außerdem ist bekannt, daß der Rückfetter Cetiol HE zwar, wie andere Rückfetter, die Exsikkation der Hornschicht weitgehend verhindert, auf der anderen Seite jedoch eine starke Barriereschädigung bedingt (Abb. 3, [10]). Vermeidbare Schädigungen der Haut können sich auch aus der Anwendung von Duftstoffzusätzen ergeben. Diese können zu einer Sensibilisierung und damit zu einer Spättypallergie führen, die durchaus vermeidbar ist. Aus dermatologischer Sicht erscheint es dementsprechend als wünschenswert, auf Duftstoffe in Körperreinigungsmitteln soweit möglich zu verzichten. Im Vergleich zu Duftstoffallergien sind

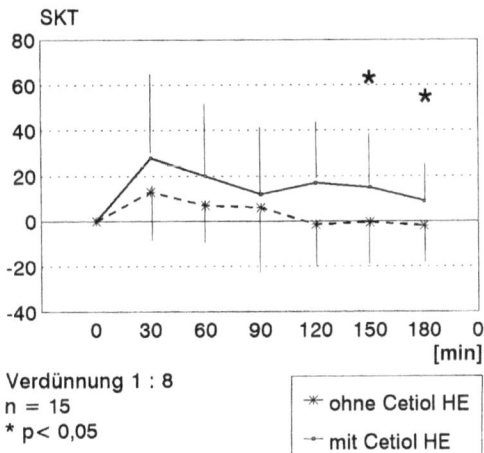

Abb. 3. Die Anwendung von Cetiol HE führt im Vergleich zu der Grundlage ohne Cetiol HE zu einer Zunahme des transepidermalen Wasserverlustes und damit zu einer Barriereschädigung der Hornschicht (*SKT*). (Nach Gehring et al. 1996 [10])

Allergien gegen Tensidbestandteile relativ selten. Diese sind auch in vielen Fällen nicht absolut zu vermeiden. Hingewiesen werden soll in diesem Zusammenhang auch noch auf einen wichtigen ökologischen Faktor. Werden flüssige Waschlösungen verbraucht, so werden sehr viel größere Mengen waschaktiver Substanzen in das Waschwasser abgeschwemmt und belasten so die Umwelt, als wenn feste Seifenstücke verwendet werden. Obwohl keine präzisen Untersuchungen dazu vorliegen, ist zu vermuten, daß die Anwendung von festen Seifen und Tensidstücken wegen des geringeren Verbrauchs an Waschaktivsubstanz zu einer geringeren Exsikkose und Entfettung der Haut führt.

Hautpflege

Auf Hautpflegeemulsionen legen insbesondere Patienten mit einer Atopie großen Wert. Es ist sehr wahrscheinlich, daß der größte Teil der Konsumenten derartiger Körperpflegemittel Atopiker sind, die bekanntermaßen eine exsikkierte und fettarme Haut aufweisen. Problematischer ist in diesem Zusammenhang die Altershaut. Bei der Altershaut findet sich keine vergleichbare Exsikkation der Hornschicht wie bei der Haut des Atopikers [19]. Die Hautoberflächenlipide vermindern sich zwar im Laufe der Jahre, die Reduktion ist jedoch wenig dramatisch und es ist dementsprechend nicht ganz geklärt, ob bei alten Menschen grundsätzlich die Notwendigkeit einer Therapie mit Pflegeemulsionen besteht. Darüber hinaus werden Pflegeemulsionen auch in einem erheblichen Umfang von Menschen angewendet, die eigentlich keine Pflegeemulsion benötigen.

Nutzeffekte

W/O-Emulsionen und amphiphile Emulsionen dürften zu einer Fettung der Haut führen. Es ist nicht ohne weiteres klar, daß die Fettung der Haut auch zu einer Verbesserung der Eigenschaften führt. Am besten kann man sich diesen Effekt vorstellen, wenn man ihn mit dem einer Schuhcreme vergleicht. Außerdem führen v. a. W/O-Emulsionen zu einer erheblichen Hydratation der Hornschicht. Je nach Struktur der Emulsion und nach Zeitpunkt der Messung ist ein solcher hydratisierender Effekt auch bei O/W-Emulsionen feststellbar. Bei flüssigen Lotionen vom O/W-Typ, bei denen die äußere Phase eine wäßrige Phase ist, kommt es stark verzögert zur Ausbildung einer Okklusivwirkung, die ihrerseits einen Hydratationseffekt bewirkt.

Neben dem Hydratationseffekt ist auch ein Schutzeffekt zu bedenken. Wird vor einer Hautwäsche eine Pflegeemulsion auf die Haut aufgetragen, so führt dies im Falle einer W/O-Emulsion zu einer Verminderung der Exsikkation der Hornschicht durch die Tensidlösung [1, 18]. Bei O/W-Emulsionen ist ein ähnlicher Effekt teilweise nachweisbar. Er pflegt jedoch deutlich geringer zu sein als bei W/O-Emulsionen [2]. Es handelt sich bei diesem Schutzeffekt um einen protektiven Hautschutz. Pflegeemulsionen können aber auch zu einem regenerativen Hautschutz führen. Im einfachen und im repetitiven Waschversuch führt die Anwendung einer O/W-Emulsion, die als solche keinen Schutzeffekt hat, mit dem Zusatz von 10% Glycerin oder 10% Urea oder einem Gemisch von 5% Glyzerin und 5% Urea, zu einer erheblichen Verminderung der Hornschichtschädigung [1, 18]. Dies läßt sich im repetitiven Waschversuch sowohl über den transepidermalen Wasserverlust als Maß für die Barrierefunktion als auch über die Hydratation als Maß für die Wasserbindungsfähigkeit und über die irritative Hyperämie nachweisen [18]. Es scheint, daß es sich dabei weniger um einen protektiven als um einen regenerativen Hautschutz handelt, denn es dürfte infolge der Anwendung v. a. von Glyzerin zu einem Flüssigkeitsflux aus der Tiefe zur Oberfläche hin kommen, der seinerseits einen Triggermechanismus für die Barriererestitutionsmechanismen darstellt [3, 6]. Einen regenerativen Hautschutz dürften auch Ceramide unter bestimmten Anwendungsbedingungen bieten, allerdings ist dieser Effekt nur beim Atopiker nachweisbar. Außerdem ist er nur verifizierbar, wenn Ceramide in Form von liposomalen Lösungen angewendet werden [12]. Ein ähnlicher regenerativer Hautschutz konnte auch für Nachtkerzensamenöl nachgewiesen werden, wahrscheinlich durch die enthaltene Linolsäure. Dabei ist von großem Interesse, daß sich dieser Effekt nicht aufzeigen ließ bei Anwendung in einer amphiphilen Emulsion, sondern nur bei Anwendung in einer W/O-Emulsion [13].

Hautpflegecremes können außerdem eine antiseptische Wirkung aufweisen. Dies ist besonders beim Atopiker wünschenswert, der eine Vermehrung von Staphylokokken, v. a. des pathogenen Staphylococcus aureus auf der Hornschicht aufweist. In eigenen Untersuchungen konnte gezeigt werden, daß Triclosan in 3%iger Konzentration zu einer Verminderung der Staphylokokken insgesamt und von Staphylococcus aureus im besonderen führt [11]. Damit ist auch eine Verbesserung des klinischen Status der Neurodermitis verbunden [11]. Ein neuer Gesichtspunkt ist die Behandlung der Falten. Sie wird entweder mit Tretinoin oder mit Fruchtsäuren durchgeführt. In beiden Fällen scheint es zu einer Beeinflussung der Faserbildung im Korium zu kommen, die der Faltenbildung entgegenwirken kann. Schließlich können Pflegeemulsionen auch eine Lichtschutzwirkung haben. Teilweise ist diese Lichtschutzwirkung allein durch die Emulsion selbst gegeben, teilweise durch pigmentäre Anteile in der Emulsion oder auch durch eingebaute Lichtschutzfilter. In Anbetracht der kanzerogenen Wirkung des Lichtes und der Begünstigung der Hautalterung durch die Lichteinwirkung ist eine solche Schutzwirkung als Nutzwirkung von Pflegeemulsionen zu betrachten.

Schadwirkungen

Pflegeemulsionen, die auf der Haut verwendet werden, können auch Schadwirkungen aufweisen. Diese treten jedoch unseres Erachtens quantitativ gegenüber den Nutzwirkungen weit in den Hintergrund. So sind Allergien durch die Anwendung von Kosmetika eine Seltenheit. In den meisten Fällen, in denen es zur Allergie gegen Emulsionsbestandteile kommt, wurde die Allergie vorher, beispielsweise im Rahmen der dermatologischen Behandlung von Unterschenkelgeschwüren und Unterschenkelekzemen provoziert; sie ist dann als ein sekundäres Kontaktekzem bei primär andersartiger Sensibilisierung anzusehen. Eine primäre Sensibilisierung durch Kosmetikanwendungen dürfte selten sein.

Quantitativ am bedeutendsten ist die irritative Nebenwirkung. In einem gewissen Umfang kann sie Emulgatoren zukommen, die in Kosmetika enthalten sind, wenngleich man davon ausgehen muß, daß bei modernen Kosmetika von den Firmen von vornherein in aller Regel vermieden wird, irritative Emulgatoren zu verwenden. Eine größere Bedeutung als Irritanzien kann der Harnstoff haben, zumal wenn er in

10%iger Konzentration verwendet wird. Da die 10%ige Konzentration in den meisten Fällen nicht effektiver ist als eine 5%ige, läßt sich diese irritative Wirkung weitgehend vermeiden. Unvermeidbar ist hingegen ein gewisser irrititativer Effekt von Tretinoin und Fruchtsäuren, da der irritative Effekt notwendigerweise mit dem Wirkeffekt gegen Falten zusammenhängt. Hier besteht das Problem darin, die Konzentration von Tretinoin und Fruchtsäuren so zu bemessen, daß einerseits ein Effekt, andererseits keine störende Irritation resultiert. Darüber hinaus gibt es, wie in anderen Kapiteln dieses Werkes dargestellt, Schadwirkungen im Sinne von phototoxischen und photoallergischen Reaktionen, Pigmentstörungen und akneiformen Veränderungen. Insgesamt gesehen ist jedoch festzustellen, daß die Schadwirkungen von Pflegeemulsionen eine vergleichsweise geringe Rolle spielen.

Wenn man zwischen Nutzwirkungen und Schadwirkungen von Reinigungsmitteln und Pflegeemulsionen abwägt, so wird sich in den meisten Fällen ein relativ großer Nutzeffekt bei einem vergleichsweise geringeren Schadpotential ergeben. Aufgabe der Industrie wird es in Zukunft sein, für jede Spezialität nachzuweisen, daß ein günstiges Verhältnis zwischen Nutz- und Schadwirkung besteht. Bei diesen Betrachtungen darf nicht außer acht gelassen werden, daß die pflegende Kosmetik imstande ist, in einem erheblichen Teil der Fälle die Entstehung von Hautkrankheiten, v. a. von atopischen Ekzemen, zu verhindern und daß sie ein unentbehrliches Glied in der Nachbehandlung des atopischen Ekzems darstellt.

Zusammenfassung

Die Hautreinigung ist eine unumgängliche Maßnahme, die neben dem gewünschten reinigenden Effekt auch medizinische Nutzeffekte wie Entschuppung und antiseptische Wirkung aufweist. Dem stehen unvermeidbare Schädigungen durch Waschaktivsubstanzen, wie Entfettung, Exsikkose und Barriereschädigung gegenüber. Durch Auswahl geeigneter Tenside mit leicht saurer pH-Einstellung, Zugabe von Rückfettern sowie durch die Anwendung von Ölbädern gelingt es weitgehend, diese Schädigungen zu vermeiden. Manche Bestandteile von Kosmetika bewirken eine vermeidbare Schädigung der Haut. Dies wurde am Beispiel einer Seife, eines Semisyndets und eines Rückfetters mit irritativer Wirkung (Cetiol HE) nachgewiesen. Hautpflegemittel sind unentbehrliche Bestandteile der Prophylaxe und der Nachbehandlung des atopischen Ekzems. Sie bedingen eine Fettung, eine Hydratation, bei geeigneter Zusammensetzung auch einen protektiven und einen regenerativen Hautschutz sowie eine antiseptische Wirkung. Möglich ist es, eine Antifaltenwirkung und einen Lichtschutz zusätzlich zu erzielen. Die Schadwirkungen von Pflegeemulsionen sind vergleichsweise gering. Insgesamt ist die Relation von Nutz- und Schadwirkungen bei Pflegemitteln in der Regel günstig. Aufgabe der Industrie wird es in Zukunft sein, durch geeignete Zusammensetzung der Reinigungs- und Pflegemittel die Schadwirkungen zu minimieren und die Nutzwirkungen zu optimieren.

Literatur

1. Bettinger J, Gloor M, Fluhr J, Gehring W (1994) Influence of a pretreatment with emulsions on the dehydration of the skin by surfactants. Int J Cosm Sci 16: 53–60
2. Bettinger J, Fluhr J, Gloor M, Gehring W (1996) Bewirken Öl/Wasser-Emulsionen eine Dehydrierung der Hornschicht? Kosm Medizin 1: 46–49
3. Bettinger J, Gloor M, Peter C, Kleesz P, Fluhr J, Gehring W (1998) Opposing effects of glycerol on the protective function of the horny layer against irritants and on the penetration of hexyl nicotinate. Dermatology 197: 18–24
4. Downing DT, Abraham W, Wegner BK, Willman KW, Marshall JL (1993) Partition of sodium dodecylsulfate into stratum corneum lipid liposomes. Arch Dermatol Res 285: 151–157
5. Fluhr JW, Gloor M, Bettinger J, Gehring W (1998) On the influence of bath oils with different solvent characteristics and different amounts of a non-ionic tenside on the hydration and barrier function of the stratum corneum. J Cosm Sci 49: 343–350
6. Fluhr JW, Gloor M, Lehmann L, Lazzerini S, Distante F, Berardesca E (1999) Glycerol accelerates recovery of barrier function in vivo. Acta Derm Venereol (Stockh) 79: 418–421
7. Gehring W, Gehse M, Zimmermann V, Gloor M (1991) Effects of pH changes in a specific detergent multicomponent emulsion on the water content of stratum corneum. J Soc Cosm Chem 42: 327–333
8. Gehring W, Geier J, Gloor M (1991) Untersuchungen über die austrocknende Wirkung verschiedener Tenside. Dermatol Monatsschr 177: 257–264
9. Gehring W, Kemter K, Nissen HP, Gottfreund J, Gloor M (1995) Vergleichende Untersuchungen zum entfettenden Einfluß einer Waschlösung. Z Hautkr 70: 643–648
10. Gehring W, Fischer M, Gottfreund J, Gloor M (1996) Effect of various additives on the skin tolerability of a wash solution. Dermatosen 44: 160–164
11. Gehring W, Forssmann T, Joste G, Gloor M (1996) Die keimreduzierende Wirkung von Erythromycin und Triclosan bei der atopischen Dermatitis. Akt Dermatol 22: 28–31
12. Gehring W, Wenz J, Gloor M (1997) Influence of topically applied ceramide/phospholipid mixture on the barrier function of intact skin, atopic skin and experimentally induced barrier damage. Int J Cosm Sci 19: 143–156
13. Gehring W, Bopp R, Rippke F, Gloor M (1999) Effect of topically applied evening primrose oil on epidermal function in atopic dermatitis as a function of vehicle. Arzneimittelforschung 49: 635–642
14. Gloor M, Voss HJ, Kionke M, Friederich HC (1972) Entfettung und Rückfettung der Haut bei Körperreinigung durch tensidhaltige Lösungen mit Lipidzusätzen. Therapiewoche 22: 4236–4240
15. Gloor M, Falk W, Friederich HC (1975) Über den Einfluß der Badezusatzkonzentration und der Badewassertemperatur auf den rückfettenden Effekt von Ölbadezusätzen. Hautarzt 26: 589–592
16. Gloor M, Jäger V, Baldes G (1977) Wirkungseffekt waschaktiver Substanzen in Kopfwaschmitteln. Hautarzt 28: 404–406
17. Grunewald AM, Gloor M, Gehring W, Kleesz P (1995) Damage to the skin by repetitive washing. Contact Dermatitis 32: 225–232
18. Grunewald AM, Gloor M, Gehring W, Kleesz P (1995) Barrier creams – Commercially available barrier creams versus urea- and glycerol containing oil in water emulsions. Dermatosen 43: 69–74
19. Klein M, Gloor M, Gehring W (1993) Barrierefunktion und Wassergehalt der Hornschicht bei Altershaut. Dermatol Mschr 179: 402–406

Sachverzeichnis

Abrasivmittel 31
Abrißtest 60
Abschätzung des phototoxischen und photoallergischen Potentials von Kosmetika 108
Abtastprofilometrie 23, 24
Acne comedonica 116, 169
Acne cosmetica 116, 117
- Therapie 123
Acne occupationalis 116, 120
Acne papulopustulosa 117, 182
- Auslöser 117
Acne tarda 116
Acne venenata 116
Acne vulgaris 169, 182, 183, 184
ADI-Wert (acceptable daily intake) 195
Air-borne contact dermatitis 94, 95
Akanthose 97
Akne, entzündliche 116
Akneepidemie 120
Aknetoilette 123
Alkylpolyglykoside 138
Allergenexposition 91, 94
Allergenkarenz 66, 90, 96, 99
Allergie 73, 75, 93, 202
alpha-Amylzimtaldehyd 154, 157
Altershaut 202
Analogieschluß 138
Angry-back-Syndrom 60, 66, 67
Antioxidanzien 93
Anwendungstest, kontrollierter 186, 189
Äpfelsäure 160, 161
Arbeitsgemeinschaft für Berufs- und Umweltdermatologie 42
Arnica montana 166, 193
Arzneimittel 169, 179, 191, 196
- Aufwand-Nutzen-Bewertung 182
- Formulierung 131
- Nutzen und Risiko 195
- Nutzen-Risiko-Bewertung 169, 179, 180, 195
- - Rechtsrahmen 182
- Nutzen-Risiko-Verhältnis 192, 197
- Quantifizierung der Dosis-Wirkung-Beziehung 195
- Unbedenklichkeit 169
- unerwünschte Wirkungen 180
- Zulassung 192
Arzneimittelgesetz (AMG) 179, 182, 191

Arzneimittelreaktion, akneiforme 116
Arzneimittelrichtlinie 65/65/EWG 191
Arzneistoffe 91, 100
Atopie-Patchtest 57
Auflichtmikroskop 141
Auflichtmikroskopie 11
Austauschfunktion der Haut 8
- Absorption, perkutane 8
- Diffusion 8
- Temperaturregulation 8
Azelainsäure 123, 127

Baboon-Syndrom 95
Barriere 3, 162, 157
Barrierefunktion 8, 9, 26, 134, 162
- gestörte 18, 85, 86
- Integrität 10
- ungenügende 6
Barrierelipide 23, 199
Barriererestitutionsmechanismus 203
Barriereschädigung 4, 39, 41, 199, 201
Benzoylperoxid 56
Bergamotte-Öle 125
Berloque-Dermatitis 102, 104, 125, 126
Besiedlung, mikrobielle 15, 17, 18, 19, 198
Betain 188
Betamethason-17-valerat 171
Bewertung, ökotoxikologische von Rohstoffen und Fertigprodukten 187
Brick-and-mortar-Modell (Ziegelstein-und-Mörtel-Modell) 4
Bühler-Test 108
BUS-Modell (bovine udder skin model) 142
Bundesamt für Arzneimittel und Medizinprodukte (BfArM) 169, 192
Bundesamt für gesundheitlichen Verbraucherschutz und Veterinärmedizin (BgVV) 193
- Stoffregister „Chemikalien und Kontaktallergie" 193

Candida albicans 17, 19
CAS-Nummer 76
Ceramidaseaktivität, verringerte 6
Ceramide 5, 6, 10, 131, 134, 203
Ceramidzusammensetzung 6
Chloasma 125, 126
Chloasma cosmeticum 125

Chlorakne 120, 121
Cholesterin 5, 133, 134
Cholesterinsulfat 5
Chorionallantoismembran 138, 139
Chromameter 28, 34
Chromametrie (CM) 28, 43, 45
Chromophor 101
Cocamidopropylbetain 32, 56
Cold cream 148
COLIPA-Methode siehe Sonnenschutzfaktorbestimmung
Colour-Index-Bezeichnung 76, 77
Corneometer 34, 86, 152
Corneometrie 25, 34
Cosmeceuticals 169, 174, 194
Cosmetic, Toiletry and Fragrance Association (CTFA) 76
CTFA-Bezeichnung 76
Cuminylsalicylat 161, 162

DAPT siehe Deutschsprachige Gemeinschaft Photopatchtest
Decyl Glucoside 138, 140, 141,
Defensin 19
β-Defensin-2, humanes 19
Dehydrationseffekt 150
Deklaration siehe Inhaltsstoffe von Kosmetika
Dermatika VI
Dermatitis
– chronisch phototoxische 125
– irritative V
– periorale 116
– Windel- 18
Dermis, Dicke 12
Desquamation 5, 119
Detergenzien 81, 83, 84, 86
– anionische 88
– kationische 88
Deutsche Kontaktdermatitis Gruppe (DKG) 56, 154, 156
Deutschsprachige Gemeinschaft Photopatchtest (DAPT) 104
dirty-neck 126
Dokumentation unerwünschter Nebenwirkungen 73
Draize-Schema 138, 140
– Draize-Score 140
Duftstoffallergie 155, 156, 158, 201
Duftstoffe 66, 93, 94, 125
– in Körperreinigungsmitteln 201
– Schwellenkonzentration 157
– synthetische 107
– Wechselwirkungen 158
Duftstoff-Mix 57, 154, 155, 156, 157
– Europäische Standardreihe 156
Duftstoffsensibilisierung 155
Duhring-Kammer-Test 140, 141, 189
Duschöl 28

EU-Kosmetikrichtlinie 73, 75, 137, 181, 191, 192
– 6. Änderungsrichtlinie (93/35/EEC) 78, 137, 181, 193
– dermatologische Prüfungen 186
– Einzelfallklärung 73
– In-vitro-Daten zur Irritationsprüfung 186
– Richtlinie 76/768/EWG 185, 186
– Sicherheitsdaten/Fertigprodukt 186
Eichenmoos 154, 158
Einfluss, protektiver von Kosmetika 23
Einzelsubstanz 74
Einzelsubstanzmuster 74
Ekzem 101
– atopisches 6, 18, 19, 57, 66, 91, 204
– Entwicklung 90
– generalisiertes symmetrisches 95
– Hand- 95
– Kontakt- siehe auch Kontaktekzem 41
– toxisch-degeneratives 81
Ekzemschub 60
Elastizität der Haut 9, 10
Elastose, aktinische 53
Ellenbeugenwaschtest 140, 141, 189
Emulgatoren 94, 146, 149, 200, 203
– amphotere 146
– anionenaktive 146
– kationenaktive 146
– nichtionogene 149
– O/W- 146
– Sorbitan-Sesquioleat 157
– W/O- 146
Emulgatorstrukturen 147
Emulsionen 146
– amphiphile 147, 202
– Hautschutzwirkung 150
– Multilayer-System 148
– O/W- 27, 148, 149, 151, 152, 202
– - Aufbau 147
– Okklusivität 148, 149
– protektiver Einfluss 27
– W/O- 27, 28, 149, 151, 152, 202
– - unstabile 148
– Wasserfreisetzung 149
Entfettung der Haut 198
Entschuppung 198
Entzündungen, Verlaufskontrolle 28
Entzündungsreaktion 27
– Stimulus 19
epidermale Lipide 199
epidermaler Lipidstoffwechsel 6
epidermale Barriere 162, 157
Epidermis 3, 85, 124
– akanthotische Verbreiterung 85
– lebende 199
– Verdünnung 171
Epikutantest 55, 98, 100, 120, 154, 155, 156, 158
– Europäische Standardreihe (Testsubstanzen) 57
– falsch negatives Ergebnis 67
– falsch positives Ergebnis 66
– geschlossener 186
– Indikation zur Epikutantestung 64

- Kontaktsensibilisierung 55, 56
- Kontraindikationen 65
- Läppchentest 55
- Nachtestung 66
- offener 186
- Patchtest 55, 132, 189
- Relevanz kontaktallergischer Testreaktionen 65
- Reflexerythem nach Pflasterabnahme 62
- Repeated open application test (ROAT) 66, 156
- Sofortablesung 62
- Spätablesung 62, 64
- Testblöcke 56
- Testung mit nichtstandardisiertem Material 67
- TRUE-Test 59
- vorgefertigte Testsysteme 59

Epikutantestreaktionen
- Aufflammreaktionen ("flare up") 64
- Crescendoreaktionen 64, 105
- Dokumentation 62
- Seifeneffekt 64, 84
- Zigarettenpapierphänomen 64, 84

Erythem 64, 80, 83, 84, 86, 102
Erythemscores 109
Erythemtest 109
Erythrosis interfollicularis colli 126
Eugenol 154, 158
European Environmental and Contact Dermatitis Research Group (EECDRG) 56
Evaporimeter 80
Exsikkation 149
Exsikkose 199
Externa 96
- lipophile 41
- Penetrationsfähigkeit 45

Falten, Verminderung 161
Farbstoffe 76, 102
Fertigformulierung, Verträglichkeit 139
Fette 187
Fettfleckphotometrie 10
Fettgewebe, subkutanes 8
Fettsäureester 146
Fettsäuren, freie 5
Feuchthaltesubstanzen, natürliche 10
Finn-chamber-Technik 58, 61, 143
Fissuren 84, 86
"flare up" 64
Flora
- mikrobielle 15, 17, 19
- pathogene 190
- residente siehe Residentflora
- temporär residente 16
- transiente 16
Food and Drug Administration (FDA) 72
Fourier-Transformation 11
Freeze-fracture-Modell (Gefrierbruch-Modell) 4
Fruchtsäuren 160, 191, 194, 203, 204
Fungizide 121

Gaschromatographie 138
Gebrauchstest 186
Gefrierbruch-Ätz-Technik 147
Gefrierbruch-Modell (freeze-fracture-Modell) 4
Generally regarded as safe (GRAS) 133
Geraniol 154
Gesetz gegen unlauteren Wettbewerb 76
Giftinformationszentralen (GIZ) 194
Glukokortikoid-Rezeptoren 174
Glukokortikoide 171
- Nutzen-Risiko-Relation 171, 174
- topische 180
Glukosidase 5
Glutathionperoxidase 162
Glutathionreduktase 162
β-Glykocerebrosidase 5, 6
Glykolsäure 160, 161
Glykosylceramide 4, 5
Glyzerin 25, 27, 146, 151, 152, 202
GRAS siehe Generally regarded as safe
Gruppenallergie 92, 93
Guinea Pig Maximisation-Test 108
Gute Herstellungspraxis (GMP) 192

Haarfärbe- und bleichmittel 93
Hamamelis 164
- Inhaltsstoffe 165
Handreinigung 31
Handreinigungsmittel 31, 34, 39
Handwaschtest 31
Hapten 90
Hautbiopsie 11
Hautfeuchtigkeit 25, 39
Hautflora 8
Hautfunktionen, Untersuchung 9
- In-vivo-Untersuchung 11
Hautinfektionen, bakterielle V
Hautirritation 71, 161
Hautlipide, antibakterielle Wirkung 19
Hautmodelle 142
Hautoberfläche 9
- Rauhigkeit 11
Hautpflege V, 198
- Nutzeffekte 202
- Schadwirkungen 203
Hautrauhigkeit 24, 39
Hautreaktion 74
- Reproduzierbarkeit der (Plausibilität) 74
Hautreinigung V, 198
- Minimierung der Schädigungen 199
- Nutzeffekte 198
- Schädigungen der Haut 198
- vermeidbare Schädigungen 200
Hautreinigungs- und Hautpflegeprodukte, medizinische 188
- Rohstoffe 189
Hautreinigungsmittel V, 182, 183
Hautreinigungsprodukte, übermäßiger Gebrauch 10
Hautultraschallgeräte 12
Hautveränderungen, ichthyosiforme 6
Hautwaschmaschine 32, 35

Sachverzeichnis

Helenalin 166, 193
Herbizide 121
Herstellungspraxis, Gute (GMP) 192
HET-CAM Hühnereitest an der Chorionallantoismembran 138, 139, 140, 186
HLB-System (hydrophile lipophile Balance) 147
- HLB-Wert 147, 149
Hochleistungsdünnschichtchromatographie 6
Hornschicht 8
- Art der Verhornung 9
- Dicke 9
- Hydratation 80, 149, 150, 202
- Staphylococcus aureus 203
- Veränderungen 12
- Wassergehalt 10
Hornschichtfeuchtigkeit 25, 26, 199
- Abnahme 26, 86, 87
Hornschichtlipide 200
Hüllenprotein, zysteinreiches (CREP) 6
Hyaluronsäure 135, 191, 194
Hydratation 10, 26
- Messung 10
Hydratationseffekt 116
Hydratationszustand 17
Hydrocortisonaceponat 171
Hydrolipidfilm der Hautoberfläche 8
Hydrolyse 5
Hydroxycitronellal 154, 157
Hyperämie 150, 199
Hyperkeratose 120
Hypermelanose 124
Hyperparakeratose (Verhornungsstörungen) 97
Hyperpigmentierung 102, 125, 126
- periokuläre 126
Hyperproliferation 6
Hyperreagibilität, unspezifische ("angry back") 60
Hypertrichose 121
Hypomelanose (Pigmentverlust) 124

Impetigo contagiosa 16
INCI-Bezeichnung 76, 77
INCI-Deklaration 193
INCI-Nomenklatur 193
Indikatorallergene einer Duftstoffsensibilisierung 155
Industrieverband Körperpflege- und Waschmittel (IKW) V, 71, 155, 194
"Ingredients" 76
Inhaltsstoffe von Kosmetika 56, 193
- Begleitstoffe 195
- Deklaration 75, 76, 77, 99, 154
- dekorative Kosmetika 77
- denaturierter Alkohol 77
- Inventar 76
- Kennzeichnung von Farbstoffen 77
- Linné-System (binäre Nomenklatur nach Linné) 77, 193
- Quantifizierung der Dosis-Wirkung-Beziehung 195
- Transparenz 78
- Trivialnamen 77
- unvollständige Auflistung 76
- Vertraulichkeit 78
- Wechselwirkungen 195
Insektizide 121
International Fragrance Association (IFRA) 107, 154
International Nomenclature Committee (INC) 76
International Nomenclature Cosmetic Ingredient-Bezeichnung siehe INCI-Bezeichnung
Invasionskeime, pathogene 16
Involucrin 6
Irritabilität 82, 86, 199
Irritant dermatitis syndrome 81
Irritanzien 80, 154
- Cantharidin 81
- Crotonöl 81
- Laugen 81
- Milchsäure 81, 161
- Nikotinsäureester 81
- potentielle 66
- Säuren 81
Irritationen 73, 75
Irritationsmodell 83
Irritationspotential 135, 143
Irritationstest, repetitiver (RIT) 41
Isoeugenol 154

Juckreiz 83, 102
Juglans regia 32

Kaninchenohrmodell 118, 119, 121
- Reproduzierbarkeit 120
Kapazität, elektrische 9, 10
Kapazitätsmessung (Corneometrie) 25, 34
Karotinoide 162
Katalase 162
Kathon CG 188
Kennzeichnungspflicht für kosmetische Mittel 75
Keratin 6
Keratinfilamente 4
Keratinozyten 4, 142
- Hyperproliferation 85
- Schädigung 85
- Zelltod 85
Keratohyalingranula 4, 6
Keratolyse 161
Köbner-Phänomen 95
Kohärenztomographie, optische 12
Kolophonium 155
Kolorimetrie 170
Komedonen 120
- offene 121
Komedonenbildung 120
Konservierungsbelastungstest 189
Konservierungsmittel 92, 187, 188, 189
- Kathon CG 188
- Parabene 189
- Phenoxyethanol 189

Konservierungsstoffe 93
Kontaktallergene 55, 57, 61, 91, 92, 93, 108, 165
- Photokontaktallergene 61, 62, 91, 110
Kontaktdermatitis 154
- aerogene 102
- allergische V, 55, 60, 64, 90, 156, 157
- - akute 97
- - Anamneseerhebung 96
- - Diagnose 98
- - Hyposensibilisierung 99
- - Implantatunverträglichkeit 94
- - Streureaktionen 95
- - Therapie 98, 99
- - Überempfindlichkeitsreaktion 90
- chronisch-irritative 81, 84
- irritative 80, 87
- - Decrescendoreaktion 81, 105
- - Kontaktfläche 81
- toxisch-degeneratives Ekzem 81
- photoallergische (Photokontaktallergie) 100, 101, 102, 155
Kontaktekzem 41
- akutes allergisches 94, 96
- chronisches 94
- chronisches allergisches 97
- hämatogen allergisches 64, 95
- photoallergisches 94
- sekundäres 203
Kontaktsensibilisierung 55, 56, 64, 92
Kontakturticaria, nichtimmunologische (NICU) 82, 83
Korneozyten 5
Körperreinigung- und pflege, medizinische 190
Kosmetika 160, 180, 196
- Abbaubarkeit der Rohstoffe 187
- Abgrenzung von Arzneimitteln 194
- biologische Abbaubarkeit 189
- dekorative 71, 77
- Inhaltsstoffe siehe Inhaltsstoffe von Kosmetika
- Inverkehrbringen eines Kosmetikums 194
- Nutzen und Risiko 185, 188, 195
- Marktbeobachtung 186
- Markttest 186
- Nutzen-Risiko-Bewertung 169, 179, 180, 181, 182, 183, 196
- - Rechtsrahmen 182
- Nutzen-Risiko-Verhältnis 197, 204
- ökotoxikologische Bewertung des Fertigprodukts 187
- ökotoxikologische Bewertung von Rohstoffen 187
- pH-Wert 189, 199
- Produktsicherheit 186, 194
- Quantifizierung der Nutzwirkungen 198
- Rohstoffauswahl 187
- Sicherheitsbewertung 181, 193, 194
- Sicherheitsdaten der Rohstoffe 186, 187
- Verbindungen, komedogene 119
- Verkehrsfähigkeit eines Produktes 190
- Warnhinweise 185
- Wirkungen, erwünschte 182

- Wirkungen, unerwünschte 181, 182, 183, 192
Kosmetika-Studie, konfirmatorische 182, 183, 184
kosmetische Mittel 71, 72, 185, 191
- Verwendung 71, 185
Kosmetikverordnung (KVO) 191, 193
kosmetische Wirkstoffe 160
- Antioxidanzien 162
- Gerbstoffdrogen 164
- α-Hydroxysäure (alpha-hydroxy-acids, AHA) 160, 161, 162
- β-Hydroxysäure 160
- Pflanzenextrakte siehe Pflanzenextrakte in Naturkosmetika
Kosmetologie VI
Kreuzallergie 92
Kreuzreaktion 66
Kreuzreaktivität von Duftstoffen 93

Lactose 31, 32
Lambert-Beer-Absorptionsgesetz 23
laminar bodies (Lamellenkörperchen) 4
- Glycosylceramide 4, 5
- Phospholipide 4, 131
- Sterole 4
Langerhans-Zellen 101
Lanolin 188
Laser-Doppler-Flow 150
Laser-Doppler-Flowmetrie (LDF) 26, 199
- Helium-Neon-Laser 27
- Dopplerverschiebung 27
Laserprofilometrie 11, 34, 36
Lauryl Glycoside 138, 144
LD50-Wert 195
Leave-on-Produkte 82
Lebensmittel- und Bedarfsgegenständegesetz (LMBG) 75, 76, 180, 182, 191
Leberzirrhose 121
Lichen ruber 64, 96, 126
Lichenifikation 102
Lichtschutzfaktor
- Erhöhung 163
- Bestimmung 189
Lichtschutzfilter 187
- PABA-Ester 187
Linné-System siehe Inhaltsstoffe von Kosmetika
Lipase, epidermale 5
Lipide, epidermale 199
Lipidfilm 148
Lipidstoffwechsel, epidermaler 6
Lipidsynthese 85
Liposomen 131, 192
- „leere" 131
Local Lymph Node Assay (LLNA) 108, 109
Loricrin 6
Lösungsmittel 31, 76
Lotion 147, 202
Lyell-Syndrom 65
Lymphabfluß 85
Lymphozytentransformationstest 98

Magnetresonanztomographie 11
Mean Index of Ocular Irritation (MIOI) 189

Sachverzeichnis

Melanodermitis toxica 126
Melanosis peroralis et peribuccalis (Brocq) 125
Melanosomen 124
Melanozytenaktivität, vermehrte 125
Melasma 125, 170
Mercapto-Mix 57
Meßverfahren 9, 23
Methylparaben 193
Michelson-Interferometrie 13
Milchsäure 160, 161
Modellschmutz 32
Moisturizer 83, 151
- Effizienz von 152
Morbus Gaucher 6
Moschus Ambrette 107, 154, 158
Moschus-Duftstoffe 154
- ökologisch nachteilige Wirkung von 155
Mouse Ear Swelling Test (MEST) 108, 109
MTT-Test 143, 174
Multilayer-System 148

Nachtkerzensamenöl 203
Narzissenöl 155
Natriumlaurylsulfat (SLS) 41, 81, 85, 109, 199
- Schutzwirkung gegenüber 42, 45
Naturkosmetika 165, 196
Naturstoffe 92, 94
Neurodermitis 203
Nickel 156
NICU (nichtimmunologische Kontakturticaria) 83
Niosome 134
no adverse effect level (NOAEL) 195

Oberflächenlipide 28
Ödem 80, 83, 84, 102
OECD (Organisation for Economic Cooperation and Development) 108
Okklusivwirkung 202
ökotoxikologische Bewertung
- von Fertigprodukten 187
- von Rohstoffen 187
Ölakne 120, 121
Olaquindox 102, 111
Ölbäder 200
Olivenöl 56
Optimisation-Test nach Maurer 108
Organkulturtest 186
O/W-Systeme 26

PABA-Ester 187
Paraben-Mix 57
Parabene 189
Parfum 71, 72, 157
Parfumöle 187, 189
Pharmakodynamik 171
Pharmakokinetik 171
Patchtest siehe Epikutantest
Peeling 161
- chemisches 162
Penetration enhancer 84
Penetrationssteigerung 84

Peptidantibiotika, körpereigene 19
Perubalsam 155
Pflanzenauszüge 196
Pflanzenextrakte in Naturkosmetika 165
- Nutzen-Risiko-Abschätzung 166
- Sesquiterpenlaktone 165, 193
- Verfälschungen/Verwechslungen von Naturstoffen 166
Pflegeemulsionen 202
- Nutzwirkung 203
- Schadwirkungen 203, 204
pH-Messung, potentiometrische 11
pH-Wert der Hautoberfläche 8, 10, 11, 17
Phenoxyethanol 189
Phosphatidylinositol 132
Phospholipase A2 5
Phospholipide 5, 131, 132
- Dioleylphosphatidylethanolamin 133
- Phosphatidylcholin 132
- Pseudoceramide, synthetische 134
- Sphingolipide 133, 134
- Sojaphosphatidylcholin 133
Photo Hen's Egg Test (PHET) 110, 111
Photoaging 161, 162
photoallergische Reaktionen 61, 100, 204
Photohämolysetest mit Erythrozyten 110
- Bestimmung des Nontoxic-effect-level 111
- Letalitätsfaktor 111, 112
- Morphologiefaktor 111, 112
Photokontaktallergene siehe Kontaktallergene
Photokontaktallergie siehe Kontaktdermatitis
Photoonycholyse 102, 104
Photopatchtest 61, 100, 104, 105, 106
- Bewertung 105
- Kontaktreaktion 105
- photoallergische Reaktion 105, 108
- phototoxische Reaktion 105, 107
Photoprovokationstestung, systemische 104
Photosensibilisator, Identifikation 104
Photoreaktionen der Haut 100
- auslösende Substanzen 107
- Diagnostik 104
Photosensibilisatoren 101, 102, 108
Photosensibilisierungspotenz, Testung 110
Photosensitivitätsreaktion 101
phototoxische Reaktionen 100, 204
- Entzündungsreaktionen 101
- verstärkte Sonnenbrandreaktion 102
phototoxische Substanzen 108
Phototoxizität 187
Phototoxizitätsreaktion 100
Phototoxizitätstests 110
physiologische Wirkung eines Kosmetikums 194
Phytophotodermatitis 102, 103
Pigmentgranula 124
Pigmentierung 124
Pigmentinkontinenz 124
Pigmentstörungen, melaninassoziierte 124
- Hypermelanose 124
- Melanozytenaktivität, vermehrte 125
- Therapie der Hyperpigmentierung 127

Pigmentverlust (Hypomelanose) 124
Plausibilität 74
Poikilodermie réticulée pigmentaire du visage et du cou 126
- Diathese, atopische ("dirty neck") 126
- Erythrosis interfollicularis colli 126
Polyethylenglykol 146
Pomadenakne 116, 120
Porphyria cutanea tarda 102
Prednicarbat (PC) 171, 172, 180, 181
Prednisolon (PD) 172
primäre Sensibilisierung durch Kosmetika 203
Profilaggrin 6
Profilometrie 11
protektiver Einfluß von Kosmetika 23
Psoriasis 6, 171
Psoriasis vulgaris 64, 96

Quenching-Effekt 158

Rasterelektronenmikroskopie 23, 24
Rauhigkeitsparameter 11
Reduktionsmittel 31
Reinigungswirkung von Seifen bzw. Syndets 181, 201
Reizaufnahme der Haut 9
Reizwirkung 82
Residentflora 15, 16, 18
- Funktionen der 16
- - Bakteriozinproduzenten 16
- - Kolonisierungspriorität 16
- - Platzhalterfunktion 16
Resorption, perkutane 192
Retinoide, topische 123
Rezepturteile 74
Rhagaden 80, 84
Rinse-off-Produkte 66, 82, 157
Risikoabschätzung, toxikologische 195
- acceptable daily intake (ADI-Wert) 195
- no adverse effect level (NOAEL) 195
RIT (repetitiver Irritationstest) 41
ROAT (Repeated Open Application Test) 156
Rohstoffe, unerwünschte 187
Rückfetter 26, 199, 200, 201
Rückfetterlipide 200

„stripping" 60
Salbengrundlagen 91, 91, 92, 94
Salicylsäure 160, 161
Salizylanilide, halogenierte 107
Sandelholzöl 155
Säureschutzmantel 8, 11
- Abwehr von Mikroorganismen 11
- Pufferkapazität 11
- Untersuchung 10
Schleimhautverträglichkeit 138, 139, 186
Schuppung 9, 80, 81, 83, 84, 86, 102
Schweißdrüsen 8
Seborrhoe 116
Sebumetrie 28
Seife V, 66, 72, 182, 183, 201
Seifeneffekt 64, 84

Sensibilisierung 80, 82, 90, 91
- hochgradige 60
- Kontaktsensibilisierung, allergische 90, 91
- primäre durch Kosmetika 203
Sensibilisierungspotential, Bestimmung 84
Sensibilisierungsrisiko 55, 56, 64
Sesquiterpenlaktone 165, 193
Singulettstadium, angeregtes 101
Sodium Dodecyl Sulfate 142
Sodium Laureth Sulfate 142
Sojalecithin 132
Sonnenschutz 47
Sonnenschutzfaktor siehe auch Lichtschutzfaktor 49, 50, 52
Sonnenschutzfaktorbestimmung 47
- COLIPA-Methode 47, 49
- - COLIPA High SPF Standard 50
- - FDA Homosalate Standard 50
- In-vivo- 51
Sonnenschutzfilter siehe auch Lichtschutzfilter 189
Sonnenschutzprodukte 51, 119, 187
- Wasserresistenz siehe dort
Sonographie 11
- hochfrequente 12
Sorbit 146
Sorbitan-Sesquioleat 157
Spättypallergie 201
Spingomyelinase 5
Staphylococcus aureus 18, 203
- Enterotoxine 18
- Bildung von Exoenzymen 18
Steroidatrophie 171
Stinging 82, 83
Stoffregister „Chemikalien und Kontaktallergie" 193
Stratum basale 4
Stratum corneum 3, 6, 9, 84, 134, 135, 161
- Aufbau 3
- Barrierefunktion 142
- Feuchtigkeitsgrad 25
- Hydratation 25
- Lipide 4
- Oberfläche 16
Streß 125
Stufenplan 192
Superoxiddismutase 162
Syndet 26, 182, 183, 184, 201
Systemtoxizität, potentielle 55, 56

Talgdrüsen 8
Teebaumöl 93
- allergie 93
Teere 102
Tensidbestandteile, Allergie gegen 202
Tenside 31, 198
- anionaktive 137
- Begleitstoffe 187
- nichtionische 131, 134, 135, 138
- glättender Einfluß 24
Tensideinwirkung 142
Tensidlösung 200, 202

Sachverzeichnis

- Ansäuerung 199
Testmethoden in der Entwicklungsphase von Kosmetika 189
TEWL siehe transepidermaler Wasserverlust
Thalidomid 179
Thiuram-Mix 57
Topika 160, 182, 192
- Nutzen-Risiko-Bewertung 183
toxikologische Substanzen 195
transepidermaler Wasserverlust (TEWL) 3, 9, 10, 26, 43, 87, 134, 135, 140, 141, 148, 150, 200
- Messung 43, 86
- Tewameter 34, 43
Transmissionselektronenmikroskopie 147
Transmissionsprofilometrie 23, 24
Tretinoin siehe Vitamin-A-Säure
Triclosan 203
TRUE-Test 59

Überempfindlichkeitsreaktion 90
Ulcus cruris venosum 66
unstandardisierte Substanzen 57
Unverträglichkeitsraten von Kosmetika 194
Unverträglichkeitsreaktionen 71, 72, 82, 93
- Leave-on-Produkte 82
- Rinse-off-Produkte 82
- statistische Erfassung 75
- Zahl 71
Urea 10, 25, 27, 151, 152, 202,
- irritative Wirkung 203, 204
Urtikaria, allergische 83
UV-Filter 93, 109, 160
UV-Strahlen 19, 53, 81, 101 108, 127, 142
UVA-Schutz (Sonnenschutzprodukte) 53
- Bestimmung 53, 54
- UVA-Schutzfaktor 54

Vaseline 56, 117
Verdunstungsrate 10
Verhornung 9
Verhornungsstörungen (Hyperparakeratose) 97
Visiometrie 23
Vitamin A 169, 191, 194, 195
Vitamin-A-Säure (Tretinoin) 169, 170, 171, 194, 204
- Hautalterung, vorzeitige 170
- Kolorimetrie 170
- Steroidatrophie 171

- Striae distensae 170
- Tumorerkrankungen 170
Vitamin C 162
Vitamin E 134, 135, 162, 163, 164, 169, 191, 194
Vitamin E-Acetat 163
Vitiligo 126
Vollantigen 90

Walnußschalenmehl 31
waschaktive Substanzen 94
Wasser-in-Öl-Creme 41, 42
Wasserdurchlässigkeit, Regulierung der transdermalen 132
Wasserresistenz (Sonnenschutzprodukte) 51, 52
- Bestimmung der 53, 54
- - testung, Standardisierung 51, 52
- Armbad-Methode 52, 53
- Schwimmbadmethode 52, 53
- Water-curtain-Methode 52
Wasserverlust, transepidermaler siehe transepidermaler Wasserverlust
Weinsäure 160, 161
Weltgesundheitsorganisation (WHO) 195
Windeldermatitis 18
Wirksamkeitsbewertungen eines Produktes 45
Wirkstoffe, kosmetische siehe kosmetische Wirkstoffe
W/O-Creme 41, 42
W/O-Systeme 26
Wollwachsalkohole 66
witch hazel extract 164

Ying-yang-Öl 155

Zellulite 12, 13
Ziegelstein-und-Mörtel-Modell (Brick-and-mortar-Modell) 4
Zigarettenpapierphänomen 64, 84
Zimtaldehyd 154, 155, 158
Zimtalkohol 154, 157, 158
Zitronensäure 160, 161
zysteinreiches Hüllenprotein (CREP) 6
Zysten 121
Zytokeratine 5
Zytokinexpressionsmuster 110
Zytotoxizität 143
Zytotoxizitätstest 186

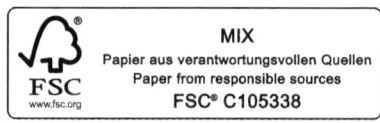

If you have any concerns about our products,
you can contact us on
ProductSafety@springernature.com

In case Publisher is established outside the EU,
the EU authorized representative is:
**Springer Nature Customer Service Center GmbH
Europaplatz 3, 69115 Heidelberg, Germany**

Printed by Libri Plureos GmbH
in Hamburg, Germany